老年医学进展 2014

主　编　李小鹰　樊　瑾
副主编　李　锐　彭丹涛　吴　健
　　　　吴锦晖　靳轶敏　陈新宇

人民卫生出版社

图书在版编目(CIP)数据

老年医学进展.2014/李小鹰,樊瑾主编.—北京:人民卫生出版社,2014

ISBN 978-7-117-19531-7

Ⅰ.①老… Ⅱ.①李… ②樊… Ⅲ.①老年病学-文集 Ⅳ.①R592-53

中国版本图书馆 CIP 数据核字(2014)第 162002 号

老年医学进展 2014

主　　编: 李小鹰　樊　瑾
出版发行: 人民卫生出版社(中继线 010-59780011)
地　　址: 北京市朝阳区潘家园南里 19 号
邮　　编: 100021
E - mail: pmph @ pmph.com
购书热线: 010-59787592　010-59787584　010-65264830
印　　刷: 三河市宏达印刷有限公司
经　　销: 新华书店
开　　本: 787×1092　1/16　**印张:** 18
字　　数: 449 千字
版　　次: 2014 年 8 月第 1 版　2014 年 8 月第 1 版第 1 次印刷
标准书号: ISBN 978-7-117-19531-7/R·19532
定　　价: 54.00 元

编　委

（以姓氏笔画为序）：

Sean Leng　Division of Geriatric Medicine & Gerontology, Department of Medicine, Johns Hopkins University School of Medicine
马婷婷　天津医科大学总医院保健医疗部，天津市老年病学研究所
王　超　河北省老年医学重点实验室
王国付　浙江医院
王佳贺　中国医科大学附属盛京医院
王笑梅　第三军医大学西南医院
邓永涛　重庆医科大学附属第一医院
田玉双　哈尔滨医科大学附属第一医院
冯　涛　首都医科大学附属北京天坛医院
冯景辉　哈尔滨医科大学附属第一医院
吕　洋　重庆医科大学附属第一医院
乔芳芳　哈尔滨医科大学附属第一医院
刘　方　解放军总医院
刘　军　上海交通大学医学院附属瑞金医院
刘　虹　中南大学湘雅二院
刘子夏　浙江医院
孙丽娟　吉林大学第一医院
严　静　浙江医院
杜毓锋　山西医科大学第一附属医院
李　杰　吉林大学第一医院
李　锐　陕西省人民医院
李学军　第三军医大学西南医院
杨婧哲　医学论坛网·老年医学网
肖　飞　卫生部北京医院老年病研究所
吴　健　广东省老年医学研究所，广东省人民医院
吴舰宇　哈尔滨医科大学附属第一医院
吴航宇　中国人民解放军北京军区总医院
吴锦晖　四川大学华西医院
邱　洁　山东大学齐鲁医院
张子新　中国医科大学附属第一医院

张艺军　广州军区广州总医院
陈　茜　四川大学华西医院
陈旭娇　浙江医院
陈新宇　浙江医院
邵　耘　江苏省人民医院
罗　瑛　中南大学湘雅医院
庞　婧　卫生部北京医院老年病研究所
赵庆斌　西安交通大学第一附属医院
钟武装　广州军区广州总医院
保志军　复旦大学附属华东医院
俞卓伟　复旦大学附属华东医院
施慧鹏　上海交通大学附属第六人民医院
姜　馨　陕西省人民医院老年心血管科
钱　江　南方医科大学，广东省人民医院呼吸科
徐立宇　浙江医院
徐周伟　上海市第六人民医院
殷　实　安徽省立医院
唐　鹏　陕西省人民医院
诸葛欣　天津医科大学总医院保健医疗部，天津市老年病学研究所
陶珍珍　天津医科大学总医院保健医疗部，天津市老年病学研究所
黄　伟　云南省第三人民医院
曹小菁　苏州光阳展览展示有限公司
彭丹涛　卫生部中日友好医院
韩　颖　哈尔滨医科大学附属第一医院
曾幸坤　浙江医院
温红侠　陕西省人民医院
靳轶敏　哈尔滨医科大学附属第一医院
蒲娟娟　郑州大学第一附属医院
褚娇娇　浙江医院
樊　瑾　解放军总医院

前　言

近半个世纪以来，医学所面临的重要挑战之一就是人口老龄化的到来，因此，老年医学在世界范围内兴起是近30年的事情。与此遥相呼应的是，这个时期我国人口出现了迅速老龄化的特征，如何提高日益庞大的老年人群的健康状况、提高这个人群的生活质量成为老年医学研究的巨大驱动力量。

我们老年医学工作者深知时代赋予我们的责任，同时，我们的国家前所未有地强调重视老年医学的发展，我们的管理者前所未有地用科学的精神做出决策，我们老年医学工作者们在时代的洪流中开始有了一个共同的感觉：在中国，老年医学的春天正在到来。

2013年，通过云集国内外老年医学研究专家的智慧，我们编写出版了《老年医学进展2013》，该书荟萃老年医学相关问题的规范、指南，出版后反响热烈，好评如潮。今年，按照既定的计划，我们组织了国内外老年医学相关领域的知名学者，其中大部分是风华正茂的"少壮派"专家，编写出版这本《老年医学进展2014》。与前一著作不同之处在于，本书聚焦老年医学热点问题的最新研究成果，以独立综述的方式对老年医学基础研究、各系统常见或重要的老年疾病的诊疗进展和老年评估、疾病管理、教育等方面进行深入精辟的论述。尤其需要指出，为了努力做到"进展"所折射的前沿性和新颖性，文中引用的文献绝大多数为5年来相关的文献，甚至参阅了成书前1～2个月的最新文献。我们不懈努力的目的在于我们追求和读者分享最新鲜的前沿信息。

由于本书编写出版工作时间极为紧迫，难免存在不足之处，希望读者给予批评指正，以便我们及时修订完善。

中华医学会老年医学分会主任委员
解放军总医院老年心血管科教授
李小鹰
2014年6月

目　录

第一篇　基础与转化医学研究

第二篇　老年医学临床研究

第三篇 老年预防医学研究

第四篇 老年医学教育

第五篇　老年医学机构与体系建设研究

第六篇　学术交流模式探讨

第一篇

基础与转化医学研究

第1章

老年病研究进展与挑战

（俞卓伟　保志军）

医学进步增加了全球老年人口的寿限，联合国世界人口2013年年鉴显示，我国65岁以上人口已上升至9%，成为老年人口最多的国家。伴随老年人口的逐年递增，如何更好地应对老年人群各种生理、心理和情感的需要，如何为老年人口提供多层次的预防保健，特别是多维的康复服务和临终关怀，为卫生系统提出了严峻的挑战。作为老年病的基础，衰老与抗衰老研究正在不断取得突破，如何将这些基础研究转化为老年病早期诊断和防治的有效手段，还面临一定的困难。老年病具有共患病率高，多伴有老年综合征，特别是衰弱（frailty），如何早期发现老年病风险人群，如何减少老年病患者继发医源性疾病，这些都为老年病医务人员提出了更高的要求。本文就目前国内外关于老年病形成机制，介绍老年病的防治及其主要挑战，并提出将来老年病研究的方向。

一、老年病、老年综合征与健康老人

老年病，即由于衰老引起的一系列增龄相关疾病（age-related dieases）及伴随相关问题，包括衰老相关问题，如骨质疏松症、白内障、青光眼、神经性聋、特异感觉缺失等；长期疾病引起的相关问题，如常见的心脑血管疾病、肿瘤（前列腺癌和宫颈癌等）、骨折（股骨颈骨折）、内分泌疾病（糖尿病）、运动系统疾病（脊柱炎和关节炎等）、呼吸系统疾病（慢性阻塞性肺病、支气管哮喘和肺气肿等）和泌尿系疾病（前列腺肥大和尿失禁等）；神经退变引起的心理健康相关问题，如增龄记忆功能减退、认知障碍、抑郁、社交障碍和自杀倾向。老年病的产生存在个体间的高度异质性，与遗传和环境因素密切相关，60岁以上人群，随年龄的增加，遗传因素的影响越发明显。

老年综合征（geriatric syndromes）是老年人十分普遍的临床状况，特别是那些衰弱老人，不能归类于特定的疾病种类；主要包括功能损害、认知障碍、衰弱、抑郁、听觉视觉损害和尿失禁。Tinetti等进一步定义老年综合征为损害的累积影响使老年人对各种挑战的攻击表现得非常脆弱。常见的老年综合征有听觉、视觉障碍、尿失禁、跌倒、抑郁、痴呆、骨质疏松，营养不良。老年综合征预示较高的老年共患病发生率，通过对12 480位社区老年人分析发现，肺癌与尿失禁和跌倒、子宫颈/子宫癌与跌倒和骨质疏松、结肠癌与抑郁和骨质疏松密切相关。老年综合征也预示住院治疗的几率和死亡率的增加。伴有癌症的老年人具有更普遍的老年综合征发生率。老年综合征增加老年癌症病人营养不良的风险，这种风险不依赖肿瘤发生的部位及转移情况。衰弱是老年综合征最重要和最常见的一组表型，包括肌无力、疲劳（低体力活动和慢的运动性能）和非主观的体重减轻。

老年病与老年综合征是不同的概念，两者明显存在交叉部分。与老年人密切相关的还有代谢综合征，是指由肥胖、高血压、高血糖和血脂水平异常等心血管疾病高危因素组合而成的代谢综合征（胰岛素抵抗综合征），增加发生糖尿病和心脑血管疾病的发病危险，同时也增加心脑血管疾病的死亡率。代谢综合征是社区老年人老年综合征，如跌倒的独立风险因素。根据中华医学会糖尿病分会2004年确定的标准，代谢综合征与老年综合征和老年病存在相互交叉的概念，因此，在如何界定健康老年人标准时需考虑上述三个基本概念，以便指导老年医学研究工作。基于目前国内外老年病研究进展，中华老年医学会最近提出我国健康老人标准。这一标准对1982年中华医学会上海老年医学分会提出健康老人标准进行了修订，即补充了老年综合征，特别是无临床病变的衰弱和无临床疾病的代谢综合征；我们特别强调无明显临床疾病的老年综合征和代谢综合征人群不是健康老人。

二、老年病研究主要进展

衰老是老年病的共同基础。衰老形成机制和抗衰老老年学研究已取得重大突破，衰老在细胞水平表现为端粒的缩短、端粒酶活性和细胞增殖再生能力的下降；在生物体水平表现为机体调节系统，如神经内分泌和免疫系统衰老所致机体生理功能的紊乱。衰老受遗传和表观遗传学调节，某些基因的单核苷酸的多态性明显加速或减缓衰老的进程，如ApoE基因多态性对衰老和长寿的影响。ApoEε2基因频率多见于长寿人群，而ApoEε4与衰老明显相关，是AD的风险遗传因素。营养代谢相关的胰岛素抵抗将加速衰老过程。胰岛素信号，具有正常甲状腺功能和较高的TSH水平，由于维持较低的代谢水平，有利于与长寿有关其他鉴定长寿因子如SIRT家族成员和哺乳动物雷帕霉素靶(mTOR)等激活能延迟多种实验动物的寿命。我们的研究结果显示，与老年病人相比长寿老人具有较高高密度脂蛋白和较低的低密度脂蛋白水平、维持较高的促甲状腺激素(TSH)水平、稳定的免疫功能和明显增加的外周血NK细胞百分比、较低的氧化状况和升高的促炎和抗炎水平。

老年综合征最常见和最重要的表型——衰弱的形成机制取得明显进展。机体慢性亚临床炎症状况与衰老密切相关，在衰弱老人，炎症通路的激活，机体显示高的炎症状态，炎症因子，如IL-6和C反应蛋白水平提高；白细胞数和白细胞亚群计数增加。机体慢性炎症状态是衰弱产生和其他系统生理功能下降的重要病理机制之一。衰弱人群固有免疫和获得性免疫系统也出现超出年龄相关的衰老重塑，表现为：外周血单核细胞对脂多糖诱导的增殖能力下降；$CD8^+$和$CCR5^+$ T细胞增加，CD28表达缺失；肺炎球菌和流感免疫诱导的抗体反应损害。

衰老机制研究进展导致很多存在临床转化潜力的生物标志物的出现。临床研究显示，端粒缩短作为生物学衰老和老年相关疾病发生与死亡的预测指标不断受到肯定。高水平的炎症因子如IL-6和TNFα显示机体积累的炎症负担与外周血白细胞端粒长度缩短密切相关。在人外周血T淋巴细胞，肿瘤抑制物p16INK4a表达随年龄增加而减少，而且与机体少动，吸烟及IL-6表达水平密切相关，是人生物学衰老敏感指标。单核苷酸多态性研究显示，调节凋亡和转录的信号通路的基因可能是衰弱产生的病因之一。表观遗传学因素，如通过对唾液EDARADD，TOM1L1 NPTX2等基因启动子甲基化监测，可预测病人生物学年龄，患老年相关疾病的风险及基于表观遗传学的临床前干预。慢性神经退变的生物标志物研究也取得明显进展，散发的阿尔茨海默病(Alzheimer disease，AD)在出现临床症状前多年，导致该病的两个蛋白通路(淀粉样-β多肽和微管相关蛋白tau)已出现异常。检测脑脊液淀粉样-β多肽和微管相关蛋白tau的变化，结合18F-标记的示踪剂PET淀粉样斑成像和磁共振成像能对神经退变的早期及时诊断。常染色体显性遗传的家族性AD则是由于编码γ分泌酶复合体的催化亚基的早老素基因突变，增加淀粉样-β42多肽所致。脑强力渗透的

γ 分泌酶调节剂是未来干预和预防 AD 的候选药物。

衰老相关疾病是可以预防的，预防是在做出临床诊断前进行的干预，在任何年龄均可以实施。心脑血管疾病是老年人最为常见的疾病之一，通过干预构成和调节动脉衰老过程的靶因素，能明显减少老年人心血管疾病的发生和减慢脑衰老过程。衰老干预公认的突破是发现热量控制和(或)心理平衡及适度运动能延长从低等生物到高等生物的寿命；其可能的机制涉及多种长寿相关因子，如胰岛素/胰岛素生长因子信号通路减弱、SIRT 家族成员和哺乳动物雷帕霉素靶(mTOR)等激活，延长多种实验动物的寿命。对于 AD 引起的脑衰老，乙酰胆碱酯酶抑制剂能明显改善严重 AD 的认知功能，在将来一段时期仍然是其早期和严重阶段主要治疗药物；其中，石杉碱甲具有抗氧化、抗炎和抗衰老作用，是目前成功临床转化的我国传统中药，已应用于临床认知功能障碍病人的干预。

三、老年病研究面临的主要挑战

当今世界面临的挑战是如何改善老年人口的生活质量。老年病都伴有多种共患病，如糖尿病老人常合并有衰弱等老年综合征，胰岛素抵抗预示衰弱，衰弱表现为多系统功能下降和对不利健康状况的脆弱性；糖尿病加速肌肉强度的损失；老年糖尿病健康指南已由控制风险因素转为控制老年综合征。对于非类固醇抗炎镇痛药的使用，需排除各种胃肠道和心血管安全问题；对于低风险人群使用非类固醇抗炎和环氧化酶-2 抑制剂时需增加胃肠道保护措施；对高胃肠道和心血管出血风险老年人群，则禁止使用。一种老年病可能是另外一种老年病的风险因素或并发症，如认知功能障碍和痴呆就是 2 型糖尿病新的并发症。老年病人具有对感染的易感性和较高的共患病发生率。老年人通常出现药物代谢动力学和药效学改变，促进药物不良反应和并发症发生。老年病人药物不良事件发生风险比年轻人高 4 倍以上。在急性老年综合征入院病人中，谵妄入院与使用抗抑郁药、抗精神病药、抗癫痫药物相关；跌倒入院与使用非类固醇抗炎药或利尿剂和抗精神病药物有关。复方用药增加继发的医源性损害，是继发老年综合征及增加老年综合征死亡率的风险因素。减少复方用药，避免多种药物的相互作用的不良反应有利于多种共患病老年病人的身体健康。生物医学和老年病学家正在进行学科间合作，进行以老年病人为导向的研究，开发以细胞为基础的靶向给药系统(targeted drug delivery systems)，如红细胞为基础的靶向给药系统，能减少药物的副作用、增加药物的有效性、延长靶向药物对病人特定的病灶的作用。

生物老年学家和老年病学家均致力于促进我们社会的健康寿限。然而，现在如何把老年学家的研究成果转化为老年病学家提供的医疗保健应用还存在鸿沟。在生物模型系统，衰老机制的研究已取得巨大的进展，抗衰老干预措施能成功地提高模型动物的生存时间。但仍然需解决的主要问题是，这些干预措施不仅增加生存时间，是否还能提高机体功能、延迟衰弱和转化为临床应用；在模型动物，除了关注对寿命的影响，还要检测干预对增龄相关残障、衰弱和疾病发生的影响。实现抗衰老干预临床转化需要常规药物开发更多的思考和工作：设计临床前和临床实验，聚焦包括有老年病症状的人群、衰弱症人群和出现老年病风险的人群(临床前老年病人)；检测干预的短期临床相关结果和长期结果(寿限和健康寿限)；开发卫生管理机构可推广的生物标志物和临床检测结果。克服基础研究成果临床转化障碍的措施还包括：开发临床相关的对各动物模型残障、衰弱和疾病检测及衰老遗传学动物模型；建立老年病学家从事基础科学研究，基础科学家关注老年病长效资助机制；重点关注阻止和逆转生命后期残障的干预研究；与人残障、衰弱、增龄相关疾病发生和长寿相关的候选基因；以及生命早期环境或毒物的暴露对生命后期生存、残障、衰弱和疾病的影响；为研究者提供充足的研究经费，吸引同时具有衰老基础生物学和临床老年病学经验的研究者从事新药临床实验的调查，完成从实验台（bench）到床旁（beside）的抗衰老导向的干预研究。

对伴衰弱的老年病人群的卫生保健要求卫生专业人员具有老年医学、多专业实践和多组织间的协作能力三项核心的技术和知识。衰弱位于老年医学和老年学的连接点，需要基础生物学和临床专业知识进行研究。衰弱所致的机体顺应性减弱可能是由于储备的反应能力的进行性丢失，主要挑战是鉴定涉及复杂的生物体，维持生物学稳态的多个正反馈和负反馈信号通路在衰老过程中失效。日益增加的衰弱人群与拥有上述技能的卫生专业人员间存在明显的缺口，加快家庭医护人员和社区卫生中心知识-实践（knowledge-to-practice）能力建设将有助减少这个缺口。其他挑战还包括全球化和城镇化使老年人跨国和跨地区流动增加，更加加重老年人的孤独问题，也对医务人员具备跨文化知识背景提出了新的要求。

四、小结

建立起系统有效的（节省医疗成本的）老年人社会安全体系，改进老年人的健康水平需要公共和私人机构，如非政府组织和民办团体及家庭共同努力。具备高素质的专业医务人员是关键。基于目前老年病研究的现状，老年病研究未来的方向在于：①加强老年病发生，即机体衰老的共同机制研究，特别涉及机体调节系统（包括神经内分泌和免疫系统）衰老所致机体的稳态平衡失调的机制研究。②建立全面的老年医学评估标准；筛查老年病相关的风险基因，及早发现老年病的亚临床阶段；发现和提出老年病亚临床阶段的各种起预测预警作用的生物标志物和个体化防治措施。③老年病人继发疾病风险、预后的病理生理基础研究，为老年病临床服务提供指南。

参考文献

[1] Tinetti ME, Inouye SK, Gill TM, et al. Shared risk factors for falls, incontinence, and functional dependence: Unifying the approach to geriatric syndromes. JAMA, 1995, 273(17): 1348-1353.

[2] Mohile SG, Fan L, Reeve E, et al. Association of cancer with geriatric syndromes in older Medicare beneficiaries. J Clin Oncol, 2011, 29(11): 1458-1464.

[3] Paillaud E, Liuu E, Laurent M, et al. Geriatric syndromes increased the nutritional risk in elderly cancer patients independently from tumoursite and metastatic status. The ELCAPA-05 cohort study. Clin Nutr, 2013, pii: S0261-5614(13)00153-2. [Epub ahead of print]

[4] Fumagalli M, Rossiello F, Clerici M, et al. Telomeric DNA damage is irreparable and causes persistent DNA-damage-response activation. Nat Cell Biol, 2012, 14(4): 355-365.

[5] Chen LY, Redon S, Lingner J. The human CST complex is a terminator of telomerase activity. Nature, 2012, 488(7412): 540-544.

[6] 阮清伟，俞卓伟，保志军，等. 免疫基因多态性与衰老和增龄相关疾病关系. 遗传，2013，35(7)：813-822.

[7] 俞卓伟，保志军，阮清伟，等. 氧化应激-炎症-衰老及其与ApoE基因相关性研究进展. 生理学报，2013，65(3)：338-346.

[8] Li H, Manwani B, Leng SX. Frailty, inflammation, and immunity. Aging Dis, 2011, 2(6): 466-473.

[9] Cawthon RM, Smith KR, O'Brien E, et al. Association between telomere length in blood and mortality

in people aged 60 years or older. Lancet,2003,361(9355):393-395.

[10] Epel ES,Merkin SS,Cawthon R,et al. The rate of leukocyte telomere shortening predicts mortality from cardiovascular disease in elderly men. Aging,2008,1(1):81-88.

[11] O'Donovan A, Pantell MS, Puterman E, et al. Cumulative Inflammatory Load Is Associated with Short Leukocyte Telomere Length in the Health, Aging and Body Composition Study. PLoS one, 2011,6:e19687.

[12] Liu Y,Sanoff HK,Cho H,et al. Expression of p16INK4a in peripheral blood T-cells is a biomarker of human aging. Aging Cell,2009,8(4):439-448.

[13] Ho YY,Matteini AM,Beamer B,et al. Exploring biologically relevant pathways in frailty. J Gerontol A Biol Sci Med Sci,2011,66(9):975-979.

[14] Jiang H,Schiffer E,Song Z,et al. Protein induced by telomere dysfunction and DNA damage represent biomarkers of human aging and disease. Proc Natl Acad Sci USA,2008,105(32):11299-11304.

[15] Jack CR Jr,Knopman DS,Jagust WJ,et al. Tracking pathophysiological processes in Alzheimer's disease:an updated hypothetical model of dynamic biomarkers. Lancet Neurol. 2013,12(2):207-216.

[16] Li J,Ma J,Potter H. Identification and expression analysis of a potential familial Alzheimer disease gene on chromosome 1 related to AD3. Proc Natl Acad Sci USA,1995,92(26):12180-12184.

[17] Portelius E,Appelkvist P,Strömberg K,et al. Characterization of the Effect of a Novel γ-Secretase Modulator on Aβ:A Clinically Translatable Model. Curr Pharm Des,2013 [Epub ahead of print].

[18] Scuteri A,Lakatta EG. Bringing prevention in geriatrics:evidences from cardiovascular medicine supporting the new challenge. Exp Gerontol,2013,48(1):64-68.

[19] 童坦君,张宗玉. 从分子水平看适量限食、适量运动对衰老进程的影响. 老年医学与保健,2010,16(6):321-322.

[20] Ruan Q,Liu F,Gao Z,et al. Anti-inflamm-aging and hepatoprotective effects of huperzine A in D-galactose-treated rat. Mech Ageing Dev. 2013,134(3-4):89-97.

[21] Ruan Qingwei,Hu Xiaona,Ao Huafei,et al. The neurovascular protective effects of huperzine A on D-galactose-induced inflammatory damage in the rat hippocampus. Gerontology,2014(in press).

[22] Chen LK,Chen YM,Lin MH,et al. Care of elderly patients with diabetes mellitus:a focus on frailty. Ageing Res Rev. 2010,9(Suppl 1):S18-S22.

[23] Pilotto A,Sancarlo D,Addante F,et al. Non-steroidal anti-inflammatory drug use in the elderly. Surg Oncol,2010,19(3):167-172.

[24] Umegaki H,Hayashi T,Nomura H,et al. Cognitive dysfunction:an emerging concept of a new diabetic complication in the elderly. Cognitive dysfunction:an emerging concept of a new diabetic complication in the elderly. Geriatr Gerontol Int,2013,13(1):28-34.

[25] Wierenga PC,Buurman BM,Parlevliet JL,et al. Association between acute geriatric syndromes and medication-related hospital admissions. Drugs Aging,2012,29(8):691-699.

[26] Abdulraheem IS. Polypharmacy:A Risk Factor for Geriatric Syndrome,Morbidity & Mortality. Aging Sci,2013,1:2.

[27] Neuner-Jehle S. Less is more -how to prevent polypharmacy? Praxis(Bern 1994). 2013,102(1):21-27.

[28] Zhumadilov Z. Global initiative for interdisciplinary approach to improve innovative clinical research and treatment outcomes in geriatrics:biological cell-based targeted drug delivery systems for geriatrics. Rejuvenation Res,2013,16(3):212-223.

[29] Hamerman D. Can biogerontologists and geriatricians unite to apply aging science to health care in the decade ahead? J Gerontol A Biol Sci Med Sci,2010,65(11):1193-1197.

[30] Kirkland JL, Peterson C. Healthspan, translation, and new outcomes for animal studies of aging. J Gerontol A Biol Sci Med Sci, 2009, 64(2): 209-212.

[31] Kirkland JL. Translating advances from the basic biology of aging into clinical application. Exp Gerontol, 2013, 48(1): 1-5.

[32] Ryan D, Barnett R, Cott C, et al. Geriatrics, Interprofessional Practice, and Interorganizational Collaboration: A Knowledge-to-Practice Intervention for Primary Care Teams. J Contin Educ Health Prof, 2013, 33(3): 180-189.

[33] Ferrucci L, Giallauria F, Schlessinger D. Mapping the road to resilience: novel math for the study of frailty. Mech Ageing Dev, 2008, 129(11): 677-679.

第2章

衰老机制的研究进展

（王　超）

一、概述

衰老是一种复杂的自然现象，是生物体随着时间的推移自发的一种必然过程，表现为结构的退行性变和功能的衰退，适应性和抵抗力减退。自19世纪末应用实验方法研究衰老以来，先后提出的关于衰老的学说不下百余种，但很多学说并没有得到实验研究的完全支持。目前的结论是，衰老是多种因素综合作用的结果，但仍未形成统一的衰老理论。

二、衰老的现代医学病理机制

（一）体细胞突变学说

1959年，Szilárd首次提出了衰老的体细胞突变学说，为衰老机制的研究提出了新的方向。该学说认为，生物体诱发和自发的突变破坏了细胞的基因和染色体，当这种突变积累到一定程度导致细胞功能下降，达到临界值时，细胞即发生死亡。有确凿的证据表明，人体内线粒体DNA突变量随着年龄的增长而增加。事实上，在老年人的中枢神经系统、骨骼肌以及肝脏，均存在线粒体DNA的缺失，在结肠隐窝可以观察到线粒体DNA的点突变。然而，该学说也有无法解释的问题，如衰老究竟是损伤增加还是染色体修复能力降低；另外，按该学说推论，细胞应有异常高的突变率，而现代生物学研究证明基因的突变率仅为10^{-6}～10^{-9}/细胞/基因位点/代，如此低的突变率并不会造成细胞的全群死亡；并且，如果衰老是突变造成的，转化细胞在体外能持续生长，那么据此，转化细胞应不发生基因突变，而事实却并非如此。

（二）自由基学说

Denham Harman在1956年提出自由基学说来解释衰老的发生机制。该学说认为，衰老过程中的退行性变化是由于细胞正常代谢过程中不断产生自由基，后者对机体产生有害作用造成的。自由基是机体代谢的中间产物，其活性可使细胞中的多种物质发生氧化，损害生物膜，亦能够使蛋白质、核酸等大分子交联，影响其正常功能。自由基还可以引起DNA损伤从而导致突变，甚至诱发肿瘤形成，而生物体的衰老过程就是机体的组织细胞产生不断积累的自由基的结果。但是，自由基学说并无自由基氧化反应及其产物是引发衰老直接原因的实验依据，也没有说明究竟是何原因导致老年人自由基清除能力下降，以及为什么转化细胞可以不衰老，生殖细胞何以能世代相传维持种系存在等诸如此类的问题。事实上，自由基是生物体新陈代谢的次级产物，不大可能是衰老的原发性原因。

（三）基因调控学说

大量研究资料证明物种的平均寿命和最高寿命(maximum life-span)是相当恒定的，所以，物种的寿命显然是在一定程度上受遗传基因控制的，因而这里自然涉及所谓的“衰老基因”的概念。根据现有资料，衰老基因应是一个广义概念，绝不是指某个基因而言，是泛指那些具有引起或延缓衰老作用的基因。

在人类细胞衰老基因研究方面，近年来也取得了较大进展。Werner 早老综合征是一种隐性遗传性疾病，其细胞可传代数远低于正常人，据报道该病与一种称为 WRN 的基因突变有关。此外，研究表明，P16、P21 以及 TOM1 基因的活化可以加速机体衰老，而 RDL、CSIG、SirT1 基因的活性增加则可以延缓衰老。

（四）端粒学说

端粒是真核生物染色体末端由许多简单重复序列和相关蛋白组成的复合结构，具有维持染色体结构完整性和解决其末端复制难题的作用。细胞在每次分裂过程中都会由于 DNA 聚合酶功能障碍而不能完全复制它们的染色体，细胞每有丝分裂一次，就有一段端粒序列丢失，即发生端粒侵蚀。当端粒长度缩短到一定程度，触发细胞周期停滞，最终导致细胞死亡。研究显示，与青年人的端粒相比，老年人的端粒明显缩短，可见端粒长度与人类的寿命存在一定的相关性，这项研究也印证了衰老的端粒学说。但是端粒长度由端粒酶控制，那何种因素控制端粒酶呢？生殖细胞内端粒酶活性较高，为什么体细胞中没有较高的端粒酶活性？所以关于端粒学说还有很多问题有待进一步研究。

三、小结

随着医学研究的进展，人们对衰老发生机制的研究也越来越深入。现代科学的进步也为衰老的研究提供了新的方向和研究方法，尤其分子生物学技术的发展极大地促进了衰老的分子机制研究。衰老的本质是退化，所有能够导致细胞功能减退的因子均可能诱发衰老，因而诱发衰老的原因也是多方面的。这些因素通过各自不同的机制导致细胞功能衰退甚至死亡，最终导致机体出现衰老现象。总之，衰老机制极为复杂，还有待长期、系统地深入研究。

参考文献

[1] Moskalev AA, Shaposhnikov MV, Plyusnina EN. The role of DNA damage and repair in aging through the prism of Koch-like criteria. Ageing Res Rev, 2013, 12(2): 661-684.

[2] Kalmbach KH, Fontes Antunes DM, Dracxler RC, et al. Telomeres and human reproduction. Fertil Steril, 2013, 99(1): 23-29.

[3] Corral-Debrinski M, Horton T, Lott MT, et al. Mitochondrial DNA deletions in human brain: regional variability and increase with advanced age. Nat Genet, 1992, 2(4): 324-329.

[4] Yen T-C, Su J-H, King K-L, et al. Ageing-associated 5 kb deletion in human liver mitochondrial DNA. Biochem Biophys Res Commun, 1991, 178(1): 124-131.

[5] Fayet G, Jansson M, Sternberg D, et al. Ageing muscle: clonal expansions of mitochondrial DNA point mutations and deletions cause focal impairment of mitochondrial function. Neuromuscul Disord, 2002, 12(5): 484-493.

[6] Harman D. Aging: a theory based on free radical and radiation chemistry. J Gerontol, 1956, 11(3): 298-300.

[7] Markus M. Bachschmid, Stefan Schildknecht, et al. Vascular aging: Chronic oxidative stress and impairment of redox signaling-consequences for vascular homeostasis and Disease. Ann Med, 2013, 45

(1):17-36.

[8] Bratic A,Larsson NG. The role of mitochondria in aging. J Clin Invest,2013,123(3):951-957.

[9] Bodnar AG,Ouellette M,Frolkis M,et al. Extension of lifespan by introduction of telomerase into normal human cells. Science,1998,279(5349):349-352.

[10] Duan J M,Zhang Z Y,Tong T J. Senescence delay of human diploid fibroblast induced by antisense $p16^{INK4a}$ expression. J Biol Chem,2001,276(51):48325-48331.

[11] Shusta EV1,Boado RJ,Mathern GW,et al. Vascular genomics of the human brain. J Cereb Blood Flow Metab,2002,22(3):245-52.

[12] 郭淑贞,童坦君,张宗玉. 抑制性消减杂交筛选细胞衰老相关基因. 中华老年医学杂志,2004,23(3):179-183.

[13] 郭淑贞,张宗玉,童坦君. 衰老相关基因CSIG的cDNA克隆和功能. 中国生物化学与分子生物学报,2003,19(5):612-617.

[14] 王琰,徐瑞荣. 端粒、端粒酶、shelterin与获得性再生障碍性贫血的研究概况. 中国免疫学杂志,2012,09(22):854-857.

[15] Sfeir AJ,Chai W,Shay JW,et al. Telomere-end processing the terminal nucleotides of human chromosomes. Mol Cell,2005,18(1):131-138.

[16] Comez DE,Teiera AM,olivero OA,et al. Irrerersible telomere shortening by 3′-azido-2′,3′-dideoxythy midine(AZT) treatment. Biochem Biophys Res common,1998,246(1):107.

第3章

代谢与衰老机制研究

（庞　婧　肖　飞）

衰老是随年龄增加机体器官功能逐渐减退，生理功能完整性逐渐受到破坏的不可逆过程。究其根源，衰老是机体细胞内核酸、蛋白质、脂质等生物大分子损伤逐渐累积，导致细胞功能逐渐衰退的结果。这些功能性大分子的改变主要受细胞内环境所影响，而细胞代谢作为各项生理活动的基础，对细胞内环境的调节起着极其重要的作用，因此代谢与衰老密不可分。

一、过度能量代谢加速衰老

近百年来，研究者们从不同层次、不同角度提出了许多关于衰老机制的学说，其中氧化应激学说被大家所公认。所谓氧化应激是指高活性分子族（主要为氧和氮自由基）的产生与抗氧化防御之间的持续失衡，过量的自由基可以直接对细胞内核酸、蛋白质、脂质等生物大分子造成损伤。线粒体呼吸链是细胞内产生氧自由基的主要场所。在糖代谢中，葡萄糖通过三羧酸循环生成还原型烟酰胺腺嘌呤二核苷酸（NADH），后者经线粒体呼吸链转变成能量物质三磷酸腺苷（ATP），同时伴有超氧阴离子的产生，随后超氧阴离子可以转变成其他的活性氧簇和活性氮簇。在脂代谢中，脂肪酸的β氧化同样增加了线粒体内的NADH含量，供能的同时造成自由基的生成。因此，自由基是物质代谢向能量代谢转变过程中的必然产物。在正常生理状态下，细胞内氧化与抗氧化处于平衡状态，少量自由基的存在是细胞代谢的调节因子，而代谢紊乱时，例如高血糖、高血脂会导致自由基的生成增加，氧化与抗氧化失衡，造成细胞损伤。因此，衰老也是机体稳态失衡的一种表现。

（一）自由基反应与衰老

线粒体内过度生成的自由基，最直接攻击的对象就是线粒体DNA。由于线粒体DNA没有组蛋白的保护，同时缺乏完善的修复机制，因此线粒体DNA更容易发生突变。1995年Ozawa提出衰老的线粒体氧化还原机制，线粒体DNA的氧化损伤造成线粒体DNA突变，突变的不断累积会引起能量代谢渐进性地发生异常，进而引起细胞损伤和衰老。除线粒体DNA外，核基因组DNA同样会受到自由基的攻击。代谢产生的自由基对DNA的损伤主要为碱基损伤，其中DNA链上的碱基鸟嘌呤C8位易受到自由基的攻击而发生羟化，形成8-羟基-脱氧鸟嘌呤（8-oxo-dG），常被作为DNA氧化损伤的生物标志物广泛使用。研究发现65岁以上老年人血清中8-oxo-dG的含量显著升高，同时分析肌肉组织中及白细胞中的DNA，均发现8-oxo-dG的水平随年龄逐渐增加。

除核酸外，蛋白质和脂质同样可以被自由基所氧化。氧自由基可以直接攻击蛋白质氨基酸侧链（Arg，Lys，Pro，Thr）形成羰基（醛和酮），羰基化（carbonyl）是蛋白质氧化损伤的主要生物标志物。随着年龄的增加，心脏，骨骼肌，脑及血浆中蛋白质的羰基化水平均表现出逐渐升高的趋势，蛋白质氧化水平逐渐累积。同时自由基可造成细胞膜上的脂质过氧化，从而破坏膜蛋白的功能，并产生大量的醛类分子，其中4-羟基-2-壬烯酸(4-Hydroxy-2-nonenal,4-HNE)是用来衡量脂质氧化损伤的参数之一。近些年，F2异前列烷(F2 isoprostanes)常被作为敏感而可靠的评价脂质过氧化指标来使用。异前列烷是体内前列腺素样物质经花生四烯酸的酯化产生的，根据产物的长度及构象分为D2、E2、F2和H2，其中F2异前列烷被认为是衡量体内脂质过氧化和氧化应激水平较好的生物标志物。脑脊液中F2异前列烷的增加与衰老呈明显的正相关性。

综上所述，代谢产生的活性氧自由基可以通过氧化核酸、蛋白质、脂质等生物大分子，改变其结构，影响其功能，同时三种大分子的氧化损伤并不是孤立的，彼此可以互相影响，进而导致细胞内环境紊乱，细胞稳态失衡，最终导致衰老，或疾病的发生。

(二) 非酶糖化反应与衰老

葡萄糖是体内能量代谢的核心碳水化合物，它除了通过自由基对细胞内生物大分子造成损伤外，还可以通过非酶促反应与蛋白质、脂质或者核酸的游离氨基相互作用，发生非酶糖基化反应。反应过程先形成西佛碱(Schiff base)，后者发生分子重排形成稳定的阿马多里(Amadori)产物，然后通过一系列的脱水、氧化还原反应和其他过程形成糖基化终末产物(advanced glycation end products,AGEs)。这一过程的最初反应是可逆的，取决于反应物的浓度：低葡萄糖浓度可使糖基从氨基上解离；相反，高葡萄糖浓度将会有反向的效果，但是最终AGEs的形成是一个不可逆的过程。在正常人体内，从早期胚胎发育开始，随着人体的成长，AGEs的形成以一个恒定缓慢的速率逐渐积累着。然而，机体内葡萄糖含量显著增高，例如糖尿病患者，可促使AGEs的生成量显著增加，进而加速衰老的过程。

虽然糖基化反应不需要氧的参与，但是氧自由基的存在可以大大促进AGEs的生成，二者可以互相促进，加重细胞损伤。非酶糖化作用与自由基损伤都可以导致生物大分子的功能基团发生改变，在细胞内形成过量的羰基化合物蓄积，造成不可逆的生理性衰老改变。

二、限制能量代谢延缓衰老

几千年来，如何延缓衰老一直吸引着人们。研究发现，能量限制可以延长线虫、酵母等低等生物的寿命，而后在哺乳动物中同样也观察到了延缓衰老的作用。Colman RJ等发现，30%的热量限制(caloric restriction)可以显著提高恒河猴的生存率，同时可以降低糖尿病、心脑血管等老年相关疾病的发生。另一项研究发现，饮食限制(dietary-restriction)可以将恒河猴的平均死亡年龄从25年提高到32年，同时可以预防高胰岛素血症的发生。除了热量限制及饮食限制两种方式，间歇禁食(intermittent fasting)也常被人们所采用。研究发现，隔天禁食的方法可以增加胰岛素敏感性，上调SIR2和下调脂质含量，但间歇禁食的研究主要集中在短期效应上，对长期的效果并不清楚，需要更进一步的探讨。

在研究能量限制延缓衰老的同时，其分子机制也同样备受关注，人们发现去乙酰化酶SIR2在热量限制中起着非常重要的作用，过表达SIR2可以表现出与热量限制相似的效应，可以延缓衰老，可以改善老年相关疾病，因此有人称SIR2为长寿蛋白。SIR2的活化可以维持染色质结构紧凑，通过调节亚端粒区组蛋白的乙酰化状态维持端粒稳定性。众所周知，端粒长度的缩短是衰老的特征之一，端粒功能紊乱可以导致基因组稳态丢失，加速衰老的发生。除此之外，当自由基造成基因组DNA损伤时，SIR2可以在染色质上发生重分布，迁移到DNA损伤位点，参与DNA的修复过程，进而维持基因组的稳定性。在SIR2活化过程中需要一个重要的小分子代谢物的参与，就是NAD。NAD/NADH是线粒体呼吸链上重要的氧化还原载体，参与了细胞内多种物质代谢过程，热量限制可以提高细胞内 NAD 含量，激活 SIR2 的活性，进而维持细胞染色质和内环境稳定，延缓衰老过程。

随着时代的发展，人们对衰老机制的研究和认识都在逐步的深入，对延缓衰老、保持健康也提出了一些想法和建议。代谢作为人体生命活动的基础，既影响着衰老，同时也伴随着衰老过程发生着改变，平衡好代谢与衰老的关系，使健康预期寿命逐步提高是我们共同的理想。

参考文献

[1] Ozawa T. Mechanism of somatic mitochondrial DNA mutations associated with age and diseases. Biochim Biophys Acta，1995，1271：177-189.

[2] Wu IC，Shiesh S-C，Kuo P-H，et al. High Oxidative Stress Is Correlated with Frailty in Elderly Chinese. Journal of the American Geriatrics Society，2009，57：1666-1671.

[3] Siomek A，Gackowski D，Rozalski R，et al. Higher leukocyte 8-oxo-7，8-dihydro-2′-deoxyguanosine and lower plasma ascorbate in aging humans? Antioxidants & redox signaling，2007，9：143-150.

[4] Mecocci P，Fanó G，Fulle S，et al. Age-dependent increases in oxidative damage to DNA，lipids，and proteins in human skeletal muscle. Free Radical Biology and Medicine，1999，26：303-308.

[5] Uchida K. 4-Hydroxy-2-nonenal：a product and mediator of oxidative stress. Prog Lipid Res，2003，42：318-343.

[6] Montine T，Peskind E，Quinn J，et al. Increased Cerebrospinal Fluid F2-Isoprostanes are Associated with Aging and Latent Alzheimer's Disease as Identified by Biomarkers. NeuroMolecular Medicine，2011，13：37-43.

[7] Baynes JW，Thorpe SR，Murtiashaw MH. Nonenzymatic glucosylation of lysine residues in albumin. Methods Enzymol，1984，106：88-98.

[8] Brownlee M. Biochemistry and molecular cell biology of diabetic complications. Nature，2001，414：813-820.

[9] Schalkwijk CG，Brouwers O，Stehouwer CD. Modulation of insulin action by advanced glycation end-products：a new player in the field. Horm Metab Res，2008，40：614-619.

[10] Colman RJ，Anderson RM，Johnson SC，et al. Caloric restriction delays disease onset and mortality in rhesus monkeys. Science，2009，325：201-204.

[11] Bodkin NL，Alexander TM，Ortmeyer HK，et al. Mortality and morbidity in laboratory-maintained Rhesus monkeys and effects of long-term dietary restriction. J Gerontol A Biol Sci Med Sci，2003，58：212-219.

[12] Halberg N，Henriksen M，Soderhamn N，et al. Effect of intermittent fasting and refeeding on insulin action in healthy men. J Appl Physiol，2005，99：2128-2136.

[13] Heilbronn LK，Smith SR，Martin CK，et al. Alternate-day fasting in nonobese subjects：Effects on body weight，body composition，and energy metabolism. Am J Clin Nutr，2005，81：69-73.

[14] Cosentino C，Mostoslavsky R. Metabolism，longevity and epigenetics. Cell Mol Life Sci，2013，70：1525-1541.

第 4 章

老年糖尿病发病机制研究进展

（赵庆斌）

目前在世界范围内，糖尿病患病率、发病率和糖尿病患者数量急剧上升，据国际糖尿病联盟（IDF）统计，2011 年全世界糖尿病患者数已达 3.66 亿人。老年糖尿病流行病学特征是发病率高、患病率高。调查显示，60 岁以上的老年人群中糖尿病检出率高达 20.4%，远高于 40～59 岁（11.5%）和 20～39 岁（3.2%）。在新发的糖尿病人群中，按年龄分层比较，仍以高龄组发病率高，并随年龄增长有升高的趋势。老年糖尿病患者约占糖尿病总人数的 55.0%以上。

老年糖尿病主要为 2 型糖尿病（T2DM），其发病机制主要为胰岛素抵抗和胰岛 β 细胞功能缺陷。新近研究证实，胰岛 α 细胞功能异常和胰高血糖素样肽-1（GLP-1）分泌缺陷也参与了 T2DM 的发病。β 细胞功能缺陷导致不同程度的胰岛素缺乏和组织（特别是骨骼肌和肝脏）的胰岛素抵抗是 T2DM 发病的两个主要环节。不同患者其胰岛素抵抗和胰岛素分泌缺陷在发病中的重要性不同，同一患者在疾病进程中两者的相对重要性也可能发生变化。在存在胰岛素抵抗的情况下，如果 β 细胞功能代偿性增加胰岛素分泌，则可维持血糖正常；当 β 细胞功能无法代偿胰岛素抵抗时，就会发生 T2DM。本文将最新老年糖尿病发病机制的研究进展作一综述。

一、胰岛素抵抗

胰岛素抵抗是指胰岛素作用的靶器官（主要是肝脏、肌肉和脂肪组织）对胰岛素作用的敏感性降低。胰岛素降低血糖的主要的机制包括抑制肝脏葡萄糖产生、刺激内脏组织如（肝脏）对葡萄糖的摄取以及促进外周组织（骨骼肌、脂肪）对葡萄糖的利用。

胰岛素抵抗是 T2DM 的特性，现认为可能是多数 T2DM 发病的始发因素，且产生胰岛素抵抗的遗传背景也会影响 β 细胞对胰岛素抵抗的代偿能力。但胰岛素抵抗的发生机制至今尚未阐明。目前主要有脂质超载和炎症两种论点：脂肪细胞增大致血循环中游离脂肪酸（FFA）及其代谢产物水平增高，以及在非脂肪细胞（主要是肌细胞、肝细胞、胰岛 β 细胞）内沉积，从而抑制胰岛素信号转导；增大的脂肪细胞吸引巨噬细胞，分泌炎症性信号分子（如 TNF-α、抵抗素、IL-6 等），通过 Jun 氨基端激酶（JNK）阻断骨骼肌内的胰岛素信号转导。

（一）氧化应激与胰岛素抵抗

氧化应激是指活性氧（ROS）和活性氮（RNS）的产生与机体内抗氧化防御系统的清除之间失衡，导致 ROS 和 RNS 产生过多，造成机体组织细胞及蛋白和核酸等生物大分子损伤。高血糖是产生氧化应激的主要原因，其通过线粒体电子传递链、葡萄糖自氧化和多元醇通路等途径增加机体内 ROS 和 RNS 的含量，其中线粒体电子传递链是产生 ROS 的主要途径。

有研究显示，ROS 对胰岛素信号转导有调控作用，且这种作用具有多面性。在胰岛素刺激下，机体会通过 Nox(NADPH oxidase)依赖机制快速产生微量的 ROS，后者作为第二信使，主要通过氧化作用抑制 PTP1B 的活性促进胰岛素级联反应，而用 DPI(diphenyleneiodonium)抑制 Nox 后，胰岛素刺激的胰岛素受体(insulin receptor，InsR)与胰岛素受体底物(insulin receptor substrate，IRS)磷酸化下降 48%。研究显示，生理性 ROS 可促进机体对胰岛素的敏感性。虽然在生理状态下，由胰岛素刺激产生的微量 ROS 会促进胰岛素的作用，但是长期高血糖会使机体通过线粒体途径产生大量 ROS 引起胰岛素抵抗。现已证实，氧化应激对胰岛素信号传导通路中的多个元件都有负面作用，其中主要涉及 InsR、IRS、磷脂酰肌醇 3-激酶(phosphatidylinositol 3-kinase，PI3K)、蛋白激酶 B(protein kinase B，PKB)和葡萄糖转运蛋白(glucose transporter，GLUT)等。

(二) miRNAs 与胰岛素抵抗

最新研究发现，miRNAs 与胰岛素抵抗密切相关。胰岛素信号转导途径中任何环节出现异常都会导致胰岛素抵抗的发生。有研究者发现线粒体功能失调诱导 miR-126 作用于胰岛素受体底物-1(IRS-1)参与肝细胞胰岛素抵抗的发生。另有研究表明，miR-143 可下调氧化固醇结合蛋白相关蛋白质 8(ORP8)的表达，进而抑制胰岛素诱导 AKt 的激活和损害葡萄糖代谢，促进胰岛素抵抗的发生。还有研究证明，miR-29/a/b/c 过表达可使 3T3-L1 脂肪细胞 AKt 激活和胰岛素刺激葡萄糖摄取受阻，导致脂肪细胞胰岛素抵抗。虽然已有实验提示 miRNAs 与胰岛素抵抗的发生密切相关，但只有少数被验证。未来的研究方向主要是鉴别已知 miRNAs 的靶点，并通过细胞、动物模型等进行其功能研究。

(三) 磷脂酰肌醇-3 激酶(PI-3K)与胰岛素抵抗

胰岛素信号转导异常在胰岛素抵抗发病机制中起着至关重要的作用，而其中 PI-3K 途径是胰岛素信号转导的主要途径。PI-3K 是由 Whitman M 等最早发现的，它是调节葡萄糖转运信号转导的关键蛋白。PI-3K 与胰岛素抵抗的关系较为密切，有研究显示，T2DM 患者中骨骼肌和脂肪细胞中 PI-3K 基因表达调控均有缺陷；高脂喂养的 SD 大鼠中，肌肉和脂肪细胞中的 PI-3K 活性明显低于正常对照组；T2DM 模型鼠(ob/ob 小鼠)肝细胞中 PI-3K 中的 p85 亚基较正常组降低一半，而肌肉和脂肪细胞中则无明显改变。以上研究结果表明，胰岛素抵抗发生时，胰岛素靶细胞中的 PI-3K 活性和含量均降低，并存在对胰岛素刺激的敏感性缺陷。有研究表明，PI-3K 及其相关物质的基因突变是其 mRNA 表达和激酶活性降低的主要原因。此外，多种导致胰岛素抵抗的物质，如 FFA、TNFα 等也可能影响 PI-3K 的活性，这说明 PI-3K 是这些物质导致胰岛素抵抗的中介分子之一。

二、β 细胞功能缺陷

β 细胞功能缺陷在 T2DM 的发病中起关键作用，β 细胞对胰岛素抵抗的失代偿是导致 T2DM 发病的最后共同机制。从糖耐量正常到 IGT 到 T2DM 的进程中，β 细胞功能呈进行性减退。

目前对造成胰岛 β 细胞缺陷的病因和易感因素、导致 β 细胞损害的启动因素和加重机制仍不明确，涉及多因素，且可能主要是由基因决定。在 DM 发病过程中，线粒体功能异常，三羧酸循环碳的提供和消耗异常，AMPK/丙二酰辅酶 A、TG/FFA 循环、β 细胞合成和分泌胰岛素的生物学过程的障碍，子宫内成生命早期的内分泌激素改变和营养不良等引起的 β 细胞数量减少等都可能是 β 细胞缺陷的先天因素；糖脂毒性、氧化应激、内质网应激等则可能是 β 细胞缺陷的始动因素；而糖脂毒性、氧化应激和内质网应激、胰岛炎症、终末糖基化产物形成、胰岛脂肪及(或)淀粉样物质沉积、β细胞低分化及(和)过度凋亡等使β细胞的结构和功能进一步恶化。

(一) 内质网应激与胰岛β细胞功能障碍

内质网是细胞内重要的细胞器,主要参与蛋白质和脂肪合成、蛋白质正确折叠、糖基化修饰以及钙离子储存、信号转导等。在低氧、高糖、化学毒物、病毒感染等多种因素作用下通过抑制蛋白质糖基化,引起二硫键错配,耗竭内质网腔内钙离子,导致内质网腔内出现未折叠或错配折叠蛋白质聚集,使内质网功能发生紊乱的状态统称为内质网应激(endoplasmic reticulum stress,ERS)。目前研究认为,CCAAT增强子结合蛋白(C/EBP)同源蛋白(CHOP)在β细胞凋亡中扮演着重要的角色,这点无论在体外模型或体内实验均得到证实。当内质网应激水平增高时CHOP表达增强,而CHOP基因敲除后可减少β细胞凋亡,延缓糖尿病的发生。内质网导致β细胞凋亡可能还与导致Bcl-2蛋白家族中促凋亡蛋白Bax、Bad表达升高,抗凋亡蛋白Bcl-2、Bcl-x表达降低有关。最近研究发现,β细胞发生ERS时上调C/EBP可抑制BIP的生成,且更易发生凋亡。

(二) 氧化应激对胰岛β细胞功能的影响

胰岛β细胞的主要功能是合成和分泌胰岛素,而因其功能衰退导致的胰岛素分泌相对不足是T2DM发病的重要原因之一。多项研究表明,氧化应激是引起胰岛β细胞功能衰退的重要因素,ROS可直接损伤β细胞,特别是破坏细胞线粒体结构,促进β细胞凋亡;ROS还可通过影响胰岛素信号转导通路间接抑制β细胞功能,如激活核转录因子κB(NF-κB)信号通路,引起β细胞炎症反应;抑制十二指肠同源盒因子1(PDX-1)的核质异位,抑制线粒体能量代谢,减少胰岛素合成与分泌等。

ROS直接损伤β细胞的机制可能有:ROS攻击胰岛β细胞生物膜结构中的多不饱和脂肪酸,产生过多脂质过氧化物,而脂质过氧化物及其代谢产物具有细胞毒性,影响细胞膜正常生理功能,导致细胞膜流动性减小,通透性增加,细胞内Ca^{2+}超载,细胞信号转导异常等;ROS损伤蛋白质和酶系统,导致蛋白质变性、生物功能下降、酶失活、酶促反应受阻;ROS破坏核酸碱基和核酸骨架,诱导基因突变,进而影响相关蛋白表达。

三、胰岛α细胞功能异常和胰高血糖素样肽-1(GLP-1)分泌缺陷

胰岛中α细胞分泌胰高血糖素,在保持血糖稳态中起重要作用。正常情况下,进餐后血糖升高刺激早时相胰岛素分泌和GLP-1分泌,抑制α细胞分泌胰高血糖素,从而使肝糖输出减少,防止出现餐后高血糖。T2DM患者由于胰岛素β细胞数量明显减少,α/β细胞比例显著增加;另外α细胞对葡萄糖敏感性下降,从而导致胰高血糖素水平升高,肝糖输出增加。

GLP-1由肠道L细胞分泌,主要生物作用包括刺激β细胞葡萄糖介导的胰岛素合成和分泌、抑制胰高血糖素分泌。其他生物学效应包括延缓胃内容物排空、抑制食欲和摄食、促进β细胞增殖和减少凋亡、改善血管内皮功能和保护心脏功能等。GLP-1在体内迅速被DPP-Ⅳ降解而失去生物活性,其血浆半衰期不足2分钟。现已证实,T2DM患者负荷后GLP-1的释放曲线低于正常个体;提高T2DM患者GLP-1水平后,可观察到葡萄糖依赖性的促胰岛素分泌和抑制胰高血糖素分泌,并可恢复α细胞对葡萄糖的敏感性。胰岛α细胞功能异常和GLP-1分泌缺陷可能在T2DM发病中也起重要作用。

综上所述,胰岛素抵抗和胰岛β细胞功能减退是老年糖尿病发病的两个关键因素。近年研究表明,氧化应激、内质网应激和胰岛素信号转导通路异常等都会导致胰岛素抵抗的发

生;而氧化应激和内质网应激也可导致胰岛 β 细胞功能减退。另外,胰岛 α 细胞功能异常和 GLP-1 分泌缺陷在老年糖尿病发病中也起了重要作用。阐明老年糖尿病发病机制对发现新的治疗靶点意义重大。

参考文献

[1] Yang W, Lu J, Weng J, et al. Prevalence of diabetes among men and women in China. N Engl J Med, 2010, 362(12): 1090-1101.

[2] Ohta Y, Tanizawa Y. Insulin secretion and insulin resistance. Nihon Rinsho. 2013, 71(11): 1936-1940.

[3] Henriksen EJ, Diamond-Stanic MK, Marchionne EM. Oxidative stress and the etiology of insulin resistance and type 2 diabetes. Free Radic Biol Med 2011, 51(5): 993-999.

[4] Rains JL, Jain SK. Oxidative stress, insulin signaling, and diabetes. Free Radic Biol Med 2011, 50(5): 567-575.

[5] Ryu HS, Park SY, Ma D, et al. The induction of MicroRNA Targeting IRS-1 is involved in the development of insulin resistance under conditions of mitochondrial dysfunction in hepatocytes. PLoS one, 2011, 6: e17343.

[6] Jordan SD, Krüger M, Willmes DM, et al. Obesity-induced overexpression of miRNA-143 inhibits insulin-stimulated AKT activation and impairs glucose metabolism. Nat Cell Biol, 2011, 13: 434-446.

[7] He A, Zhu L, Gupta N, et al. Overexpression of micro ribonucleic acid 29, highly up-regulated in diabetic rats, leads to insulin resistance in 3T3-L1 adipocytes. Mol Endocrinol, 2007, 21: 2785-2794.

[8] Montane J, Cadavez L, Novials A. Stress and the inflammatory process: a major cause of pancreatic cell death in type 2 diabetes. Diabetes Metab Syndr Obes 2014, 7: 25-34.

[9] Vlassara H, Uribarri J. Advanced glycation end products (AGE) and diabetes: cause, effect, or both? Curr Diab Rep. 2014, 14(1): 453.

[10] Kido Y. Progress in diabetes. Rinsho Byori. 2013, 61(10): 941-947.

[11] Drews G, Krippeit-Drews P, Dufer M. Oxidative stress and beta-cell dysfunction. Pflugers Arch 2010, 460(4): 703-718.

[12] Cho YM, Fujita Y, Kieffer TJ. Glucagon-like Peptide-1: glucose homeostasis and beyond. Annu Rev Physiol. 2014, 76: 535-559.

第5章

高尿酸血症与老年高血压及糖尿病相关性研究进展

（黄　伟）

高尿酸血症(Hyperuricemia,HUA)是嘌呤代谢紊乱引起的一种代谢性疾病。随着经济的迅速发展,生活方式的改变,HUA 的发病率呈现逐渐上升的趋势,尤其是社会人口老龄化,寿命延长,老年 HUA 的患病率随之上升,HUA 成为老年人的高发病。有学者研究台湾地区的 HUA 在老年人中的发病率明显高于其他人群。在日本冲绳地区 65 岁以上老年人中,男性 HUA 患病率为 57.3%,女性为 40.9%。

在老年人中,HUA 者主要与各种原因导致的继发性尿酸排泄减少有关,如增龄导致的生理性肾功能减退、合并疾病影响尿酸排泄功能以及使用利尿剂、阿司匹林、抗结核药(吡嗪酰胺、乙胺丁醇)、胰酶制剂、左旋多巴、尼麦角林、烟酸类、磺脲类降糖药、免疫抑制剂环孢素和噻诺酮类药物等。老年人常合并高血压、糖尿病、动脉粥样硬化、代谢综合征和心力衰竭等多种疾病,可引起肾动脉硬化、肾内微循环血量不足、肾小球滤过率下降及肾小管尿酸分泌功能降低,导致尿酸排泄障碍而引起 HUA;此外,外源性嘌呤摄入过多(食用富含嘌呤的食物、饮酒等)也是导致老年人 HUA 发病率升高的重要原因。

近年研究表明,尿酸不再只是诊断痛风和反映肾功能的指标,血尿酸水平升高与老年、肥胖、脂代谢紊乱、高血压、糖尿病等心血管疾病密切相关,而老年人是心血管疾病的高发人群,充分认识血尿酸水平与老年高血压及糖尿病之间的关系有着至关重要的临床意义,遗憾的是,因为老年人群的特殊性,国内外学者在此领域研究还相对不足,本文就近年来 HUA 与老年高血压及糖尿病关系研究进展作一综述。

一、高尿酸血症与老年高血压

Frederick Mohamed 于 1879 年首次提出血尿酸参与高血压发生发展的假设,之后 HUA 与高血压的关系一直备受人们的关注。越来越多的研究资料表明,HUA 常伴发高血压病,其与高血压的发生和发展密切相关,是高血压病的独立危险因素和预测因子。国外曾对 18 个前瞻性队列研究结果进行 meta 分析,结果发现尿酸水平与高血压的危险性相关联,HUA 患者患高血压的危险是尿酸正常者的 1.41 倍。Framingham 研究报道了 3329 例既往无高血压、心肌梗死、心衰或痛风病史者中,随访 4 年,校正年龄、性别、基础代谢率、糖尿病、烟酒、肌酐、蛋白尿、基础血压后,血尿酸与血压变化呈正相关,尿酸每增加 1 个标准差,发生高血压的 *OR* 值为 1.17,血压进展的 *OR* 值为 1.11,认为尿酸是高血压发病及长期血压变化之独立预测因素。

Mazzali M 及 Sanchez Lozada LG 分别于 2001 年和 2008 年用相同的方法培育出轻度高尿酸血症的大鼠模型,均得出血压与血尿酸水平呈正相关的结论,而运用不同的降尿酸药物进行处理后,血压情况均得到了明显改善,这两个动物试验证实了尿酸和血压之间的关系。在细胞试验中发现,尿酸(60～120mg/L)可上调人血管平滑肌细胞(HVSMC)和人脐静脉内皮细胞(HUVEC)C 反应蛋白(CRP)mRNA 的表达,使 CRP 向培养基中的释放持续增加。抑制 p38 或细胞外信号调节激酶 44/42 可明显抑制尿酸介导的 CRP 表达,说明这些旁路与尿酸的应答有关。尿酸也可减少 HUVEC 的一氧化氮释放,影响内皮细胞功能,成为血压升高和肾脏病进展的机制之一。

HUA 在老年高血压的发生发展中有一定的作用。高浓度的尿酸可沉积于肾小管和肾间质,损害肾功能,使肾小球滤过率下降,引起高血压;另外,尿酸盐沉积在血管壁,直接损伤血管内膜而导致动脉硬化,亦可使血压升高。同时,长期高血压可引起肾微动脉及肾小球硬化、肾小管扩张等肾脏病变,血管紧张素-儿茶酚胺水平上升,使肾血流量减少,局部组织因缺氧致使乳酸堆积,乳酸与血尿酸竞争排泄,尿酸排出减少,同时使尿酸形成过程中的底物如腺嘌呤生成增加,进而引起 HUA。高尿酸和老年高血压两者互为因果关系,形成恶性循环。王小婕等研究显示,老年高血压患者血尿酸水平明显高于同龄无高血压者,其水平随血压分级升高虽无统计学变化,但有增高趋势。

值得一提的是,HUA 与老年高血压患者的关系存在一定的争议。近年,有国外学者发现血尿酸不是老年高血压患者的独立危险因素,Forman 等在 HPFS 研究中对 750 例健康体检者长达 8 年观察尿酸与血压关系发现,年龄＞60 岁患高血压的 RR 值为 0.90,年龄＜60 岁患高血压的 *RR* 值为 1.38,老年人(61～84 岁)血尿酸水平与高血压发生率关系不明显。得出结论,老年患者高尿酸不是高血压的独立危险因素。我国学者亦曾对都江堰 832 名老年人(90～108 岁)的一项横截面调查分析发现,该人群的血尿酸水平与高血压无直接关联。

二、高尿酸血症与糖尿病

大量的流行病学及临床研究发现,HUA 与胰岛素抵抗及糖尿病相关联。资料统计显示,2 型糖尿病患者中伴高尿酸血症者占 2%～50%,而高尿酸血症患者糖尿病发生率为 5.1%～15.74%。研究发现,胰岛 β 细胞表面有一含必需氨基酸精氨酸残基的尿酸特异性识别位点,该位点与尿酸结合可影响葡萄糖信号转导,显著抑制离体大鼠胰岛 β 细胞基础胰岛素和葡萄糖刺激后胰岛素的分泌,而去除尿酸(0.04～0.2mmol/L)后,其胰岛素分泌可恢复。HUA 参与 2 型糖尿病(T2DM)发生的确切机制目前尚不清楚。T2DM 的发病机制可能是慢性炎性反应和胰岛素抵抗。而 HUA 可能通过这两个主要方面参与 T2DM 的发生。尿酸可以引起单核细胞趋化蛋白-1 产生增加,而单核细胞趋化蛋白-1 在脂肪细胞炎性反应中起关键作用。另外,尿酸可以使脂联素的合成减少,后者是脂肪细胞特异性胰岛素增敏剂和抗炎性反应介质。因此 HUA 可能导致脂肪细胞内分泌紊乱,从而产生低度炎性反应和胰岛素抵抗。此外,HUA 时,尿酸盐结晶易于析出,沉积于胰腺,导致胰岛 β 细胞功能受损,引起糖代谢紊乱。因此 HUA 是胰岛素抵抗的始动因素,尿酸水平可以看作是胰岛素抵抗程度的标志之一。而老年人随着年龄的增长,胰岛细胞数量及功能下降,加之外周脂肪组织增多,影响葡萄糖的作用,导致老年高尿酸血症患者有更明显的胰岛素抵抗。Wang 等研究发现,HUA 是中国老年人罹患 2 型糖尿病的独立预测因子。

三、小结

目前有限的流行病学和临床研究资料倾向于 HUA 为老年高血压、糖尿病等心血管疾病的一个危险因素,HUA 能通过多种机制促进老年高血压及糖尿病的发生、发展。但是 HUA 与老年高血压及糖尿病的确切关系还是没有肯定的答案。另外,HUA 参与高血压及糖尿病发生的确切机制目前尚不清楚。已经罹患高血压及糖尿病的 HUA 老年人进行尿酸干预对其临床预后有何影响？这些都迫切期待大量新的高质量的循证医学证据的产生。

参考文献

[1] 王琛. 老年高尿酸血症与胰岛素抵抗及脑梗塞的关系. 实用医学杂志，2006，22：1515-1516.

[2] 杨应兄. 兰州市某高校教职工高尿酸血症患病率及危险因素分析. 中国初级卫生保健，2011，25：98-99.

[3] Yu Jun-wen, Lu Jin-bo, Zhang Xiao-juan, et al. The analysis of 1320 elder's blood uric acid and blood-lipid, blood glucose, hypertension. Chinese Journal of Epidemiology, 2005, 26: 455-457.

[4] Lee MS, Lin SC, Chang HY, et al. High prevalence of hyperuricemia in elderly Taiwanese. Asia Pac J Clin Nutr, 2005, 14(3): 285-292.

[5] SW Lai, CK Tan, KC Ng. Epidemiology of hyperuricemia in the elderly. Yale J Biol Med, 2001, 74(3): 151-157.

[6] Jordan KM, Cameron JS. Snaith M, et al. British Society for Rheumatology and British Health Professionals in Rheumatology guideline for the management of gout. Rheumatology (Oxford), 2007, 46: 1372-1374.

[7] Feig DI, Kang DH, Johnson RJ. Uric acid and cardiovascular risk. NEJM, 2008, 359: 1811-1821.

[8] Alderman M, Redfern JS. Serum uric acid—a cardiovascular risk factor? Ther Umsch, 2004, 61(9): 547-552.

[9] Grayson PC, Kim SY, Lavalley M, et al. Hyperuricemia and Incident Hypertension: A Systematic Review and Meta-Analysis. Arthritis Care Res. 2010, 8: 1-30.

[10] Sundstrom J, Sullivan LD, Agostino RB, et al. Relation of serum uric acid to longitudinal blood pressure tracking and hypertension incidence. Hypertension, 2005, 45: 28-33.

[11] Mazzali M, Hughes J, Kim YG, et al. Elevated uric acid increases blood pressure in the rat by a novel crystal-independent mechanism. Hypertension, 2001, 38(5): 1101-1106.

[12] Kang DH, Park SK, Lee IK, et al. Uric acid-induced C-reactive protein expression: implication on cell proliferation and nitric oxide production of human vascular cells. J Am Soc Nephrol, 2005, 16(12): 3553-3562.

[13] 王小婕，李学善. 血尿酸、总胆红素与老年高血压病的关系. 宁夏医学杂志，2011，33(11)：1068.

[14] Forman JP, Choi H, Curhan GC. Plasma uric acid level and risk for incident hypertension among men. J Am Soc Nephrol, 2007, 18(1): 287-292.

[15] Lu Z, Dong B, Wu H, et al. Serum uric acid level in primary hypertension among Chinese nonagenarians/centenarians. J Hun Hypertens, 2009, 23: 113-121.

[16] 苗志敏. 痛风病学. 北京：人民卫生出版社，2006.

[17] Rocic B, Vucic-Lovrencic M, Poje N, et al. Uric acjd may inhibit glucose-induced insulin secretion via binding to an essential arginine residue in rat pancreatic beta-cells. Bioorg Med Chem Lett, 2005, 15, 1181-1184.

[18] Baldwin W, McRae S, Marek G, et al. Hyperuricemia as a mediator of the proinflammatory endocrine imbalance in the adipose tissue in a murine model of the metabolic syndrome. Diabetes. 2011, 60: 1258-1269.

[19] Wang T, Bi Y, Xu M, et al. Serum uric acid associated with the incidence of type 2 diabetes in a prospective cohort of middle-aged and elderly Chinese. Endocrine, 2011, 40(1): 109-116.

第 6 章

阿尔茨海默病临床诊断的生物学标记物

（李　锐）

阿尔茨海默病（Alzhimer disease，AD）是老年人群中最常见的引起智能损害和生活能力下降的疾病。流行病学调查表明，65 岁以上人群 AD 的患病率约为 4.4%。在我国，AD 的患病率与世界平均水平接近，约为 4.7%。进行性的智能损害、人格改变和生活能力下降是 AD 最常见的临床表现，而以淀粉样蛋白（amyloid β，Aβ）沉积、老年斑形成和神经元纤维缠结为特征的病理现象构成了 AD 的核心病理学特征。

研究表明，在患者出现可被发觉的神经心理学改变之前的很长时间里，AD 的病理损害即已形成。淀粉样蛋白的沉积和神经元的不断丧失很可能与患者的智能损害密切相关。然而，迄今为止，AD 诊断的"金标准"依然需要通过脑组织尸检或活检，而这种方法在现实生活中很难实现。目前，AD 的诊断仍旧主要是通过临床症状和神经心理学等测试过程而确立。近年来，通过对 AD 相关的生物学标记物的研究，使得 AD 的诊断准确性和客观性不断得以提高，更重要的是，这些研究对于 AD 的早期诊断和干预逐步成为可能。本文将对相关研究领域中的重要发现进行综述。

一、结构影像学标记物

1. MRI 颞叶内侧萎缩的影像学分析　神经病理学研究表明，内侧颞叶萎缩在 AD 患者中较为普遍，是 AD 患者重要的病理学特征之一。在 MRI 上，内侧颞叶萎缩的影像学特征包括海马萎缩、杏仁核萎缩和脑室系统的颞角扩大等表现。通过影像学资料，对颞叶内侧的体积和形态进行测量分析，并与之临床特征进行相关分析，可以无创的方式获得患者生前的神经解剖学特征。同时，通过 MRI 检查，可对轻度认知障碍（MCI）患者和 AD 患者的预后和病情恶化速度进行预测，是近年来这一领域中的重要进展。Renaud 等通过测量 AD 患者海马总体积和 CA1 区的体积，发现与健康对照组相比，MCI 和 AD 患者的海马 CA1 区萎缩更为明显，提示利用高分辨率 MRI 对海马的亚区体积进行测量，可更有效地提高诊断的敏感性。Talia 等通过 The Alzheimer's Disease Neuroimaging Initiative（ADNI）数据库研究发现，在 MRI 获得的影像学数据中，左侧海马扣带部萎缩可能对于鉴别 AD 和正常人敏感性更高。

2. 额颞部糖代谢显像　很早就发现，AD 患者脑中额顶部、前扣带回皮质糖代谢降低的现象。通过 ^{18}F 标记的 FDG-PET 扫描，发现 AD 患者额顶部、前扣带回皮质糖代谢降低可先于其形态学上的萎缩，提示在 AD 的早期诊断中，FDG-PET 可能具有更大的价值。同样基于 ADNI 的数据，通过对 MCI 患者 4 年中转化为 AD 的数据分析表明，FDG-PET 所显示的额顶部、前扣带回皮质糖代谢降低对于该转化的预测价值较结构 MRI 和脑脊液中的 Ab1-42 更为准确。通过进一步统计分析发现，对于预测 MCI 未来发展为 AD 的风险模型中，只有 FDG-PET 存在时，该模型最为有效。上述研究均提示，通过研究 AD 患者特定脑区的代谢变化，可更早获知该区域正在发生的异常，为AD的早期诊断提供极有价值的信息。

3. β淀粉样蛋白显像　最初，利用匹兹堡复合物B(PIB)显像技术可对脑中的β淀粉样蛋白负荷进行半定量分析。但由于PIB的标记物为^{11}C，该元素半衰期只有20分钟，从而明显影响了该显像剂的临床应用。^{18}F标记的显像剂florbetapir的出现解决了上述问题，由于^{18}F的半衰期为110分钟，大大方便了临床的使用，因此，2012年，美国FDA和欧洲药物管理机构均批准了florbetapir作为临床β淀粉样蛋白显像的示踪剂。

二、生化标记物

1. Tau蛋白和磷酸化Tau蛋白　通过比较AD患者和健康对照者脑脊液中的总Tau蛋白含量，发现有症状的AD患者脑脊液中T-Tau的含量较正常人群升高约300%。然而，在颅脑损伤和脑卒中患者的脑脊液中，T-Tau的水平也明显升高，表明脑脊液中T-Tau的升高可能与中枢神经系统损伤有关。同时，这也对T-Tau作为AD患者的生物学标记物特异性产生了疑问。磷酸化Tau蛋白则更具特异性。通过比较AD与额颞性痴呆、路易体痴呆和血管性痴呆患者脑脊液中的P-Tau水平，结果表明，脑脊液中P-Tau的水平升高在AD患者具有相当高的特异性，从而为早期对FTD/DLB和AD的鉴别诊断奠定了基础。

2. Aβ-42　有人通过对家族性AD病例的研究发现，脑脊液中Aβ-42的降低可先于临床症状出现10～15年。然而，血液中的Aβ-42的浓度则相反，其升高可提前15年预测未来出现症状。Aβ-42在脑脊液中的降低对于无认知障碍者、MCI抑或AD都是一种非常关键的生物学标志物，Aβ-42降低常常预示未来转化为AD的高风险，同时，脑脊液中更低Aβ-42的MCI患者，其转化为AD的几率更高。对于AD患者而言，越低水平的Aβ-42可预测认知功能衰退的速度也越快。正因为如此，近年来，更新的AD诊断指南和建议中将脑脊液中Aβ的含量测定作为重要的生物学标志物加以推荐。

3. sAPPα/sAPPβ　脑中Aβ的沉积是AD患者核心的病理变化之一。Aβ来自于其前体——APP的水解。APP首先通过β-内分泌酶的切割，之后又被γ内分泌酶切割，形成具有神经毒性的Aβ1-42和可溶性APPβ。而只经α-内分泌酶切割后则产生sAPPα。Gunnar等通过免疫沉淀结合高分辨率质谱分析技术发现，脑脊液中sAPPα和sAPPβ的含量在AD患者和正常对照者之间并不存在差异，提示通过检测脑脊液中sAPPα和sAPPβ以诊断AD是不可行的。

4. β裂解酶-1(BACE1)　前已述及，BACE1又称为APPβ位点裂解酶，是Aβ形成过程的重要限速酶。近年来，BACE1的研究异常活跃，BACE1在AD发病中的角色变得更加突出，同时该酶也成为AD治疗中的潜在药物靶点。在AD患者的脑脊液中BACE1的浓度是否存在变化，既往的多项研究结果并不一致。2013年，Barao等通过高灵敏性和高特异性ELISA方法测量AD患者脑脊液中BACE1的水平，研究表明，AD患者、其他神经系统疾病患者脑脊液中的BACE1水平较非神经系统疾病患者的水平存在差异，且BACE1的水平和脑脊液中总Tau和过磷酸化Tau水平具有明显的相关关系，从而提示AD患者脑脊液中的BACE1水平测定可反映中枢神经系统中神经元的死亡和再生过程，也表明BACE1的水平可作为AD诊断的重要生物学标记物之一。

5. Aβ寡聚体　Aβ在脑中存在的形式非常复杂，包括Aβ单体，Aβ寡聚体和Aβ多聚体等。这些不同亚型的Aβ对于中枢神经系统的影响各异。例如Aβ单体可能参与长时程增强电位(LTP)和促进突触的可塑性以及突触传递，而可溶性的Aβ寡聚体和Aβ多聚体则可损害突触功能，造成认知损害和慢性炎症反应，并最终导致神经元的死亡。因此，通过测定脑脊液中Aβ寡聚体水平，可反映AD患者脑中早期的病理损害，从而有助于早期发现AD和确立诊断。

6. YKL-40　小胶质细胞介导的炎症反应在AD的发病过程中扮演着重要的角色，一方面，小胶质细胞通过适度的活化，对中枢神经系统中的大分子蛋白如Aβ进行吞噬和降解，维持内环境的稳态，另一方面，小胶质细胞的过度活化可导致局部的慢性炎症反应，促进和加速神经元的死亡。YKL-40是一种分子量为39kDa的蛋白，最初从乳腺分泌物中发现该物质，进一步研究表明，YKL-40可作为小胶质细胞的标志物。Olsson等通过比较96例AD患者和65例健康对照者脑脊液中YKL-40的水平，结果表明，随着年龄增长，YKL-40的水平也逐渐升高，但即使通过年龄、性别等校正后，AD患者脑脊液中YKL-40的水平仍较健康对照者明显升高，提示YKL-40可作为AD诊断的生物学标志物之一。同时该研究还发现，脑脊液中的YKL-40具有相当好的稳定性，在长达6个月的标本存放时间里，YKL-40的水平下降不超过1%。更重要的是，脑脊液中YKL-40的水平与磷酸化Tau的水平呈现明显的正相关关系。上述研究提示，将脑脊液中YKL-40的测定作为AD诊断的生物学标记物具有良好的应用前景。

7. 视锥蛋白样蛋白-1(visinin-like protein-1，VILIP-1)　VILIP-1是一种神经元钙敏感蛋白，是神经元损伤的标志物之一。Tarawneh等对60例非常轻度(very mild)和轻度(mild)AD患者脑脊液中VILIP-1水平进行测定，并对该队列进行平均2.6年的随访，对VILIP-1的水平与认知功能衰退程度进行相关分析，研究表明，VILIP-1可预测患者总体认知功能的恶化，与Tau和Tau/Aβ42比值对于认知功能恶化的预测价值相同，提示VILIP-1对于AD的早期诊断和预后判定是一种相当有用的指标。

8. 神经颗粒素(neurogranin)　神经颗粒素是特异性表达于神经细胞树突上的钙调蛋白，与神经突触功能密切相关。脑脊液中神经颗粒素的水平升高可能与突触变性有关。通过检测AD患者和MCI患者脑脊液中的神经颗粒素水平，并与健康对照人群进行比较发现，MCI和AD患者脑脊液中的神经颗粒素水平较对照组明显升高，以AD患者的升高更为明显，从而提示脑脊液中神经颗粒素的水平测定对于早期诊断AD具有参考意义。

9. 异前列腺素F2(F2-isoprostane)　异前列腺素F2是一种与氧化应激反应相关的因子。研究发现，AD患者脑脊液中异前列腺素F2的水平明显升高，提示AD患者脑内存在过度的氧化应激损伤过程。通过对20例认知功能正常人、58例MCI患者和63例AD患者脑脊液中异前列腺素F2水平测定发现，MCI和AD患者脑脊液中异前列腺素F2的水平均较对照人群明显升高，对于存在APOE ε4基因携带者而言，在长达3.9年的动态随访过程中异前列腺素F2的升高较非APOE ε4基因携带者更为明显，提示脑脊液中异前列腺素F2的水平测定可作为AD诊断和病情进展的重要辅助标志物。

三、生物学标记物的联合检测

AD虽然作为一种独立的临床疾病实体具有基本相似的病理表现和发病机制，但其发病年龄、性别、遗传背景、病程阶段和临床表现不同，试图通过单一的生物学标记物进行诊断却是不现实的。多项研究表明，通过联合多个独立的生物学标记物检测，可明显提高该病的诊断率，也可大大提高早期诊断的准确性。这些生物学标记物组合方式通常包括临床神经心理评估+结构影像学标记物+一种以上的生化标记物模式(表6-1)。

表6-1 阿尔茨海默病不同阶段生物学标记物

阶段	描述	Aβ的生物学标记物(Aβ、PIB、sAPP)	神经元损伤的标记物(Tau、SPECT、MRI、YKL-40、VILIP-1、神经颗粒素)	神经心理学评估
1	脑中淀粉样蛋白沉积无症状期	阳性	阴性	阴性
2	脑中淀粉样蛋白沉积无症状期伴有神经元损害	阳性	阳性	阴性
3	脑中淀粉样蛋白沉积无症状期伴有神经元损害和潜在的临床症状期	阳性	阳性	阳性
4	痴呆期	阳性	阳性	阳性

综上所述,随着近年来对AD发病过程的深入研究,人类对AD的发病机制研究取得了长足的进步,具有高特异性和敏感性的生物学标记物不断涌现。概括上述AD的生物学标记物可分为三大类,第一类是有关β淀粉样蛋白聚集的标记物,第二类是有关神经损伤和再生的标记物,第三类为脑的结构标记物。这些AD生物学标记物的出现,为AD的早期临床诊断和鉴别诊断甚至临床前诊断提供了可能。随着相关研究的不断推进,AD的诊断最终会迈入早期、客观、准确的阶段,并因此带来AD治疗方面新的变革。

参考文献

[1] Ferrarini L,van Lew B,Reiber JH,et al. Hippocampal atrophy in people with memory deficits:results from the population-based IPREA study. Int Psychogeriatr,2014,13:11-15.

[2] Li S,Okonkwo O,Albert M,et al. Variation in variables that predict progression from MCI to AD dementia over duration of follow-up. Am J Alzheimers Dis(Columbia),2013;2:12-28.

[3] Mosconi L,Murray J,Tsui WH,et al. Brain imaging of cognitively normal individuals with 2 parents affected by late-onset AD. Neurology,2014,82(9):752-760.

[4] Degerman Gunnarsson M,Lindau M,Santillo AF,et al. Re-evaluation of clinical dementia diagnoses with pittsburgh compound B positron emission tomography. Dement Geriatr Cogn Dis Extra,2013,14:472-481.

[5] Paajanen T,Hänninen T,Aitken A,et al. CERAD neuropsychological total scores reflect cortical thinning in prodromal Alzheimer's disease. Dement Geriatr Cogn Dis Extra. 2013,30:446-458.

[6] Skillbäck T,Zetterberg H,Blennow K,et al. Cerebrospinal fluid biomarkers for Alzheimer disease and subcortical axonal damage in 5,542 clinical samples. Alzheimers Res Ther,2013,14:47.

[7] Brinkmalm G,Brinkmalm A,Bourgeois P,et al. Soluble amyloid precursor protein alpha and beta in CSF in Alzheimer's disease. Brain Res,2013,1513:117-126.

[8] Chetelat G,La Joie R,Villain N,et al. Amyloid imaging in cognitively normal individuals,at-risk populations and preclinical Alzheimer's disease. Neuroimage Clin,2013,2:356-365.

[9] Da X,Toledo JB,Zee J,et al. Integration and relative value of biomarkers for prediction of MCI to AD

progression: Spatial patterns of brain atrophy, cognitive scores, APOE genotype and CSF biomarkers. NeuroImage Clin, 2014, 4: 164-173.

[10] Dukart J, Mueller K, Villringer A, et al. Relationship between imaging biomarkers, age, progression and symptom severity in Alzheimer's disease. Neuroimage Clin, 2013, 3: 84-94.

[11] Fletcher LC, Burke KE, Caine PL, et al. Diagnosing Alzheimer's disease: are we any nearer to useful biomarker-based, non-invasive tests? GMS Health Technol Assess, 2013, 9: Doc01.

[12] Frisoni GB, Bocchetta M, Chetelat G, et al. Imaging markers for Alzheimer disease: which vs how. Neurology, 2013, 81: 487-500.

[13] Johnson KA, Minoshima S, Bohnen NI, et al. Appropriate use criteria for amyloid PET: a report of the Amyloid Imaging Task Force, the Society of Nuclear Medicine and Molecular Imaging, and the Alzheimer's Association. J Nucl Med, 2013, 54: 476-90.

[14] Klyubin I, Cullen WK, Hu N-W, et al. Alzheimer's disease Aβ assemblies mediating rapid disruption of synaptic plasticity and memory. Mol Brain, 2012, 5: 25.

[15] La Joie R, Perrotin A, de La Sayette V, et al. Hippocampal subfield volumetry in mild cognitive impairment, Alzheimer's disease and semantic dementia. Neuroimage Clin, 2013, 3: 155-162.

[16] Montuschi P, Barnes PJ, Roberts LJ, 2nd. Isoprostanes: markers and mediators of oxidative stress. FASEB J, 2004, 18: 1791-1800.

[17] Nir TM, Jahanshad N, Villalon-Reina JE, et al. Effectiveness of regional DTI measures in distinguishing Alzheimer's disease, MCI, and normal aging. Neuroimage Clin, 2013, 3: 180-195.

[18] Olsson B, Hertze J, Lautner R, et al. Microglial markers are elevated in the prodromal phase of Alzheimer's disease and vascular dementia. J Alzheimers Dis, 2013, 33: 45-53.

[19] Rosen C, Hansson O, Blennow K, et al. Fluid biomarkers in Alzheimer's disease-current concepts. Mol Neurodegener, 2013, 8: 20.

[20] Schapira AH. Recent developments in biomarkers in Parkinson disease. Curr Opin Neurol, 2013, 26: 395-400.

[21] Shaffer JL, Petrella JR, Sheldon FC, et al. Predicting cognitive decline in subjects at risk for Alzheimer disease by using combined cerebrospinal fluid, MR imaging, and PET biomarkers. Radiology, 2013, 266: 583-591.

[22] Sperling R, Johnson K. Biomarkers of Alzheimer disease: current and future applications to diagnostic criteria. Continuum(Minneap Minn), 2013, 19: 325-338.

[23] Tarawneh R, Lee J-M, Ladenson J, et al. CSF VILIP-1 predicts rates of cognitive decline in early Alzheimer disease. Neurology, 2012, 78: 709-719.

[24] 王涛，肖世富，李霞，等. 颞叶内侧亚结构体积变化对阿尔茨海默病的诊断价值. 中华行为医学与脑科学杂志，2012，21：900-902.

第 7 章

帕金森病相关基因转化医学研究进展

（李　锐）

帕金森病（Parkinson disease，PD）是老年人群中患病率仅次于阿尔茨海默病的常见神经变性疾病。流行病学调查表明，65 岁以上人群 PD 的患病率约 1.7%。PD 的主要临床特征表现为静止性震颤、运动障碍和肌张力增高等运动症状以及睡眠异常、慢性便秘、抑郁和焦虑以及嗅觉障碍等非运动症状。该病的特征性病理表现为中脑黑质区域的多巴胺能神经元的显著减少和以 α 共核蛋白（α-synuclein，α-Syn）为主要成分的路易体形成。

中脑黑质致密部的多巴胺能神经元富含酪氨酸羟化酶（tyrosine hydroxylase，TH），该酶催化底物转化为多巴胺，由黑质向纹状体投射，参与运动的控制以及情感等高级神经活动。因此，该区域的多巴胺能神经元受损导致黑质-纹状体投射系统功能障碍，从而产生震颤、运动减少等症状。此外，脑干、边缘系统、额叶和颞叶的多个区域亦有累及，这与患者出现睡眠异常、抑郁、智能损害和嗅觉减退等非运动症状密切相关。一般认为，在出现临床可识别的异常症状前 5～10 年，黑质致密部的多巴胺能神经元已丢失约 50%。而当患者出现帕金森病的细微的临床症状时，黑质致密部的多巴胺能神经元已丢失约 70%，脑中黑质纹状体系统中多巴胺的含量已降低 80%左右。

PD 的发病机制尚未完全明了，普遍认为，PD 的发病是遗传背景和环境相互作用的结果。尽管每年有关 PD 研究的文献数以万计（以 Parkinson disease 为搜索词，Google 学术搜索为引擎，2010 年以来研究文献达 90 600 篇），但 PD 的临床诊断和治疗并无重大改善。近年来对家族型 PD 的研究表明，数个关键基因参与 PD 的发病。晚近，单核苷酸基因多态性（single nucleotide polymorphisms，SNP）和全基因组关联研究（genome wide association studies，GWAS）技术的兴起和成熟，使人们高通量研究散发型 PD 的基因改变成为现实，从而对 PD 发病的具体细节揭示更多的信息，也将深远地影响 PD 的治疗，尤其是基因治疗的进程。本文将对相关研究领域中有关转化医学方面的重要发现进行综述。

一、家族型 PD 的基因改变

PD 并非单一性因素所致的疾病，事实上，PD 的发病呈现出非常丰富的多样性。在 PD 患者中，大约 5%～10%的患者存在家族遗传性，称为家族型 PD（familial PD，fPD）；另外的 90%～95%的患者则呈现为散发型 PD（sporadic PD，sPD）。然而，由于具有家族聚集性的 PD 患者通常被归入 fPD 类型加以研究，而事实可能并不仅仅与所发现的遗传基因异常有关，共同的危险因素暴露（如生活中的毒素、饮食和情感等）也可能成为混杂因素，因此，这使得 sPD 和 fPD 的界限变得模糊不清。

（一）常染色体显性遗传性 PD 相关基因

1. 共核蛋白 α 基因（SNCA）突变　SNCA 基因是第一个得到鉴定的家族性 PD 的基因，该基因编码共核蛋白 α。该基因常见的突变位点有五个：A53T、A30P、E46K、H50Q 和 G51D

以及基因拷贝数变异(CNVs)。上述突变的结果导致共核蛋白异常聚集加速或寡聚体形成。具有上述基因突变特征的患者通常发病较早,病变进展较快,病理上路易体形成的特征也较明显。

2. 富含亮氨酸重复序列激酶2基因(leucine-rich repeat kinase 2 gene,LRRK2) LRRK2基因突变在家族性PD患者中最为常见,尤其在北非和犹太人PD患者中突变的频率更高。G2019S是最常见的突变位点,位于LRRK2的41号外显子上,G2019S突变能够增加LRRK2蛋白激酶活性,而G2385R突变常见于亚洲人种,在新加坡、中国大陆和中国台湾3个地区发现的G2385R突变与中国人的PD密切相关。多项研究表明,LRRK2基因的突变产生的生物学效应非常复杂,包括多巴胺能神经元的生长缺陷、囊泡转运异常、线粒体功能异常和神经毒性等,最终导致PD的发病。

3. 囊泡蛋白分拣基因35(vacuolar protein sorting-35,VPS35) 大分子蛋白在细胞内体跨高尔基体转运过程中VPS35起重要作用,该基因的突变首先在瑞士患者中得到鉴定,最近全世界的多个家族性PD中该基因的突变也得到了证实,该位点突变约占家族性PD的1%～2%。VPS35的常见突变位点是D620N,该突变在有些散发性PD患者中也存在。

4. 真核细胞翻译启动因子4γ(eukaryotic translation initiation factor 4γ,EIF4G1) 该基因的产物参与核糖体和mRNA的相互识别。近3年来,包括中国学者在内的多个研究均发现该基因的突变与家族性PD的发病有关。

(二)常染色体隐性遗传型PD基因

1. PARK2 PARK2基因是常染色体隐性遗传型PD患者中研究最为透彻的基因之一。该基因的突变形式非常复杂,目前已知的突变形式超过100种。其翻译产物Parkin是一种泛素连接酶,与泛素连接酶体功能有关,与线粒体的大多数功能如线粒体融合和线粒体形成等密切相关。

2. DJ-1 DJ-1位于线粒体内膜、基质和其他细胞器中,在抗氧化应激以及调控细胞凋亡等方面发挥重要作用。研究表明,在氧化应激下DJ-1被转运至线粒体外膜,抵抗氧化应激对机体的损伤。DJ-1突变导致ATP生成减少,且上调表达DJ-1可以拮抗由PINK1突变导致的抗氧化功能障碍。

3. 其他与常染色体隐性遗传型PD相关的基因 包括Parkin、UCHL1、PINK1、ATP13A2、HTRA2、PLA2G6、FBXO7、DNAJC6和SYNJ1等。这些基因分别坐落在PARK1-18位点上,分别通过不同的机制对PD的发病产生影响,这些机制大多与线粒体能量代谢、自噬、生物膜的更新和大分子蛋白异常折叠有关。从这些不断涌现的发现中不难看出,以帕金森病为代表的神经变性疾病不但具有发病机制上的共同特征,也决定了其复杂的表型,从而在分子病理学的角度阐释了基因和环境在PD发病中极为复杂的关系。

二、散发性PD的相关基因

传统的疾病相关基因分析路径通常是先进行基因的家族连锁分析,然后进行基因定位克隆,最终找到疾病相关基因。而GWAS则以大样本量的患者和对照人群为背景进行研究。迄今,与PD相关的候选基因位点超过20个。尽管GWAS发现的这些位点基因并不能直接阐明这些基因与PD发病的关系,然而,作为一种先导性研究,GWAS的结果对于研究PD发病的相关基因无疑如海上灯塔,引导人们对PD发病机制和干预靶点的深入研究。

利用GWAS方法发现PD相关的基因研究近3年来呈现井喷趋势,诸如下列基因在不同种族中被发现与PD的发病相关,这些基因既包括一些在家族性PD中已经发现的基因,更多的则是基于 GWAS 的结果而发现的，如 MAPT、HLA-DRB5、BST1、CCDC62/HIP1R、DGKQ/GAK、GBA、LRRK2、LAMP3、PARK16、STK39、ATGs、STK39、ATP13A2、DNAJC13、DNAJC5GBA、SYT11、RAB7L1、ACMSD、SCARB2、STBD1、GPNMB、FGF20、STX1B、SREBF1 和 DNAJC6 等。

微管相关蛋白 tau 基因（microtubule-associated protein tau gene，MAPT）是最近的数个利用 GWAS 方法进行的研究发现的最重要的 PD 相关基因之一，多个人群包括欧洲人群、高加索人群中均发现 SNCA 和 MAPT 的基因变异。SNCA 基因的功能前已述及，而 MAPT 则与细胞骨架稳定性、蛋白组装和轴浆运输等有关。同时，MAPT 被认为与阿尔茨海默病、进行性核上性麻痹和皮质基底节变性等疾病相关，因此，MAPT 很可能成为研究神经变性疾病共同的热点基因。GBA（N370S，L444P）位点突变与罹患 PD、路易体痴呆的风险存在明显的相关性。由于葡萄糖脑苷脂酶基因（glucocerebrosidase gene，GBA）编码葡萄糖脑苷脂酶，该酶在溶酶体中催化葡糖苷酰鞘氨醇和神经酰胺转化为葡萄糖，提示溶酶体途径的自噬机制在 PD 发病中的重要机制。纵观上述候选疾病基因的功能，涉及线粒体氧化应激和能量代谢（Parkin、PINK1、DJ-1、MAPT）、溶酶体功能（ATP13A2）、免疫反应（HLA-DRB5）、蛋白异常折叠（SNCA）到大分子传递（VPS35）等多个生理病理环节，PD 发病的广阔图景正被一步步揭开。

三、PD 的基因治疗

PD 的基因研究催生了 PD 的基因治疗。人体基因治疗曾经面临诸多技术和伦理难题，而近年来基因治疗技术的进步使上述问题逐步得以解决。最重要的障碍之一——基因导入方法方面获得了重要的进展，使得 PD 的基因治疗柳暗花明（表 7-1）。研究发现，将慢病毒包装靶转染系统将目的基因导入患者黑质纹状体通路具有相当稳定的特性，迄今，有 5 项基因治疗进入到人体研究层面，但结果喜忧参半。2014 年 1 月，《柳叶刀》公布了 Palfi 等关于 ProSavin 的临床Ⅰ/Ⅱ期研究结果，该研究将包装 AADC＋TH＋GCH1 三个基因的慢病毒载体导入 15 例 PD 患者脑中壳核，并随访 12 个月。结果表明，该治疗对患者运动障碍具有明显改善作用（UPDRS-III 分值改善），不良反应包括用药期间异动症和开关现象增加，未发现严重不良反应。由此，Tripartite 三联基因治疗 PD 的前景似乎一片光明。

表 7-1　帕金森病的基因治疗

基因	描述	临床研究开始年代	目前状态
GAD	谷氨酸脱羧酶基因	2003	已终止于 Phase Ⅱ，原因可能是由于合作方的经费问题
AADC	芳香族氨基酸脱羧酶	2004	已完成 PhaseⅠ试验，Phase Ⅱ试验正在进行
NTRN	神经营养因子	2005	Phase Ⅱ期试验结果不确定有效，存在终止风险
Tripartite	芳香族氨基酸脱羧酶（AADC）＋酪氨酸羟化酶（TH）＋鸟苷酸环化水解酶-1（GCH1）	2009	ProSavin，Phase Ⅰ/Ⅱ试验获得有效性验证，目前正在继续进行
GDNF	胶质源性神经生长因子	2013	正在进行

转化医学(translational medicine)是为解决医学临床问题而形成的。其目的是加速医学研究从实验室到临床(bench to bedside)应用的过程。综上所述,PD 的基因研究在近年来取得了显著的进步,尤其是 GWAS 研究方法的助推下,PD 相关基因的定位和功能研究风起云涌,同时,基因研究的结果又为 PD 的基因治疗提供了不竭的动力。因此,PD 这一古老的疾病,作为神经变性疾病中最具特点的疾病,成为转化医学研究过程的一种标本和象征,其诊断和治疗方面的进步诠释着转化医学带来的变革。未来几年中,PD 相关的新基因的发现、基因在 PD 发病中的机制将被更多地揭示出来,人类将在征服 PD 的进程中离梦想越来越近。

参考文献

[1] Bonifati V. Genetics of Parkinson's disease—state of the art,2013. Parkinsonism Relat Disord,2014,20 Suppl 1:S23-28.

[2] Chen D,Pang S,Feng X,et al. Genetic analysis of the ATG7 gene promoter in sporadic Parkinson's disease. Neurosci Lett,2013,534:193-198.

[3] Edwards TL,Scott WK,Almonte C,et al. Genome-wide association study confirms SNPs in SNCA and the MAPT region as common risk factors for Parkinson disease. Ann Hum Genet,2010,74:97-109.

[4] Foo JN,Liany H,Tan LC,et al. DNAJ mutations are rare in Chinese Parkinson's disease patients and controls. Neurobiol Aging,2014,35(4):935 e931-932.

[5] Fujioka S,Ogaki K,Tacik PM,et al. Update on novel familial forms of Parkinson's disease and multiple system atrophy. Parkinsonism Relat Disord,2014,20 Suppl 1:S29-34.

[6] Gordon LB,Rothman FG,Lopez-Otin C,et al. Progeria:a paradigm for translational medicine. Cell,2014,156:400-407.

[7] Hardy J. Genetic analysis of pathways to Parkinson disease. Neuron,2010,68:201-206.

[8] Hill-Burns EM,Wissemann WT,Hamza TH,et al. Identification of a novel Parkinson's disease locus via stratified genome-wide association study. BMC Genomics,2014,15:118.

[9] Hirsch EC,Jenner P,Przedborski S. Pathogenesis of Parkinson's disease. Mov Disord,2013,28:24-30.

[10] Lill CM,Roehr JT,McQueen MB,et al. Comprehensive research synopsis and systematic meta-analyses in Parkinson's disease genetics:The PDGene database. PLoS Genet,2012,8:e1002548.

[11] Nalls MA,Plagnol V,Hernandez DG,et al. Imputation of sequence variants for identification of genetic risks for Parkinson's disease:a meta-analysis of genome-wide association studies. Lancet,2011,377:641-649.

[12] Nalls MA,Plagnol V,Hernandez DG,et al. Imputation of sequence variants for identification of genetic risks for Parkinson's disease:a meta-analysis of genome-wide association studies. Lancet,2011,377:641-649.

[13] Palfi S,Gurruchaga JM,Ralph GS,et al. Long-term safety and tolerability of ProSavin,a lentiviral vector-based gene therapy for Parkinson's disease:a dose escalation,open-label,phase 1/2 trial. Lancet,2014,383(9923):1138-1146.

[14] Pihlstrom L,Axelsson G,Bjornara KA,et al. Supportive evidence for 11 loci from genome-wide association studies in Parkinson's disease. Neurobiol Aging,2013,34(6):1708 e1707-1713.

[15] Simon-Sanchez J,Schulte C,Bras JM,et al. Genome-wide association study reveals genetic risk underlying Parkinson's disease. Nat Genet,2009,41:1308-1312.

[16] Trabzuni D,Ryten M,Emmett W,et al. Fine-mapping,gene expression and splicing analysis of the

disease associated LRRK2 locus. PLoS One, 2013, 8: e70724.

[17] Trinh J, Farrer M. Advances in the genetics of Parkinson disease. Nat Rev Neurol, 2013, 9: 445-454.

[18] Yuan L, Song Z, Xu H, et al. EIF4G1 Ala502Val and Arg1205His variants in Chinese patients with Parkinson disease. Neurosci Lett, 2013, 543: 69-71.

[19] Singleton AB, Farrer MJ, Bonifati V. The genetics of Parkinson's disease: Progress and therapeutic implications. Mov Disord, 2013, 28: 14-23.

第8章

老年神经变性疾病与氧化应激

（唐　鹏）

氧化应激是机体能量代谢过程中的一种复杂的生物学现象，其基本概念涉及生物氧化、自由基的产生、氧化损伤等，参与多种生理病理过程。神经变性疾病是一组临床表现多样化的疾病群，以逐渐缓慢进展的神经系统结构或功能选择性丧失为主要特征，包括阿尔茨海默病（Alzheimer disease，AD）、帕金森病（Parkinson disease，PD）、肌萎缩侧索硬化（amyotrophic lateral sclerosis，ALS）和亨廷顿病（Huntington disease，HD）等。流行病学资料显示，随着年龄的增加，神经系统变性疾病的发病率相应增高，因此该病常见于老年人群。神经变性疾病的发病机制非常复杂，目前尚未完全明确，氧化应激被认为是一种重要的致病因素，因而其与神经变性疾病的关系越来越受到学者的关注。

一、氧化应激

氧对于人体器官正常功能的维持必不可少。不同的器官根据其相应的代谢需要，对氧的需求量亦有所不同。人的大脑虽然其重量不足体重的2%，却消耗着氧总量的20%以上。正常情况下氧原子在其外轨道携有两个电子，这种状态是稳定的。当在某种催化剂的作用下，轨道上仅有一个电子，则这种氧原子被称为氧自由基。氧自由基具有高度活性，因为仅有的一个电子非常不稳定，要么接受或者供给电子。这些不稳定的氧自由基以及其歧化产物如超氧化物、过氧化氢、羟自由基等统称为活性氧（reactive oxygen species，ROS）。由于活性氧具有高度反应活性，它们可以通过与生物分子发生氧化反应，从而导致细胞功能障碍及死亡。正常情况下，由于机体存在相应的抗氧化的防御系统，活性氧的毒性作用被限制在一种很低的水平。在哺乳动物大脑中，常见的产生活性氧的结构有NADPH氧化酶、黄嘌呤氧化酶、线粒体和单胺氧化酶；而抗氧化剂系统包括抗氧化酶（超氧化物歧化酶、谷胱甘肽过氧化酶、过氧化氢酶）和小分子的抗氧化剂（谷胱甘肽、维生素E）。氧化应激是活性氧的产生和抗氧化的防御之间的平衡被打破从而由过多的活性氧导致细胞损伤的一种病理状态。与其他组织相比，脑组织的抗氧化的防御系统力量相对较弱，这是因为神经元含有较少的谷胱甘肽，同时只有中量的抗氧化酶，故更容易发生氧化应激。

二、老年神经变性疾病中的氧化应激现象

AD是最常见的神经系统变性疾病，全球范围内罹患AD的人数高达1600万。典型的病理改变为β-淀粉样蛋白（Aβ）沉积和神经元内tau蛋白的纤维缠结导致神经元进行性丢失。在AD大脑中可以发现活性氧介导损伤的证据，如AD患者脑组织及脑脊液中脂质氧化产物丙二醛和4-羟基壬烯醛的含量较健康人群升高。同时，有研究发现AD患者羟基鸟嘌呤含量较年龄相匹配的对照组增高。在人脑中观察到的这些氧化应激现象能够得到AD动物模型实验的证实，有研究发现在皮质和海马出现斑块或纤维缠结等病理改变之前就观

察到蛋白和脂质过氧化产物浓度的升高。最近的一项在 AD 小鼠模型进行的研究发现，氧化应激反应在斑块周围的神经突中最活跃，并逐渐扩散至神经元胞体，然后通过激活一种叫做半胱氨酸天冬氨酸的蛋白酶，最终导致整个神经元细胞死亡，整个过程不超过 24 小时。

PD 是仅次于 AD 的第二大常见的神经变性疾病，表现为中脑黑质部位的多巴胺能神经元进行性丢失和 α-突触核蛋白的聚集。在 PD 脑中，黑质游离多不饱和脂肪酸的含量减少，然而脂质过氧化产物（丙二醛和 4-羟基壬烯醛）的水平增多。除了在 PD 脑中发现 8-羟基脱氧鸟苷水平的升高，更可观察到在 PD 黑质残存的多巴胺能神经元中线粒体 DNA 的普遍缺失增多的现象，而这种缺失现象的发生被证明是氧化应激的结果。

三、氧化应激的分子机制

由于线粒体是细胞的“动力工厂”，每时每刻都进行着活跃的能量代谢过程，因此，线粒体是细胞中活性氧的主要来源。随着时间推移而发生的线粒体功能障碍可导致神经变性和老化。线粒体常生成超氧阴离子，它由氧分子得到一个电子形成，这个电子主要来自呼吸链复合体Ⅰ中 NADH 脱氢酶结合的 FMN 部分还原反应，也可来自呼吸链复合体Ⅲ中泛醌、泛半醌或泛醇的部分还原反应。线粒体中活性氧产生的另一个来源为单胺氧化酶系统。单胺氧化酶结合在线粒体外膜，在催化氧化神经递质生物胺（如去甲肾上腺素、多巴胺、5-羟色胺）的过程中常常产生自由基。此外，过渡态金属离子（如铁离子、铜离子）能够刺激形成活性氧，其浓度的升高被认为是 AD 大脑出现老年斑和神经元纤维缠结等病理改变之前发生氧化应激的标志物。

活性氧通过改变生物分子的功能从而引起神经退行性改变。在细胞内，活性氧可以作用于不同的细胞底物，最终引起蛋白质、DNA、RNA 氧化或脂质过氧化。大脑中含有丰富的多不饱和脂肪酸，特别是花生四烯酸和二十二碳六烯酸，容易被氧化产生丙二醛和 4-羟基壬烯醛。活性氧可以同时氧化蛋白质的主链和侧链，导致其功能异常。活性氧可以多种方式作用于核酸，引起 DNA-蛋白质交联、破坏螺旋结构，并改变嘌呤和吡啶碱基最终导致 DNA 突变。

四、抗氧化应激治疗

基于氧化应激在神经变性疾病发病中的作用，学者们认为用抗氧化剂来治疗神经变性疾病可能会取得一定疗效。确实，在动物模型和细胞水平上，抗氧化剂显示出对神经变性疾病有益的作用。目前研究最多的抗氧化剂有：维生素 E、维生素 C 和辅酶 Q10 等。研究发现，AD 小鼠补充维生素 E 可改善其认知功能并减少 Aβ 的堆积，这种 Aβ 堆积减少的现象在年幼的小鼠中更为明显。然而在 1-甲基-4-苯基-1，2，3，6-四氢吡啶（MPTP）诱导的 PD 模型中维生素 E 并未发现神经保护的作用。另外，在一种 AD 小鼠模型上发现，每天注射维生素 C 可显著改善记忆损害。同样地，动物实验发现，辅酶 Q10 不仅可减轻 MPTP 引起的多巴胺能神经元丧失，同时也能减少 α-突触核蛋白的聚集。

但令人遗憾的是，虽然动物实验显示出抗氧化剂的神经保护作用，临床试验并未观察到理想的结果。无论针对 AD 或 PD 的随机对照研究均未能发现维生素 E 和（或）维生素 C 的肯定疗效。2006 年一项关于维生素 E、辅酶 Q10 以及谷胱甘肽治疗 PD 的荟萃分析研究显示，仅辅酶 Q10 存在轻微的治疗效果，但这种效果可能源自对呼吸链障碍的改善而并非其直接的抗氧化作用。2014 年 2 月在线发表了一篇补充高剂量辅酶 Q10 对 PD 的影响的研究，该研究对16位早期PD患者（Hoehn-Yahr分级1或2级）依次补充不同剂量的辅酶Q10（分别为每天400、800、1200、2400mg），每种剂量补充时间为2周，随访时间共10周。该研究结果显示高剂量的辅酶Q10可明显改善PD患者UPDRS总分（平均分值由37分降至27分）并具有良好的耐受性，同时发现辅酶Q10的疗效取决于基线时患者较低的血泛醇水平以及该药能否减轻机体氧化应激的负担。

五、结论

氧化应激是老年神经变性疾病的一个重要的致病因素，在神经变性疾病的发生发展中起着重要作用。活性氧的产生和清除平衡被打破促使了氧化应激的发生，从而导致蛋白质、脂类和核酸的氧化损伤，最终引起神经元的退行性改变。以抑制活性氧的产生和增强大脑抗氧化能力为作用靶点的药物研究有望为老年神经变性疾病的预防和治疗提供新的思路。

参考文献

[1] Halliwell B. Oxidative stress and neurodegeneration: where are we now? J Neurochem, 2006, 97: 1634-1658.

[2] Gandhi S, Abramov AY. Mechanism of oxidative stress in neurodegeneration. Oxid Med Cell Longev, 2012, 2012: 428010.

[3] Lovell MA, Ehmann WD, Butler SM, et al. Elevated thiobarbituric acid-reactive substances and antioxidant enzyme activity in the brain in Alzheimer's disease. Neurology, 1995, 45: 1594-1601.

[4] Mecocci P, Cherubini A, Polidori MC, et al. Oxidative stress and dementia: new perspectives in AD pathogenesis. Aging(Milano), 1997, 9: 51-52.

[5] Mecocci P, Polidori MC, Ingegni T, et al. Oxidative damage to DNA in lymphocytes from AD patients. Neurology, 1998, 51: 1014-1017.

[6] Pratico D. Evidence of oxidative stress in Alzheimer's disease brain and antioxidant therapy: lights and shadows. Ann N Y Acad Sci, 2008, 1147: 70-78.

[7] Xie H, Hou S, Jiang J, et al. Rapid cell death is preceded by amyloid plaque-mediated oxidative stress. Proc Natl Acad Sci U S A, 2013, 110: 7904-7909.

[8] Dalfo E, Portero-Otin M, Ayala V, et al. Evidence of oxidative stress in the neocortex in incidental Lewy body disease. J Neuropathol Exp Neurol, 2005, 64: 816-830.

[9] Seet RC, Lee CY, Lim EC, et al. Oxidative damage in Parkinson disease: Measurement using accurate biomarkers. Free Radic Biol Med, 2010, 48: 560-566.

[10] Bender A, Krishnan KJ, Morris CM, et al. High levels of mitochondrial DNA deletions in substantia nigra neurons in aging and Parkinson disease. Nat Genet, 2006, 38: 515-517.

[11] Hsieh HL, Yang CM. Role of redox signaling in neuroinflammation and neurodegenerative diseases. Biomed Res Int, 2013, 2013: 484613.

[12] Lebel M, Picard F, Ferland G, et al. Drugs, nutrients, and phytoactive principles improving the health span of rodent models of human age-related diseases. J Gerontol A Biol Sci Med Sci, 2012, 67: 140-151.

[13] Sutherland GT, Chami B, Youssef P, et al. Oxidative stress in Alzheimer's disease: Primary villain or physiological by-product? Redox Rep, 2013, 18: 134-141.

[14] Selvatici R, Marani L, Marino S, et al. In vitro mitochondrial failure and oxidative stress mimic bio-

chemical features of Alzheimer disease. Neurochem Int,2013,63:112-120.

[15] Sanders LH,Timothy Greenamyre J. Oxidative damage to macromolecules in human Parkinson disease and the rotenone model. Free Radic Biol Med,2013,62:111-120.

[16] Paduraríu M,Ciobica A,Lefter R,et al. The oxidative stress hypothesis in Alzheimer's disease. Psychiatr Danub,2013,25:401-409.

[17] Rodrigo R,Miranda A,Vergara L. Modulation of endogenous antioxidant system by wine polyphenols in human disease. Clin Chim Acta,2011,412:410-424.

[18] Melo A,Monteiro L,Lima RM,et al. Oxidative stress in neurodegenerative diseases:mechanisms and therapeutic perspectives. Oxid Med Cell Longev,2011,2011:467180.

[19] Castellani RJ,Rolston RK,Smith MA. Alzheimer disease. Dis Mon,2010,56:484-546.

[20] Conte V,Uryu K,Fujimoto S,et al. Vitamin E reduces amyloidosis and improves cognitive function in Tg2576 mice following repetitive concussive brain injury. J Neurochem,2004,90:758-764.

[21] Sung S,Yao Y,Uryu K,et al. Early vitamin E supplementation in young but not aged mice reduces Abeta levels and amyloid deposition in a transgenic model of Alzheimer's disease. FASEB J,2004,18:323-325.

[22] Dumont M,Lin MT,Beal MF. Mitochondria and antioxidant targeted therapeutic strategies for Alzheimer's disease. J Alzheimers Dis,2010,20 Suppl 2:S633-643.

[23] Weber CA,Ernst ME. Antioxidants,supplements,and Parkinson's disease. Ann Pharmacother,2006,40:935-938.

[24] Seet RC,Lim EC,Tan JJ,et al. Does High-Dose Coenzyme Q Improve Oxidative Damage and Clinical Outcomes in Parkinson's Disease? Antioxid Redox Signal,2014,21(2):211-217.

第 9 章

神经系统变性疾病诊治新方法

（刘　军）

神经系统变性疾病是神经内科诊治较为困难的一类疾病，临床面临的疑难杂症多出于此，近年来各种新的诊断和治疗方法不断出现，本文将对神经变性疾病的诊治新进展加以介绍。

第一节　阿尔茨海默病

一、生物标记物

（一）体液标记物

1. 美国华盛顿大学医学院 Roe CM 等发现 AD 所有的生物标记物水平异常均与认知障碍的提早发生密切相关，该研究证明了 AD 患者脑脊液（cerebrospinal fluid，CSF）标记物β-淀粉样蛋白 42（Aβ42）、Tau 蛋白、181 位苏氨酸磷酸化 Tau 蛋白（p-Tau181）、Tau/Aβ42 比值与 p-Tau181/Aβ42 比值可以预测与认知无关的其他预后，主要包括行为症状及心境症状。

2. Jackson 等发现胰岛淀粉样肽（Amylin）在脑血管壁的沉积会影响 Aβ 的清除，但它是否可以作为一个新的生物标记物来判断 AD 的病程及预后尚待进一步研究证实。

（二）影像学标记物

1. 梅奥临床研究中心经过为期五年的临床随访和研究发现：磁共振成像（MRI）和磁共振波谱（MRS）对老年人群发生轻度认知功能障碍有预测价值，其中海马体积下降和 N-乙酰天冬氨酸与肌醇比值是轻度认知功能障碍（MCI）的独立预测因子，MRS 更是可通过评估神经元变性的改变来评价临床前痴呆的病理情况。

2. 放射性诊断药物[^{18}F]Flutemetamol 注射液通过与 Aβ 斑块结合后在患者脑的正电子发射断层扫描（PET）中显影，该注射液可用来评价 Aβ 的存在，进而可评估 AD 患者的疾病进展情况。

二、治疗

1. AD 新药 MK-8931 的Ⅲ期临床试验已经开始，该药旨在通过抑制 β 分泌酶（BACE）来降低淀粉样蛋白肽的产生，减少淀粉样斑块的形成，进而改变老年痴呆症的形成过程。

2. 一些治疗高血压的常规药物也逐渐被发现有治疗 AD 的作用，霍普金斯大学 Sevil Yasar 等发现利尿剂、血管紧张素 II 受体阻滞剂（ARB）和血管紧张素转化酶抑制剂（ACEI）应用后认知功能正常的健康人群中 AD 发生风险下降，而利尿剂的应用更是与 MCI 患者的 AD 风险下降相关，原因可能为血压的控制降低了 AD 的发病风险。

3. 加州大学伯克利分校的研究人员采用活体Aβ成像技术，同时检测血脂水平，发现低密度脂蛋白（LDL-C）水平与脑部Aβ含量呈负相关，高密度脂蛋白（HDL-C）水平与脑部Aβ含量则呈正相关。因此，对特定人群进行血脂调节干预，将有助于降低AD患病风险。

4. 最近AD治疗中最深刻的变革是将重心由针对Aβ的治疗转向了Tau蛋白。多因素分析显示，淀粉样物质沉积与认知障碍并无强烈关联，而磷酸化Tau蛋白、神经纤维缠结、突触及神经元缺失却与记忆障碍密切相关。故针对Tau蛋白或许比针对Aβ的治疗更有利于改善临床症状。Tau蛋白单克隆抗体已被证实可以减少小鼠体内Tau的过度磷酸化和聚集，降低脑组织中不溶性Tau蛋白含量，同时可以有效降低小胶质细胞的活性并改善认知功能。一些Tau蛋白相关疫苗也将很快进入临床试验。

第二节　帕金森病

一、生物标记物

体液生物标记物

1. 载脂蛋白A1(apolipoprotein A1，ApoA1)　ApoA1被证实与疾病发病风险有着密切的关系，低水平ApoA1与PD早发有关，血浆中低水平ApoA1与壳核多巴胺转运体水平下降相关，ApoA1量每升高1/3，PD发病的风险就下降26%。更有证据表明ApoA1血浆水平的微量增加（例如0.1mg/ml）可使PD发生率下降。ApoA1是常规的生化检查项目之一，检测方法简单且成本低廉，这一发现为PD的早期诊断带来新方法。

2. 尿酸　近期韩国学者Yue HY等利用氧化锌在三维石墨烯泡沫上的修饰，应用区分脉搏的伏安法检测到1nm颗粒大小的尿酸和多巴胺，发现PD患者的尿酸水平较正常人低25%，为尿酸作为PD生物标记物提供了又一有力证据。

二、治疗

（一）药物治疗

1. 肌苷　美国麻省总医院神经退行性疾病研究所的学者进行了深入研究，提示口服尿酸前体物质肌苷对PD患者治疗安全有效，但缺乏大规模的试验。

2. 新型选择性5-羟色胺(5-HT2A)反向激动剂　刚刚结束为期6个月的Ⅲ期临床试验结果显示，哌马色林作为5-羟色胺(5-HT2A)反向激动剂，该药可以在保护PD患者运动功能的同时改善由PD引发的幻觉及其他精神症状，原因在于该药主要作用于血清素受体而不会阻断多巴胺能受体。此药有望在改善PD运动症状和精神症状之间找到重要平衡点。

（二）脑深部电刺激术

来自牛津大学的临床研究显示：可调节性脑深部电刺激术（DBS）与传统的持续电刺激相比能更好地改善PD运动症状，并能减少56%的电刺激时间。同时，伦敦大学的学者证实患者接受DBS治疗的最佳时间窗应在PD进展至晚期之前，且联合药物治疗会使运动症状得到更明显的改善。

（三）细胞移植治疗

Zinovia等对2名接受人胚胎中脑腹侧组织纹状体内移植术的患者随访了18年，其间虽未曾用药，但患者的运动功能可维持良好。研究人员认为由于移植组织中富含的多巴胺能神经母细胞在体内替代了丧失功能的多巴胺能神经元，起到了延缓疾病进展及神经保护的作用。

（四）基因治疗

最新研究显示向 PD 患者双侧纹状体内注射类慢性病毒 ProSavin 的方法安全性高且耐受性好，15 位受试者的运动症状均得到明显改善，但也出现了不可忽视的并发症，其中最常见为异动症和开-关现象。

第三节　其他中枢神经系统变性疾病

Scherling CS 等发现额颞叶痴呆（frontotemporal dementia，FTD）患者脑脊液中神经丝蛋白（neurofilament，Nfl）的浓度越高，额颞叶萎缩越明显，数据表明 Nfl 浓度与 FTD 病情呈正相关。

MRI 显示进行性核上性眼肌麻痹（progressive supranuclear palsy，PSP）患者中脑大脑脚及黑质的铁负荷较对照组明显增高，组织学数据表明含铁血黄素是 PSP 患者最主要的铁沉积形式，也是其潜在的生物标记物。

肌萎缩侧索硬化（amyotrophy lateral sclerosis，ALS）患者皮质萎缩现象与神经精神及认知症状的出现有相关性，此现象有助于对疾病严重程度做进一步评估。由英国研发的全脑 MR 波谱成像序列技术证实 N-乙酸门冬氨酸与 ALS 残疾程度显著相关，是 ALS 残疾度的可量化神经影像学标志物。在治疗上，动物模型显示高热量饮食可增加该疾病生存率，对此，哈佛医学院的 Wills 等研究了饮食与 ALS 之间的关系，初步证实高热量肠内营养治疗 ALS 安全可耐受，但进一步的大规模试验仍待开展。

参考文献

［1］ Roe CM，Fagan AM，Grant EA，et al. CSF biomarkers of Alzheimer disease："noncognitive"outcomes. Neurology，2013，81，23：2028-2031.

［2］ Jackson K，Barisone GA，Diaz E，et al. Amylin deposition in the brain：A second amyloid in Alzheimer disease? Ann neurol，2013，74：517-526.

［3］ Sevil Yasar，Jin Xia，Wenliang Yao，et al. Antihypertensive drugs decrease risk of Alzheimer disease：Ginkgo Evaluation of Memory Study. Neurology，2013，81：896-903.

［4］ Reed B，Villenenve S，Mack W，et al. Associations Between Serum Cholesterol Levels and Cerebral Amyloidosis. JAMA Neurol，2014，71：195-200.

［5］ Qiang JK，Wong YC，Siderowf A，et al. Plasma apolipoprotein A1 as a biomarker for Parkinson disease. Ann Neurol，2013，74：119-127.

［6］ Yue HY，Huang S，Chang J，et al. ZnO Nanowire Arrays on 3D Hierachical Graphene Foam：Biomarker Detection of Parkinson's Disease. ACS Nano，2014，8：1639-1646.

［7］ Parkinson Study Group SURE-PD Investigators，Schwarzschild MA，Ascherio A，et al. Inosine to increase serum and cerebrospinal fluid urate in Parkinson disease：a randomized clinical trial. JAMA Neurol，2014，71：141-150.

［8］ Cummings J，Isaacson S，Mills R，et al. Pimavanserin for patients with Parkinson's disease psychosis：a randomised，placebo-controlled phase 3 trial. Lancet，2014，383：533-540.

[9] Little S, Pogosyan A, Neal S, et al. Adaptive deep brain stimulation in advanced Parkinson disease. Ann Neurol, 2013, 74: 449-457.

[10] Kefalopoulou Z, Politis M, Piccini P, et al. Long-term clinical outcome of fetal cell transplantation for Parkinson disease: two case reports. JAMA Neurol, 2014, 71: 83-87.

[11] Palfi S, Gurruchaga JM, Ralph GS, et al. Long-term safety and tolerability of ProSavin, a lentiviral vector-based gene therapy for Parkinson's disease: a dose escalation, open-label, phase 1/2 trial. Lancet, 2014, 383(9923): 1138-1146.

[12] Scherling CS, Hall T, Berisha F, et al. Cerebrospinal fluid neurofilament concentration reflects disease severity in frontotemporal degeneration. Ann Neurol, 2014, 75: 116-126.

[13] Foroutan P, Murray ME, Fujioka S, et al. Progressive supranuclear palsy: high-field-strength MR microscopy in the human substantia nigra and globus pallidus. Radiology, 2013, 266: 280-288.

第 10 章

老年肺炎研究进展

（杜毓锋）

肺炎是老年人常见的感染性疾病之一，病死率高，是引起老年人死亡的主要病因之一，已成为突出的公共卫生问题。本文就近年来老年肺炎的研究进展作一综述，重点讨论老年肺炎的病原学及危险因素、临床特点、预防及诊治等方面的问题。

一、老年肺炎的病原学及危险因素

老年肺炎指的是 65 岁以上老年人所患肺炎，可由多种病原体引起，如细菌、病毒、真菌、寄生虫等。其他如放射线、化学、过敏因素等亦能引起肺炎。刘祖德等回顾性调查医院 2007 年 9 月至 2009 年 9 月 146 例老年肺炎患者的临床资料，分析病原菌分布特征。结果共收集病原菌 163 株，其中革兰阴性菌 98 株，占 60.12%，革兰阳性菌 41 株，占 25.15%，真菌 24 株，占 14.73%；革兰阴性菌中以铜绿假单胞菌检出率最高，为 14.72%，其次肺炎克雷伯菌、大肠埃希菌，检出率分别为 12.88%、11.04%。吴朝阳等对 300 例老年肺炎患者的痰标本，进行细菌培养鉴定，结论显示老年人肺炎的病原菌主要为革兰阴性杆菌，真菌感染日趋增加。老年人基础疾病多，抵抗力差，因此易处于基础危险状态，一些高危因素会导致老年肺炎的发生及发展。谢梓正、刘华对老年肺炎发病的危险因素进行综述，揭示了老年肺炎相关的高危因素有：①口腔内正常菌群变化及吞咽咳嗽反射降低导致阻止病原菌入侵的能力减弱；②老年人气道廓清机制减低；③肺泡防御能力减弱；④脑血管病后遗症、胃食管反流、糖尿病等肺外因子导致的肺炎多发；⑤院内感染。

二、老年肺炎的临床表现特点

钱钧总结的老年肺炎临床特点首发症状多为非呼吸道症状，如无发热、咳痰等典型症状，而可表现为腹痛、腹泻、恶心、呕吐及食欲减退等消化道症状，或心悸、气促等心血管症状，或表情淡漠、嗜睡、谵妄、躁动及意识障碍等神经精神症状。刘素华对 230 例老年肺炎患者研究发现，单纯肺炎发病并不多见，并存或继发多种基础疾病者较多，230 例中有基础疾病 150 例，占 65.2%，其中慢性阻塞性肺疾病 60 例，脑血管意外 34 例，冠心病 32 例，糖尿病 24 例，1 人具备 2 种以上基础疾病 70 例。肺炎的症状与基础疾病症状混在一起时，往往掩盖了肺炎的临床表现，这是与其他人肺炎区别的重要特点之一。黄纯将 62 例住院老年人肺炎的临床表现与同期住院的 54 例中青年肺炎进行比较，结果表明老年人肺炎发病以冬春季为主，起病隐匿，临床表现多不典型，特异性体征较少，并发症多，慢性基础疾病较多，易延误诊断及治疗，在临床上需要医生提高警惕。

三、老年肺炎的实验室检查

老年肺炎的诊断主要依据病史、症状体征、实验室检查、细菌学检查及影像学检查判定，而老年肺炎患者起病隐匿，临床表现往往并不典型，外周血常规白细胞多不升高，使得诊断困难。因此老年性肺炎的诊断需要更为特异及灵敏的指标。超敏 C 反应蛋白（hs-CRP）发生急性感染早期会明显提升，浓度持续的时间基本与病程一致，病退后可恢复至正常的浓度范围。国内外有许多文献证明 hs-CRP 可作为临床诊断呼吸道感染的检测指标。赵鹏等通过将老年肺炎患者超敏 C 反应蛋白与血常规的对比分析，显示老年肺炎患者入院时 hs-CRP 阳性率达到 79.5%，较血常规检测更为敏感。而 hs-CRP 与血常规联合检测更显著提高了检测的阳性率。因此对血常规检测不敏感的老年性肺炎病人，二者的联合检测更具有实用价值，特别是那些血 WBC 不高、体温不高，或者机体免疫力低下的老年肺炎患者。近年来，开展了血清降钙素原（procalcitionin，PCT）检查，有研究发现 PCT 可作为老年细菌性感染的判别指标，并具有非常重要的临床意义。

四、老年肺炎的治疗

1. 抗感染治疗　是肺炎治疗的最关键环节。老年肺炎常为细菌性肺炎，故抗生素的选择包括根据临床经验选择和根据病原学检查选择。老年人社区获得性肺炎，常用第二、三代头孢菌素、β-内酰胺类/β-内酰胺酶抑制剂和喹诺酮类，可联合大环内酯类或氨基苷类。医院获得性肺炎常用第二、三代头孢菌素、β-内酰胺类/β-内酰胺酶抑制剂、喹诺酮类或碳青霉烯类。根据痰培养＋药物敏感实验结果若是铜绿假单胞菌、大肠杆菌、克雷伯杆菌：首选二、三代头孢菌素或三代喹诺酮类又可联合用药；军团菌肺炎：首选红霉素；支原体或衣原体：首选红霉素或环丙沙星，用药时间 2～4 周。厌氧菌：多为双相感染，应用青霉素 G 或广谱抗生素加甲硝唑 500mg，2 次/天静滴，用药时间 7～10 天。同时要注意抗菌药物的使用原则，防治滥用药物。

2. 改善通气　生理状态下的 PaO_2 随增龄而降低，老年人 PaO_2 的正常参考值为≥9.33kPa（70mmHg）。因此约半数的老年肺炎患者伴有低氧血症。一般采用鼻导管或面罩给予较高浓度（40%～60%）氧，伴有二氧化碳潴留者应采取低浓度＜30%给氧。重症肺炎应及早应用无创或有创呼吸机治疗，为药物治疗赢得时间。

（1）促进排痰：老年人咳嗽反射减弱，咳嗽无力、失水等原因使痰液黏稠，不易咳出，易阻塞支气管，加重感染。口服和静脉补充水分是稀化痰液最有效的方法，但应注意适量。还可通过鼓励咳嗽、深呼吸，翻身拍背，使用祛痰剂、超声雾化等促进排痰、防止误吸。老年患者进食时要谨慎，防止呛咳，同时加强口腔护理，防止吸入性肺炎及口腔菌进入肺部，加重感染。

（2）重视并发症和并存病的处理：经上述处理后，病情不改善或改善缓慢，除了重新考虑诊断外，应特别警惕并发症的发生。另外，老年人发生肺炎后，原有慢性疾病（并存病）可能恶化。因此，应重视并发症和并存病的处理。

（3）注意心理护理：老年患者由于年龄及疾病自身的原因容易产生孤独、恐惧、抑郁、烦躁等负性情绪，要针对老年人的心理特征及时给予心理疏导，营造舒适的治疗氛围，帮助患者树立战胜疾病的信心。

参 考 文 献

[1] Feldman C. Pneumonia in the elderly. Med Clin Nonh Am，2001，85：1441-1459.

[2] 刘祖德,吕娟丽,周广军,等. 老年肺炎患者病原菌分布与耐药性分析. 中华医院感染学杂志. 2011,21(02):398-400.

[3] 吴朝阳,谭少卿,李达祥,等. 老年肺炎患者病原菌的分布及耐药性分析. 内蒙古中医药,2012(02):65-66.

[4] 谢梓正,刘华. 老年肺炎发病危险因素的研究进展. 中国当代医药,2011,18(33):13-14.

[5] 钱钧. 老年肺炎的临床特点及免疫学研究进展. 中国康复医学会第 22 届疗养康复学术会议论文汇编,2011,10:235-237.

[6] 刘素华. 老年肺炎 230 例临床特点分析. 中外健康文摘,2013,31:185-185

[7] 黄纯. 老年人肺炎 62 例临床分析. 当代医学,2013(31):55-56.

[8] Opstaken RM, Muris JM, Knottnerus JA, et al. Contributions of symptoms, sign, erythrocyte sedmientation rate and C-reactive protein to a diagnosis of pneumonia in acute lower respiratory tract infection. Br J GenPrac, 2003, 53(490): 358.

[9] 罗世容. 超敏 C 反应蛋白在临床检验中的应用分析. 中国保健营养,2014(01):558-559.

[10] 赵鹃,陈敏敏,彭端亮. 老年肺炎患者超敏 C 反应蛋白与血常规的对比分析. 实用医院临床杂志,2013,1(10):87-88.

[11] 赵克广,李鲁欢,郝建. 血清降钙素原对老年细菌性肺炎临床诊断价值. 临床肺科杂志,2013,11(18):2001-2002.

[12] 谭生建,刘刚,姜韧,等. 老年肺炎研究进展. 第十二届全国感染药学学术会议暨第二届肝病治疗进展与临床药学学术研讨会论文集. 2008,09:251-252.

第 11 章

慢性阻塞性肺疾病合并肺间质纤维化

（杜毓锋）

慢性阻塞性肺疾病（慢阻肺，chronic obstructive pulmonary disease，COPD）是一种可防治的常见疾病，其特征为持续存在的气流受限。气流受限呈进行性发展，伴有气道和肺对有害颗粒或气体所致慢性炎症反应增加。急性加重和合并症影响整体疾病的严重程度。COPD 主要累及肺部，但也可以引起肺外各器官的损害。肺间质纤维化（pulmonary fibrosis，PF）是持续的炎症反应造成肺泡壁、血管和气道的损伤不适当的修复所致。在 COPD 的发展过程中，长期反复的炎症反应最终可能造成肺的纤维化。虽然现在无 COPD 合并 PF 发病率的确切报道，但病理学和影像学研究已证实，COPD 发展过程中出现 PF 是一种极为常见的病理改变。

一、危险因素和发病机制

1. 危险因素　COPD 和肺纤维化的危险因素均包括个体遗传因素和环境因素两个方面。环境因素包括吸烟、某些环境暴露（如金属粉尘和木质粉尘）及感染，其中，吸烟是最为重要的环境发病因素。对于遗传因素，肺纤维化更强调遗传易感性。

2. 发病机制　COPD 合并肺纤维化的发病机制尚未完全阐明。目前有三种学说，包括炎症学说，肺泡上皮损伤学说及损伤后修复学说。总之，在 COPD 的发展过程中，由于反复急慢性炎症导致肺泡上皮损伤，肺泡上皮损伤后不恰当的修复、增生，最终逐渐发展成为肺纤维化。当 COPD 合并肺纤维化时，由于肺部双重的病变，严重破坏肺组织的结构，从而导致严重的缺氧及肺弥散功能障碍，使病情进一步恶化，病变加速。

二、病理改变

COPD 特征性的病理改变存在于中央气道、外周气道、肺实质和肺的血管系统，慢性炎症导致气道壁损伤和修复过程反复发生。慢性炎症波及到的区域均发生不同程度的纤维化，包括细支气管周围的肺血管外膜。研究发现：COPD 肺纤维化增生的主要是较细的Ⅲ型胶原纤维，纤维分布区域以支气管各级分支周围为主，这种形态学特征与纤维直径较粗的Ⅰ型胶原纤维增生为主，以肺泡壁，肺泡纤维化斑为特点，与早期即导致严重的弥散障碍的特发性肺间质纤维化有明显不同。

三、临床表现

1. 症状　COPD 合并肺纤维化的症状常为非特异性和隐匿性。典型表现为患有 COPD 多年后，在慢性咳嗽的基础上呼气性呼吸困难逐渐变为浅而快的混合性呼吸困难，并呈进行性加重，除外感染、左心衰竭等原因后仍不能及时缓解，并伴有难以用其他原因解释的低氧血症。

2. 体征　听诊时，可于吸气初期闻及细小的、多集中于肺底部的爆裂音（Velcro 音），常与呼吸音粗及湿性啰音并存；伴或不伴有杵状指、发绀，并有肺气肿的典型体征。

四、诊断

COPD 发展到肺纤维化过程隐匿，同时在 COPD 的掩饰下肺纤维化易被忽视，常规 X 线检查不容易发现，故在临床诊断比较困难。应结合病史、症状、体征及辅助检查等综合判定。

1. 病史　吸烟史及环境刺激物暴露史可为诊断提供线索。

2. 症状及体征　如上所述。

3. 动脉血气分析及肺功能检查　COPD 合并 PF 时，其动脉血气分析特点为低氧血症尤其明显，而二氧化碳潴留不如单纯 COPD 明显；单纯 COPD 患者表现为阻塞性通气功能障碍，而 COPD 合并 PF 患者表现为混合性通气功能障碍。

4. 影像学检查　很多文献报道高分辨率电子计算机断层扫描（HRCT）对肺纤维化的诊断最有价值。HRCT 对 COPD 合并肺纤维化不同的表现形式敏感，对病变分布、程度显示非常明确，能够反映纤维化病变的活动性，故是影像学检查的首选。COPD 合并肺纤维化患者 HRCT 表现为（图 11-1）：①同时存在肺气肿及肺纤维化表现，肺气肿越严重，纤维化程度也随之加重；②肺纤维化主要分布在双肺中下叶和外带，小叶间隔增厚，出现点状、网格状影及胸膜下线；③可出现毛玻璃状影，最终发展为蜂窝状影，但均呈灶状分布，与特发性肺间质纤维化不同。

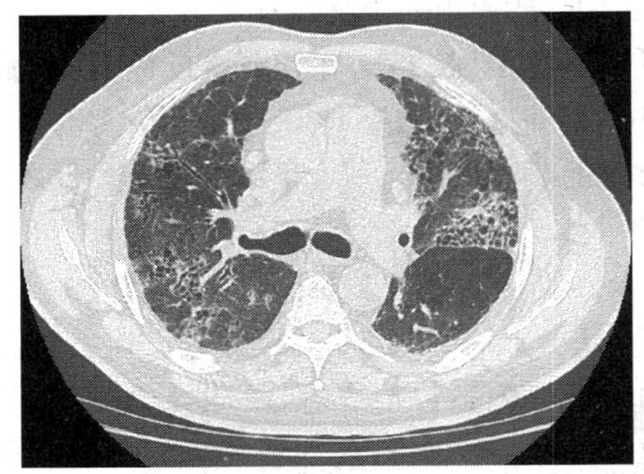

图 11-1　COPD 合并肺纤维化（HRCT）

5. 组织病理学检查　包括开胸肺活检、胸腔镜检查及经纤维支气管镜肺活检。

6. 其他辅助检查　包括支气管肺泡灌洗液及血清学检查等。

五、治疗

1. 戒烟　是 COPD 合并肺纤维化患者重要的治疗措施之一，戒烟可延缓患者疾病进展。

2. 内科治疗　对症治疗包括氧疗、抗感染、祛痰、平喘和止咳等，能暂时缓解部分患者的部分症状，同时，一旦提示 COPD 合并肺纤维化，相应的治疗就应该立即开始，推荐方案为泼尼松联合环磷酰胺、硫唑嘌呤二者之一；对糖皮质激素不能耐受或治疗无效者可以考虑使用抗纤维化试剂秋水仙碱治疗；对中晚期患者不主张使用激素，以对症治疗和预防感染为主。

3. 外科治疗　肺移植既能提高生存率，又能提高生存质量，但由于其风险大，费用高，技术难度大，供应器官难找，故推广很困难。

4. 肺康复治疗与心理治疗　可以有效减轻症状，减少住院天数，增加运动耐力，提高生活质量，最大程度发挥肺功能的潜力。

5. 其他治疗　如实验性治疗的研究。

六、预后影响因素

1. 吸烟　吸烟是多种疾病的危险因素，同时也是 COPD 合并肺纤维化的危险因素，尽早戒烟对于 COPD 患者十分重要。

2. 反复的呼吸道感染　提高免疫力，加强营养支持，适当运动，尽量避免呼吸道感染，可以定期打流感疫苗来预防感染。

3. 基础疾病的存在　应注重并存疾病的合理治疗，定期复查及就诊。

参 考 文 献

[1] 黄建戈，谢敏. 慢性阻塞性肺疾病合并肺纤维化的研究进展. 国际呼吸杂志，2013，33(1)：69-74.

[2] 美国胸科学会，欧洲呼吸学会，日本呼吸学会，等. 特发性肺纤维化诊治循证指南(摘译本). 中华结核和呼吸杂志，2011，34(7)：486-494.

[3] 中华医学会呼吸病学分会慢性阻塞性肺疾病学组. 慢性阻塞性肺疾病诊治指南：2013 年修订版. 中华结核和呼吸杂志，2013，36(4)：255-264.

[4] 冉梅. COPD 合并肺间质纤维化的临床特点. 河北医科大学学报，2012，33(6)：625-628.

[5] 杜敏捷，王辰，曹大德，等. 慢性阻塞性肺疾病合并肺纤维化的病理学研究. 中华结核和呼吸杂志，1999(01)：29-31.

[6] 吴小燕，卫小红. 慢性阻塞性肺疾病合并肺纤维化的研究现状. 医学综述，2006，12(10)：635-638.

[7] 陈昊，陈碧，刘平莉，等. 慢性阻塞性肺疾病合并肺纤维化的临床特征分析. 徐州医学院学报，2013，33(3)：187-190.

[8] 张解军. 慢性阻塞性肺疾病合并肺纤维化临床分析. 当代医学，2011，17(32)：12-13.

[9] Verschakelen JA. The role of high-resolution computed tomography in the work-up of interstitial lung disease. Curr Opin Pulm Med，2010，16(5)：503-510.

[10] Mason RJ，Schwarz MI，Hunninghake GW，et al. NHLBI Workshop Summary. Pharmacological therapy for idiopathic pulmonary fibrosis. Past，present，and future. Am J Respir Crit Care Med，1999，160(5 Pt 1)：1771-1777.

[11] Ong KC，Wong WP，Jailani AR，et al. Effects of a pulmonary rehabilitation programme on physiologic and psychosocial outcomes in patients with chronic respiratory disorders. Ann Acad Med Singapore，2001，30(1)：15-21.

[12] Griffiths TL，Burr ML，Campbell IA，et al. Results at 1 year of outpatient multidisciplinary pulmonary rehabilitation：a randomised controlled trial. Lancet，2000，355(9201)：362-368.

[13] Tzilas V，Koti A，Papandrinopoulou D，et al. Prognostic factors in idiopathic pulmonary fibrosis. Am J Med Sci，2009，338(6)：481-485.

第 12 章

老年心力衰竭的分子机制研究进展

（姜　馨）

心力衰竭（简称心衰）是各种严重心脏疾病共有的一个主要并发症或“最后共同通道”，目前已成为危害老年人健康的一类重要疾病，可导致老年人死亡、生活质量降低。据统计，约有 50%的老年心衰患者生存期不超过 4 年，严重心衰患者 1 年生存率仅为 50%。因此，探究心衰发生发展的分子机制、寻找新的治疗策略和靶点成为心脏病学研究领域的热点。

研究发现，无论心衰的基础原因是血流动力学异常、功能性心肌丧失还是心脏瓣膜异常等，推动心衰发生发展的根本病理生理基础为心肌重构。心肌重构是由一系列复杂的分子和细胞机制导致的心肌结构、功能和表型发生变化，这些变化包括：①病理性心肌细胞肥大伴胚胎基因再表达；②心肌细胞的凋亡与坏死；③细胞外基质过度沉积或降解增加。近年来，分子生物学研究发现，多种机制参与了心肌重构，从而推动了心衰的发生发展，现综述如下：

一、心肌细胞信号转导系统

1. β 肾上腺素受体：β 肾上腺素受体（β-adrenergic receptors，βAR）介导的儿茶酚胺效应，在心脏活动及功能调节中起着至关重要的作用。βAR 属 G 蛋白偶联家族成员，各 βAR 亚型对心脏活动发挥不同调节作用的基础在于各自与 G 蛋白偶联的差异。现已明确，心衰时体内儿茶酚胺水平上升，肾上腺素能亢进，同时伴随着 βAR 对儿茶酚胺的反应性下降，这种反应性下降被称为 βAR 的减敏。βAR 的减敏可以是其数量的下调，也可以是其功能的下降，即 βAR 与 G 蛋白及其效应酶的脱偶联。目前有大量研究表明心衰时三种 βAR 亚型发生了各自不同的数量及功能改变：β1AR 数量及功能的下调，β3AR 数量及 Gi 蛋白表达的增加，而 β2AR 数量无明显改变。在心衰早期，由于肾上腺素能亢进，β1AR 过度的正性刺激导致心肌耗氧量增加，使得心肌细胞能量供应相对缺乏；随后，β1AR 的持续刺激引起其信号传导通路的改变，即由 β1AR-Gs-AC-cAMP-PKA 通路转换为 β1AR-Gs-Ca^{2+}-CaMKⅡ通路，从而促进心肌肥大、心肌细胞凋亡等心肌重构过程，进一步恶化了心衰的进程。此外，β1AR 持续活化可增加细胞内自发性钙震荡的可能性，从而引起细胞膜电位的去极化并导致心律失常的发生。

2. 机械神经内分泌机制：心肌的机械牵拉刺激被认为是导致心肌重构的触发机制之一。心肌细胞本身具有对机械刺激的感受机制，并可以偶联机械刺激进而通过细胞内信号途径而诱导心肌肥厚。研究发现，在心脏对机械牵拉刺激的应激反应中整合素发挥重要作用。整合素是一种跨膜糖蛋白，连接着细胞内收缩性骨架蛋白和细胞外基质。在对外界刺激的反应过程中，整合素可以使细胞质区域的信号分子及细胞骨架蛋白互相作用进而调节细胞事件，如信号转导、细胞骨架的构建、细胞死亡等。整合素可以通过 Src-Fak-Shc-Grb-p130 复合物导致丝裂原活化蛋白激酶（MARKs）、ERK1/2、JNK 和 p38 的激活，激活相关基因，进而导致心肌肥厚。在血管机械刺激作用下，心肌细胞通过整合素-Src-Fak-Ras 旁路激活 ERK1/2 和 p38 而影响心衰进程。并且 β1 整合素的失活可以改变心肌细胞膜和肌原纤维的完整性，并引起收缩功能障碍而引起心衰。β1 整合素还可以通过调节 β 肾上腺能受体刺激心肌重构。因此，整合素在心肌对机械刺激的肥厚性反应和保护心肌细胞结构和功能的完整性方面发挥重要作用。

3. 肾素-血管紧张素系统　肾素-血管紧张素系统(RAS)在心衰的发生和发展中具有重要作用。其 1 型受体(AT1)与 Gq 耦联激活磷脂酶 CB(PLCB)，激活的 PLCB 水解磷脂酰肌醇(PIP2)，生成三磷酸肌醇(IP3)和二酰甘油(DAG)，IP3 促进细胞内 Ca^{2+} 释放，而 DAG 激活蛋白激酶 C(PKC)，细胞内增加的 Ca^{2+} 和 PKC 都能调节心肌细胞的生长和肥厚。血管紧张素Ⅱ(AngⅡ)还可促进 MARKs 的快速激活，而 MARKs 被认为是细胞增生和分化的关键调节因子。除了由 AngⅡ诱导的信号通路外，醛固酮的产生在心肌重构和功能失调中也发挥重要作用。醛固酮与盐皮质激素受体(MR)结合后，醛固酮/受体复合物发生构象改变，诱导其易位并向细胞核聚集，与激素反应元件结合，与其他转录因子相互作用，调节基因表达。醛固酮可刺激心肌细胞亮氨酸合成增加，PKC 通路活化，合成代谢增强；还可通过 PKC 途径抑制肌膜钠/钾泵活性，上调钙转运进入心肌细胞。醛固酮还可引起心肌间质纤维化，为启动血管内皮功能损害和心血管系统间质纤维化最重要的物质。此外，在最近的研究中发现 A 激酶锚定蛋白-Lbc(AKAPLbc)信号复合物可诱导醛固酮受体介导的心肌细胞肥厚。

二、心肌能量代谢与分子调控

1. 线粒体功能障碍　心肌细胞中含有丰富的线粒体，生理条件下，丰富的线粒体是保证心肌能量供给及维持正常心脏功能的重要前提。心力衰竭时常伴有线粒体结构和功能的改变，目前研究发现以下机制参与了心衰时线粒体功能障碍的发生，进而导致心肌重构，推动心衰进展：①解偶联蛋白-2(uncoupling protein 2，UCP2)能使线粒体呼吸链氧化磷酸化过程脱偶联减少活性氧(reactive oxygen species，ROS)的生成，保护心肌细胞免于氧化应激损伤，但 UCP2 过量表达也将影响心肌细胞生物能量代谢、Ca^{2+} 内环境稳定、兴奋-收缩偶联过程。心力衰竭发生时，衰竭的心肌细胞 ATP 水平逐渐降至约正常值的 70%～75%，同时伴有 UCP2 水平及脂肪酸浓度的增加。衰竭的心肌细胞 UCP2 表达上调，抑制有氧氧化而促进无氧糖酵解，同时脂肪动员引起脂肪酸浓度增加，进而形成恶性循环，加重心力衰竭的程度。②转录活化因子 PGC1 家族是线粒体生物功能的关键调节剂，其中 PGC1α 具有提高氧化磷酸化水平的作用，以满足心脏应对生理刺激(即生长发育或运动)时的能源需求。心肌肥厚和心衰的小鼠模型研究表明，增强 PGC1α 的活性将有助于使心脏能量代谢正常化，从而延缓心衰病程进展。③最新一项旨在研究 P53 及其转录靶基因 TIGAR(TP53-induced glycolysis and apoptosis regulator)在心肌能量代谢过程中作用机制的实验发现，敲除 P53 或 TIGAR 基因的小鼠心肌细胞通过提高果糖-2，6-二磷酸水平来增加糖酵解，减少凋亡细胞数目，证实了 P53 和 TIGAR 能抑制缺氧心肌细胞的糖酵解而成为细胞能量代谢的关键调节剂之一。

2. 心肌毛细血管密度不足　心肌毛细血管密度是心脏能源供应的又一重要影响因素。当小鼠因心脏特异性的信号蛋白 Akt 生产过剩时，血管生成无法赶上心肌细胞增殖速度，从而引起心肌重构。转录因子 GATA4 在血管生成时有重要作用，已有研究发现敲除心脏

GATA4 基因能导致心功能障碍、房室扩张和促进细胞凋亡等一系列病理过程。Heineke 等进一步研究证明激活 GATA4 有助于维持心肌营养供应（毛细血管密度）之间的平衡来达到保护心脏的目的。另外，压力超负荷时高表达的缺氧诱导因子 1α（HIF1α）是刺激血管生成的关键分子。Sano 等在肿瘤抑制蛋白 P53 的研究中发现，P53 表达上调可抑制 HIF1α 的活性，导致心肌重构，促进心衰的发生。

三、心肌细胞钙转运

心肌细胞的收缩由 L 型钙通道 Ca^{2+} 内流以及细胞内质网 Ca^{2+} 释放介导完成，影响细胞内质网 Ca^{2+} 摄取的两个关键因素是内质网钙 ATP 酶（SERCA）和磷酸受钙蛋白（phospholamban，PLB）。SERCA 是一类高度保守的跨膜蛋白，由 SERCA1、SERCA2、SERCA3 三种高度同源基因编码。SERCA1 主要存在于骨骼肌中，分 SERCA1a 和 SERCA1b 两个亚型。SERCA3 主要存在于上皮系统中，对 Ca^{2+} 的亲和力较低。SERCA2 也分为两个亚型：①SERCA2a：主要在心肌和骨骼肌慢肌纤维中大量表达，表达量是其他组织的 10～50 倍；它是一种 P 型离子激活型 ATP 酶，当细胞内 Ca^{2+} 浓度＞10^{-7} mol/L 时即被激活，通过消耗 ATP 从而将 Ca^{2+} 逆浓度梯度由细胞质泵入至细胞内质网内。②SERCA2b：被认为是一种管家基因，存在于体内各种细胞中，其主要作用是维持细胞内 Ca^{2+} 浓度的稳定。

心肌细胞在一次收缩后细胞质内大部分的 Ca^{2+} 通过 SERCA2a 被泵回至细胞内质网内，少部分经 Na^{+}-Ca^{2+} 交换和肌细胞膜表面的钙泵排至细胞外。SERCA2a 的水平是 Ca^{2+} 浓度稳定和心肌收缩的重要决定因子，其对于心肌舒张和 Ca^{2+} 存储的补充以及心肌再次收缩和收缩功能都具有重要作用。

研究显示，SERCA2a 在心肌中表达量的升高或降低与心功能的改变成正相关。SERCA2a 蛋白的表达量可直接影响心肌的正常功能，而其表达量则决定于 SERCA2a 基因的表达。在心衰的心肌细胞中，SERCA2a 活性明显下降，同时伴有 Ca^{2+} 转运障碍，表现为舒张期肌浆网对 Ca^{2+} 摄取减少，胞质内 Ca^{2+} 聚集，影响心脏的舒张功能；而收缩期释放钙减少，胞质内 Ca^{2+} 下降，收缩功能也相应下降。在心衰患者心肌细胞的体外试验中过表达 SERCA2a 也显示收缩力的改善。但心衰发展的不同时期，SERCA2a 活性的变化也不一样。当心脏负荷加重，心肌出现代偿性肥厚时，SERCA2a 的活性增加。失代偿时则开始下降，心衰时其活性下降更明显。随着负荷的加重，出现心衰时 SERCA2a mRNA 的量及 SERCA2a 活性均下降，SERCA2a 的量也下降，心衰部位的心肌 SERCA2a 较正常心肌降低 30%。Schultz 等研究认为 SERCA2a 的降低可以促进心衰，SERCA2a 在增强心功能的同时还可抑制心肌重构。心脏移植晚期患者的 SERCA2a 转运功能明显下降，研究数据显示当抑制 SERCA2a 蛋白量及其活性降低至某一临界数值时（例如蛋白量及其活性降低 35% 时）即可以促进心衰的发生发展。但是关于 SERCA2a 与心衰发生的因果关系及其具体机制尚有待研究探讨。

心力衰竭的发生发展是一个涉及多个机制的复杂系统，不仅包括以上所述的分子机制，细胞因子、免疫反应、炎症因素、氧化应激反应等也被证实在心衰过程中发挥重要作用。基础研究推动临床发展，这些心力衰竭分子机制方面的探索将在不远的将来为心衰的治疗提供新的策略和靶点。

参考文献

[1] Aroor AR,Mandavia CH,Sowers JR. Insulin resistance and heart failure:molecular mechanisms. Heart Fail Clin,2012,8:609-617.

[2] Norton C,Georgiopoulou VV,Kalogeropoulos Ap,et al. Epidemiology and cost of advanced heart failure. Prog Cardiovasc Dis,2011,54:78-85.

[3] Ashrafian H,Frenneaux MP,Opie LH. Metabolic mechanisms in heart failure. Circulation,2007,116:438-448.

[4] Domenighetti AA,Danes VR,Curl Cl,et al. Targeted GLUT-4 deficiency in the heart induces cardiomyocyte hypertrophy and impaired contractility linked with Ca(2+)and proton flux dysregulation. J Mol Cell Cardiol,2010,48:663-672.

[5] Nagai T,Komuro I. Gene and cytokine therapy for heart failure:molecular mechanisms in the improvement of cardiac function. Am J Physiol Heart Circ Physiol,2012,303:H501-512.

[6] Phan TT,Shivu GN,Abozguia K,et al. The pathophysiology of heart failure with preserved ejection fraction:from molecular mechanisms to exercise haemodynamics. Int J Cardiol,2012,158:337-343.

[7] Kuwahara K,Nakao K. New molecular mechanisms for cardiovascular disease:transcriptional pathways and novel therapeutic targets in heart failure. J Pharmacol Sci,2011,116:337-342.

[8] Nediani C,Raimondi L,Borchi E,et al. Nitric oxide/reactive oxygen species generation and nitroso/redox imbalance in heart failure:from molecular mechanisms to therapeutic implications. Antioxid Redox Signal,2011,4:289-331

[9] Oka T,Komuro I. Molecular mechanisms underlying the transition of cardiac hypertrophy to heart failure. Circ J,2008,72 Suppl A:A13-16.

[10] Lebeche D,Dalal R,Jang M,et al. Transgenic models of heart failure:elucidation of the molecular mechanisms of heart disease. Heart Fail Clin,2005,1:219-236.

[11] 李慧芳,梁卓燕,李源,等. 老年充血性心力衰竭患者血清Fas/Apo-1和sICAM-1检测的临床意义. 中国老年学杂志,2008,28:691-692.

[12] 单雨,宫海滨,王秀力,等. 心力衰竭时β肾上腺素受体亚型对心脏调节作用的变化及其临床意义. 现代生物医学进展,2010,10:1374-1397.

[13] 李晓涛,郭喜朝. 心力衰竭分子机制的研究进展. 心血管病学进展,2008,29:444-448.

[14] 熊琴梅,洪葵. 心力衰竭分子治疗机制探讨. 中国医药生物技术,2011,6:127-130.

[15] 石首军,雷平平,李萍. 解偶联蛋白-2与心力衰竭. 心血管病学进展,2013,34:257-260.

[16] 周云国,洪葵. DNA甲基化与心力衰竭. 中国医药生物技术,2011,6:459-461.

第13章

老年人胃癌诊治进展

（邵　耘）

胃癌是全球最常见的恶性肿瘤之一，特别是在东亚和东欧地区。胃癌在男性恶性肿瘤中发病率位居第四，女性位居第五，发病高峰年龄在60～84岁。年龄标化的胃癌死亡率为男性14.3/10万，女性6.9/10万。本文将就老年人胃癌的诊断和治疗进展作一综述。

一、胃癌的高危因素

1. 幽门螺杆菌（*Helicobacter pylori*，HP）　HP感染是胃癌最重要的致癌因子，世界上超过20亿的人感染HP，其中不到0.5%的人最终发展为胃癌。HP感染增加高危地区（中国、日本、韩国）的患癌风险2.02倍，增加低危地区（西欧、澳洲、美国）患癌风险1.56倍。

2. 吸烟　吸烟增加胃癌风险53%，增加胃癌复发和死亡风险43%，同时吸烟对于5年无病生存期（DFS）和总生存期（OS）也是重要的独立危险因素。

3. 乙醇　乙醇摄入＞60g/d增加患癌风险65%。

4. 饮食和食物保存方法　食盐摄入＞16g/d和＜10g/d相比，胃癌风险增加1.98倍；食盐和胃癌之间的相关性甚至较HP和萎缩性胃炎之间的相关性要强。社会经济欠发达地区，由于缺乏冰箱人们更多食用腌制食物，增加了患癌风险，蔬菜和水果的摄入增加则可明显降低胃癌风险。

二、临床表现

1. 非特异性消化道症状　美国国立癌症研究院报告，典型患者为60～84岁男性吸烟者，主要症状为上腹痛和体重减轻，可有恶心、吞咽困难（近端或胃食管连接处肿瘤）和黑便。书本描述的左锁骨上Virchow淋巴结转移在初次就诊时很少见。

2. 报警症状　新发生的消化不良，特别是55岁以上患者；上消化道肿瘤家族史；无法解释的体重减轻；上消化道出血；进行性吞咽困难、吞咽痛；无法解释的缺铁性贫血；持续呕吐；可触及的包块或淋巴结；黄疸。

三、临床病理特征

1. 肉眼表现　根据日本胃癌分型定义，老年早期胃癌主要为浅表凹陷型Ⅱc（约占46%），其次为浅表隆起型Ⅱa和息肉型Ⅰ（大约占44%）。

2. 肿瘤部位　老年胃癌中约42%～63%在低位或远端1/3部位。

3. 组织学类型　老年胃癌大多分化程度较好，与肿瘤分期无关。90%以上老年早期胃癌为管状腺癌或乳头状腺癌；低分化或印戒细胞癌占10%；老年进展期胃癌的病理显示出侵袭性的特点，高分化和低分化所占比例基本相同，后者的发病部位较前者要高。

4. 复发和转移方式　血行转移为主，主要通过门静脉转移至肝脏，腹膜侵犯不常见，这种独特的复发转移方式可能与老年胃癌的血管侵袭性较高有关。淋巴结转移的发生率和年轻人相比没有差别。

四、诊断

1. 胃镜　≥55 岁患者新出现消化不良或以上报警症状的，建议胃镜检查和组织活检；如果病灶可疑而活检结果阴性，建议重新活检。病理检查应包括 Her-2 免疫组化检测，以用于指导靶向治疗。

2. 分期　准确的分期决定了治疗策略和对患者预后的判断，影像学技术的发展使得胃癌的分期较前越来越准确。

(1)超声内镜(EUS)：用于判断肿瘤浸润的深度和淋巴结转移情况，主要用于浅表性病变和胃食管结合部肿瘤的术前判断。

(2)CT：用于判断肿瘤的局部进展和远处转移，对于肝转移判断的敏感性和特异性较高，但是对腹膜转移的敏感性只有 33%；近端胃或胃食管结合部肿瘤需要同时做胸部 CT。

(3)PET/CT：用于判断远处转移灶的敏感性为 35%，特异性为 99%。

(4)腹腔镜：如果影像学检查阴性，使用腹腔镜有助于发现小于 5mm 的腹膜或远处转移灶，这类病灶即便是高质量的影像学检查也容易遗漏；腹腔镜还用于可疑病灶的活检，以获得细胞学依据。回顾性研究发现，对已经做过 CT 或 EUS 的患者使用腹腔镜检查后，其中 28%的肿瘤分期被修正。

五、治疗

肿瘤分期和术前健康状况的评估对患者非常重要。术前健康状况根据患者的体力活动状况、年龄和伴发疾病进行评估。最终的治疗策略应由包括外科、放射科、病理科以及肿瘤科医师的多学科团队和患者充分沟通后决定。

(一) 手术治疗

1. 早期胃癌(T1a)如果局限于黏膜层、直径<2cm、中等以上分化、没有溃疡或淋巴结血管侵犯，可以行内镜下黏膜切除术。

2. ⅠA 期局限的肿瘤可以做局部切除术；Ⅱ～Ⅲ期肿瘤在欧美推荐新辅助化疗后外科切除。对于幽门部肿瘤所致的出口梗阻或者肿瘤继发的大出血，姑息性手术也是有益的。

3. 胃癌手术中淋巴结清扫程度是关键问题，近年的随机临床研究倾向 D2 根治术(包括胃周和腹腔干周围的淋巴结)优于 D1(仅胃周淋巴结)，虽然 D2 根治术可能增加术后早期并发症和死亡率，但是可以降低局部复发率和胃癌相关的死亡率。多数肿瘤中心现在做改良的 D2 根治术(保留脾脏)。ESMO 指南建议Ⅰ～Ⅳ期无远处转移的病灶行根治性手术，在切除肿瘤的同时清扫至少 14 枚，最好 25 枚淋巴结。多项研究发现，70 岁以上和 70 岁以下胃癌患者的胃癌切除率没有明显差别。而 80 岁以上患者的术前伴发疾病较多，术前风险评分较高，胃癌切除术，特别是全胃切除或 D2 根治术的患者，术后死亡率也增加。

(二) 化疗

按胃癌分期化疗的标准已经建立，然而，老年患者需考虑多种因素：如临床病理特征、化疗前的营养状况、治疗的效果，包括化疗后的生活质量。

1. 辅助化疗　R0 切除的患者有可能获得长期生存，然而，还是会有部分患者出现局部或远处转移，推荐在高危复发转移患者行术后辅助化疗。辅助化疗在东亚地区较为普遍，与单纯手术组相比，可以提高5年OS达5.8%和10年OS达7.4%。日本的研究报告，D2根治术后给予1年替吉奥治疗，3年OS由70%增加到80%；刚刚在韩国、中国包括台湾完成的CLASSIC研究结果表明，胃癌患者D2切除术后给予卡培他滨联合奥沙利铂辅助治疗，5年OS显著高于观察组，降低胃癌死亡风险34%。初始化疗后复发转移的患者使用以紫杉类或伊立替康为基础的二线化疗，较最佳支持治疗组获得较好的生存获益。然而，关于老年人胃癌化疗的临床研究，并未得到具有统计学意义的结果，因此尚需要更多老年人群的Ⅲ期临床研究。

2. 新辅助化疗　在欧洲国家较为普遍。对于具备手术条件的老年人，采用术前化疗-手术-术后化疗的治疗策略，方案以氟尿嘧啶类(5-Fu或卡培他滨)或铂类(顺铂或奥沙利铂)为基础，可加用表柔比星。MAGIC研究包括了20%的70岁以上人群，发现术前3周期化疗和术后辅助化疗，可以延长OS和无进展生存期。辅助化疗和新辅助化疗的适应证主要是T3/T4和或淋巴结阳性的患者，与单纯手术组相比，化疗提高了5年总生存期OS。

3. 辅助放化疗　术后辅助放化疗在美国是标准方案，适用于高危复发转移患者，具体为5-Fu+亚叶酸钙+放疗，显示出更好的中位OS和无病生存期(DFS)，并且这一结果并不受年龄因素的影响。需要指出的是，美国胃癌的术式多为D0或者D1，而日本通常为D2根治术，这可能是选择不同辅助治疗的原因。目前D2手术在中国一些较大的医疗中心也逐渐普遍开展。

4. 姑息化疗　对于老年复发转移性胃癌的治疗，姑息性系统化疗和单纯最佳支持治疗相比，能够使患者生存获益并提高生活质量。欧洲一项为期10年的研究发现，≥70岁的患者接受含铂方案的姑息性化疗后，OS延长而毒副作用未见明显增加。日本的一项研究报告，给予老年晚期或复发胃癌患者S1单药化疗或加用铂类，能够改善客观反应率、中位PFS和OS，但是随着年龄的增加，毒副作用发生率也增加。目前，老年患者进行姑息化疗的时间和剂量强度尚未明确，还需更多的临床证据。

一项在65岁以上的转移性胃癌患者中进行的研究发现，草酸铂较顺铂更好地提高PFS和OS，这是迄今为止在老年患者中位OS最高的Ⅲ期临床研究。

(三) 靶向治疗

1. HER2是人表皮生长因子2，大约16%的胃癌HER2表达阳性。检测方法首选免疫组织化学染色(IHC)，当IHC结果为++时，则进行原位杂交技术(ISH)检测，IHC结果为0或+++时不需要FISH检测。当IHC结果为++时，需行FISH明确HER2基因扩增情况，以辅助判断肿瘤HER2状态。HER2对胃癌有预后预测价值。

2. 抗HER2分子靶向药物　抗HER2单克隆抗体(曲妥珠单抗、帕妥珠单抗)、小分子酪氨酸激酶抑制剂(拉帕替尼)以及药物偶联抗HER2单克隆抗体(曲妥珠单抗-DM1)，主要用于治疗无法切除的进展期或复发转移的胃癌。其中曲妥珠单抗的临床证据最为充分。ToGA研究证实，曲妥珠单抗联合顺铂加氟尿嘧啶类标准化疗，能显著提高患者治疗反应率、延长OS和PFS。2011年，卫生部公布《胃癌临床诊疗规范》，推荐HER2阳性胃癌患者可考虑化疗联合使用曲妥珠单抗。

拉帕替尼用于化疗和赫赛汀治疗失败的HER2阳性晚期或转移性胃癌。LOGIC研究中拉帕替尼联合草酸铂和卡培他滨治疗，在小于60岁患者及亚洲患者中观察到OS的获益，然而在60岁以上人群中没有观察到OS获益。

3. 其他靶向药物　聚腺苷酸二磷酸核糖转移酶(PARP)抑制剂Olaparib联合紫杉醇

治疗复发或转移性胃癌的一项随机双盲Ⅱ期研究，发现 Olaparib 联合紫杉醇可显著改善 OS。目前还有关于贝伐单抗、Onartuzumab、Rilotumumab 等多个靶向药物的临床研究正在进行中。

综上所述，老年胃癌患者是一类特殊人群，需要制定有效且毒副作用较小的治疗方案。在患者身体状况允许的条件下，可选择围术期化疗或辅助化疗，包括三药或两药联合方案，并根据个体差异进行改良；对于不能耐受联合化疗的老年患者，单药替吉奥或卡培他滨化疗也能使患者得到生存获益；HER2 阳性胃癌患者可以从靶向治疗联合化疗中得到生存获益。

参考文献

[1] Jemal A, Bray F, Center MM, et al. Global cancer statistics. CA Cancer J Clin, 2011, 61(2): 69-90.

[2] Anderson WF, Camargo MC, Fraumeni JF Jr, et al. Age-specific trends in incidence of noncardia gastric cancer in US adults. JAMA, 2010, 303(17): 1723-1728.

[3] Guggenheim DE, Shah MA. Gastric cancer epidemiology and risk factors. J Surg Oncol, 2013, 107(3): 230-236.

[4] Ladeiras-Lopes R, Pereira AK, Nogueira A, et al. Smoking and gastric cancer: systematic review and meta-analysis of cohort studies. Cancer Causes Control, 2008, 19(7): 689-701.

[5] Smyth EC, Capanu M, Janjigian YY, et al. Tobacco use is associated with increased recurrence and death from gastric cancer. Ann Surg Oncol, 2012, 19(7): 2088-2094.

[6] Duell EJ, Travier N, Lujan-Barroso L, et al. Alcohol consumption and gastric cancer risk in the European Prospective Investigation into Cancer and Nutrition(EPIC) cohort. Am J Clin Nutr, 2011, 94(5): 1266-1275.

[7] Shikata K, Kiyohara Y, Kubo M, et al. A prospective study of dietary salt intake and gastric cancer incidence in a defined Japanese population: the Hisayama study. Int J Cancer, 2006, 119(1): 196-201.

[8] Park B, Shin A, Park SK, et al. Ecological study for refrigerator use, salt, vegetable, and fruit intakes, and gastric cancer. Cancer Causes Control, 2011, 22(11): 1497-1502.

[9] Larsson SC, Bergkvist L, Wolk A. Fruit and vegetable consumption and incidence of gastric cancer: a prospective study. Cancer Epidemiol Biomarkers Prev, 2006, 15(10): 1998-2001.

[10] Talley NJ, Vakil NB, Moayyedi P. American gastroenterological association technical review on the evaluation of dyspepsia. Gastroenterology, 2005, 129(5): 1756-1780.

[11] Allum WH, Blazeby JM, Griffin SM, et al. Guidelines for the management of oesophageal and gastric cancer. Gut, 2011, 60(11): 1449-1472.

[12] Gravalos C, Jimeno A. HER2 in gastric cancer: a new prognostic factor and a novel therapeutic target. Ann Oncol, 2008, 19(9): 1523-1529.

[13] Arai T, Esaki Y, Inoshita N, et al. Pathologic characteristics of gastric cancer in the elderly: a retrospective study of 994 surgical patients. Gastric Cancer, 2004, 7(3): 154-159.

[14] Smyth E, Schoder H, Strong VE, et al. A prospective evaluation of the utility of 2-deoxy-2-[(18)F] fluoro-D-glucose positron emission tomographyn and computed tomography in staging locally advanced gastric cancer. Cancer, 2012, 118(22): 5481-5488.

[15] de Graaf GW, Ayantunde AA, Parsons SL, et al. The role of staging laparoscopy in oesophagogastric cancers. Eur J Surg Oncol, 2007, 33(8): 988-992.

[16] SaidiRF, Bell JL, Dudrick PS. Surgical resection for gastric cancer in elderly patients: is there a difference in outcome? J Surg Res, 2004, 118(1): 15-20.

[17] Songun I, Putter H, Kranenbarg EM, et al. Surgical treatment of gastric cancer: 15-year follow-up results of the randomised nationwide Dutch D1D2 trial. Lancet Oncol, 2010, 11(5): 439-449.

[18] Orsenigo E, Tomajer V, Palo SD, et al. Impact of age on postoperative outcomes in 1118 gastric cancer patients undergoing surgical treatment. Gastric Cancer, 2007, 10(1): 39-44.

[19] Cunningham D, Oliveira J, ESMO Guidelines Working Group. Gastric cancer: ESMO clinical recommendations for diagnosis, treatment and follow-up. Ann Oncol, 2008, 19(Suppl. 2): ii23-24.

[20] Paoletti X, Oba K, Burzykowski T, et al. Benefit of adjuvant chemotherapy for resectable gastric cancer: a meta-analysis. JAMA, 2010, 303(17): 1729-1737.

[21] Ji J1, Liang H, Zhan Y, et al. Adjuvant capecitabine and oxaliplatin for gastric cancer after D2 gastrectomy(CLASSIC): Chinese subgroup analysis. Zhonghua Wei Chang Wai Ke Za Zhi, 2014, 17(2): 133-138.

[22] Cunningham D, Allum WH, Stenning SP, et al. Perioperative chemotherapy versus surgery alone for resectable gastroesophageal cancer. N Engl J Med, 2006, 355(1): 11-20.

[23] Orditura M, De Vita F, Muto P et al. Adjuvant chemoradiotherapy in patients with stage Ⅲ or Ⅳ radically resected gastric cancer: a pilot study. Arch Surg, 2010, 145(3): 233-238.

第 14 章

老年胃食管气道反流病诊断进展

（张艺军　钟武装）

胃食管反流病(gastroesophageal reflux disease,GERD)是老年人在临床上常见的消化系统疾病之一，是指胃十二指肠内容物反流入食管引起的不适症状和(或)并发症的疾病。近年来，汪忠镐等经过长时间对胃食管反流病的临床研究，提出胃食管气道综合征的概念。由于咽部呈鸟嘴状，当患者在发生反流时，反流物经咽反流至喉、气管，形成咽气道反流，引起相关器官的损害。当老年患者发生吞咽障碍或者咳嗽反射减弱时，容易发生胃气道反流，严重者引起肺部感染，成为老年吸入性肺炎的主要原因。

胃食管反流引起的呼吸道表现，即胃食管气道反流病(gastroesophago-airway reflux,GEAR)不仅有 GERD 的典型症状，烧心、反酸，还包括了食管外的症状，如咳嗽、哮喘、咽痛等不适。在诊断老年胃食管反流病后，及时地对患者实施干预，可以减少老年肺炎的发生，缩短患者的住院时间，降低老年患者的死亡率。因此，胃食管反流病的诊断在老年人群中尤其重要。总之，胃食管反流病是胃食管气道反流病的前提。

传统的诊断胃食管反流的方法有：患者的反酸、烧心等典型反流症状、上消化道内镜检查、24 小时食管 pH 监测、食管腔内多通道阻抗 pH 技术、食管胆红素监测方法等。其中，24 小时食管 pH 监测被认为是诊断胃食管反流病的金标准。

一、上消化道内镜

上消化道内镜可以诊断一部分 GERD 患者，但是其应用价值不高。因为有很大一部分 GERD 患者为非糜烂性反流病以及功能性烧心，导致内镜下结果阴性。近年来随着高清放大内镜的出现，可以进一步观察到食管的微小病变，使得部分非糜烂性反流病得以发现，成为诊断 GERD 的一条新途径。

二、24 小时食管 pH 监测

食管 pH 监测是诊断 GERD 的一种重要方法，可以量化食管酸暴露，评估典型或非典型 GERD 相关症状与酸反流事件的关系，还有助于排除食管酸高敏感性等问题，目前被公认为诊断 GERD 的金标准。但是该方法的缺点是只能发现 pH＜4 的酸反流，有 30％～40％的弱酸反流不能检测到。

三、食管腔内多通道阻抗 pH 技术

食管腔内多通道阻抗 pH 技术不仅能检测出反流物的性质，还可以有效地判断反流物为酸反流、弱酸反流或非酸反流。尤其对于正在口服质子泵阻滞剂的患者，该技术可以将诊断率提高 15％～20％。

四、食管测压

食管体部运动的清除功能在防御胃食管反流中占有重要的地位。GERD 患者常伴有明显的食管下括约肌一过性松弛(TLESR)发生频率升高和(或)LES 压力降低,食管测压对存在食管动力异常的 GERD 患者有一定的诊断意义。近来的高分辨率测压(high resolution manometry)与传统测压相比,可以显示全食管和部分咽部以及胃内压力,能够更加直观地反映食管蠕动和下括约肌功能,并可以发现食管裂孔疝、食管体部动力异常,鉴别贲门失弛缓症、胡桃夹食管等。

五、食管胆红素监测

胆汁酸是很强的亲脂性类固醇,对黏膜屏障有明显的溶解和破坏作用,可以加重胃酸和胃蛋白酶向黏膜内的回渗作用。24 小时胆红素监测有助于诊断胆汁反流的 GERD 患者。该方法是采用光纤分光光度计进行食管腔内胆红素的监测,通过测定胆红素吸光值来反映胆汁的浓度。并且以胆红素的吸收值超过 0.14 为阈值,检测出十二指肠反流。该方法与 24 小时食管 pH 监测相结合诊断非糜烂性反流病。

六、唾液胃蛋白酶的检测

当患者高龄,合并有认知功能障碍、吞咽功能障碍,或者一般情况较差时,患者很难配合完成以上的检查。而且,上述检查方法比较烦琐、检查耗费时间,难以快速得出诊断。然而,如果能够早期发现患者有胃食管反流、甚至胃食管气道反流,将会大大降低老年肺炎的发生率。因此,临床上迫切需要一种适合老年患者的快速、简便的诊断方法。近来有研究证实,检测唾液中的胃蛋白酶可以诊断 GERD 患者。

胃蛋白酶属于天冬氨酸蛋白水解酶类,其前体是胃蛋白酶原,仅由胃主细胞分泌。在胃酸的作用下,胃蛋白酶原转化为胃蛋白酶,从而导致食管、咽喉黏膜的病理损害,引起相关的症状。该物质是反流物对食管及其他器官造成损坏的关键因素。如果在胃食管外任何部位检测到胃蛋白酶,就意味着胃内容物反流到该部位。Knight 等的研究证实,除胃酸之外的胃内容物中还含有大量的其他物质,也可以导致严重的肺损伤。如果吸入胃内容物,则会造成严重的气管、支气管和肺实质的化学性损伤。胃蛋白酶作为胃液中主要成分之一,和胃酸共同作用,是发生反流性肺炎的主要因素。Samuels 等的体外研究也证实,胃蛋白酶可以不依赖酸直接损伤黏膜细胞。因此,胃蛋白酶成为判断反流的良好标记物。同时,胃蛋白酶能够在不中断 H_2 受体阻滞剂或质子泵抑制剂治疗的情况下评估胃食管反流事件。

唾液胃蛋白酶的检测方法简便易行,只需要患者先清洁口腔,收集患者的咽部唾液 3～5ml,通过 ELISA 方法测定唾液标本中胃蛋白酶的含量,从而对 GERD 作出诊断。

该方法与我们所熟悉的检测胃食管反流病的金标准"食管 24 小时 pH 监测"的一致率高。Knight 等比较了 23 例咽喉反流阳性患者的 24 小时 pH,同时也检测了患者唾液中胃蛋白酶浓度,与 24 小时 pH 的监测结果相比,发现用唾液胃蛋白酶诊断胃食管反流的敏感度和特异度分别为 100%和 89%,提示检测患者唾液中胃蛋白酶浓度是诊断胃食管反流的一种敏感、无创的方法。刘鹏等通过蛋白印迹法测定 GERD 患者唾液中的胃蛋白酶,并与他们的 24 小时 pH、PPI 试验治疗结果相比较结果一致。另一方面,李湘平等采用唾液蛋白酶的方法检测了 32 例临床上已经诊断为"咽喉反流"的患者,结果表明该方法的敏感度为

81.3%，特异度为 95.8%。

因此，唾液胃蛋白酶检测是一种无创、快速、简便、敏感性高的诊断 GERD 的方法，尤其适合老年人群，值得推广应用。

在诊断患者存在 GERD 的基础上，结合患者的肺泡灌洗液、相关的临床症状甚至患者的胸部 X 线片检查结果，综合分析患者的咽、喉、食管、气道以及肺部的损伤情况，可以对患者的胃食管气道反流病作出正确的诊断。

参考文献

[1] 关婕，龚伟，姚国和，等. 非糜烂性食道炎放大胃镜图像特点的研究. 中华消化内镜杂志，2011，28：506-511

[2] Xiong LS，Chen MH，Lin JK，et al. Stratification and symptom characteristics of non-erosive reflux disease based on acid and duodenogastroesophageal reflux. J Gastroenterol Hepatol，2008，23：290-295.

[3] Pace F，Sangaletti O，Pallotta S，et al. Biliary reflux and non-acid reflux are two distinct phenomena：a comparison between 24-hour multichannel intraesophageal impedance and bilirubin monitoring. Scand J Gastroenterol，2007，42：1031-1039.

[4] 肖英莲，陈旻湖. 食道多通道腔内阻抗-pH 技术在胃食道反流病中的应用. 中华内科杂志，2011，50：632-634.

[5] 郑林福，王雯. 难治性胃食道反流病的诊断进展. 国际消化病杂志. 2013，33(2)：109-111.

[6] Smith J，Woodcock A，Houghton L. New developments in reflux-associated cough. Lung，2010，188 (Suppl 1)：S81-S86.

[7] Irwin R S. Chronic cough due to gastroesophageal reflux disease：AC-CP evidence-based clinical practice guidelines. Chest，2006，129(1 Suppl)：80S-94S.

[8] 汪忠镐，宁雅婵，吴继敏，等. 专病研究：胃食道反流病. 胃食道气道反流. 临床误诊误治，2011，24(3)：1-4.

[9] 陈姗姗，孟立娜. 难治性胃食管反流病的诊治. 胃肠病学和肝病学杂志，2013，22(10)：1051-1054

[10] Bredenard AJ，Smaout AJ. Refractory gastrooesophageal reflux disease. Eur J Gastroenterol Hepatol，2008，20(3)：217 -213.

[11] Hershcovici T，Fass R. An algorithm for diagnosis and treatment of refractory GERD. Best pract Res Clin Gastroerterol，2010，24(6)：923-936.

[12] Song HW，Zhu LY. Diagnosis of refractory GERD. World Chinese Journal of Digestology，2012，2 (19)：1742-1746.

[13] Fass R，Chey WD，Zakko SF，et al. Clinical trial：the effects of the proton pump inhibitor dexlansoprazole MR on daytime and nighttime heartburn in patients with non-erosive reflux disease. Aliment Pharmacol Ther，2009，29(12)：1261-1272.

[14] Zerbib F，Roman S，Ropert A，et al. Esophageal pH-impedance monitoring and symptom analysis in GERD：a study in patients off and on therapy. Am J Gastroenterol，2006，101(9)：1956-1963.

[15] Nojkov B，Rubenstein JH，Adlis SA，et al. The influence of comorbid IBS and psychological distress on outcomes and quality of life following PPI therapy in patients with gastro-oesophageal reflux disease. Aliment Pharmacol Ther，2008，27(6)：473-482.

[16] Mirbagheri SA，Sadeghi A，Amouie M，et al. Pyloric injection of bot-ulinum toxin for the treatment of refractory GERD accompanied with gastroparesis：a preliminary report. Dig Dis Sci，2008，53(10)：2621-2626.

[17] Dickman R, Schiff E, Holland A, et al. Clinical trial: acupuncture vs. doubling the proton pump inhibitor dose in refractory heartburn. Aliment Pharmacol Ther, 2007, 26(10): 1333-1344.

[18] Rodríguez L, Rodríguez P, Neto MG, et al. Short-term electrical stimulation of the lower esophageal sphincter increases sphincter pres-sure in patients with gastroesophageal reflux disease. Neurogastroenterol Motil, 2012, 24(5): 446-450.

[19] Ge LJ, Jia R, Li JW. Acupuncture in the treatment of incoordination between liver and stomach type of gastroesophageal reflux disease in 21 cases. Chinese Journal of Traditional Medical Science and Technology, 2009, 16(2): 137.

[20] 汤欣，张玫，孙书春. 胃食道反流病的食管动力障碍研究. 实用医学杂志，2009，25(3)：402-404.

[21] Meert KL, Daphtary KM, Metheny NA. Detection of pepsin and glucose in tracheal secretions as indicators of aspiration in mechanically ventilated children. Pediatr Crit Care Med. 2002, 3(1): 19-22.

[22] Ward C1, Forrest IA, Brownlee IA, et al. Pepsin like activity in bronchoalveolar lavage fluid is suggestive of gastric aspiration in lung allografts. Thorax. 2005, 60(10): 872-4.

[23] Samuels TL, Johnston N. Pepsin as a causal agent of inflammation during nonacid reflux. Otolaryngol Head Neck Surg 2009, 141(5): 559-63.

[24] Wassenaar E1, Johnston N, Merati A, et al. Pepsin detection in patients with laryngopharyngeal reflux before and after fundoplication. Surg Endosc. 2011, 25(12): 3870-6.

[25] Johnston N, Dettmar PW, Lively MO, et al. Effect of pepsin on laryngeal stress protein (Sep70, Sep53, and Hsp70) response: role in laryngopharyngeal reflux disease. Ann Otol Rhinol Laryngol, 2006, 115(1): 47-58.

[26] Ayazi S, Lipham JC, Hagen JA, et al. A new technique for measurement of pharyngeal pH: normal values and discriminating pH threshold. J Gastrointest Surg, 2009, 13(8): 1422-9.

[27] Valil N, Van zanten SV, Kahrilas P, et al. The montreal definition and classification of gastroesophageal reflux disease: a global evidence-based consensus. Am J Gastroenterol, 2006, 101: 1900-1920.

[28] Knight P R, Ru tter T, Tait AR, et al. Pathogenesis of gastric particulate lung injury. a comparison and interaction with acidic pneum onitis. Anesth Analg, 1993, 77: 754-760

[29] 刘鹏，法永红，蔡兴伟，等. 口腔中唾液胃蛋白酶检测对胃食管反流病的诊断价值. 胃肠病学和肝病学杂志，2010，19(10)：915-917

[30] 于树夔，陈阳，邱建华，等. 喉部痰液胃蛋白酶浓度检测对喉咽反流诊断及疗效判定的价值. 临床耳鼻咽喉头颈外科杂志，2011，25(13)：604-606

[31] Pearson JP, Parikh S, Orlando RC, et al. Review article: reflux and its consequences—the laryngeal, pulmonary and oesophageal manifestations. Aliment Pharmacol Ther, 2011, 33 Suppl 1: 1-71.

[32] Reder NP, Davis CS, Kovacs EJ, et al. The diagnostic value of gastroesophageal reflux disease (GERD) symptoms and detection of pepsin and bile acids in bronchoalveolar lavage fluid and exhaled breath condensate for identifying lung transplantation patients with GERD-induced aspiration. Surg Endosc, 2014, 28(6): 1794-800.

[33] Samareh Fekri M, Poursalehi HR, Najafipour H, et al. Chronic aspiration of gastric and duodenal contents and their effects on inflammatory cytokine production in respiratory system of rats. Iran J Allergy Asthma Immunol, 2014, 13(1): 40-46.

[34] Samuels TL, Pearson AC, Wells CW, et al. Curcumin and anthocyanin inhibit pepsin-mediated cell damage and carcinogenic changes in airway epithelial cells. Ann Otol Rhinol Laryngol, 2013, 122(10): 632-641.

[35] Soyer T, Soyer OU, Birben E, et al. Pepsin levels and oxidative stress markers in exhaled breath condensate of patients with gastroesophageal reflux disease. J Pediatr Surg, 2013, 48(11): 2247-2250.

[36] Abdel-aziz MM, El-Fattah AM, Abdalla AF. Clinical children with otitis media with effusion. Int J Pediatr Otorhinolaryngol, 2013, 77(10): 1765-1770.

[37] Davis CS, Mendez BM, Flint DV, et al. Pepsin concentrations are elevated in the bronchoalveolar lavage fluid of patients with idiopathic pulmonary fibrosis after lung transplantation. J Surg Res, 2013, 185(2): e101-108.

[38] Aliannejad R, Hashemi-Bajgani SM, Karbasi A, et al. GERD related micro-aspiration in chronic mustard-induced pulmonary disorder. J Res Med Sci, 2012, 17(8): 777-781.

[39] Karbasi A, Goosheh H, Aliannejad R, et al. Pepsin and bile acid concentrations in sputum of mustard gas exposed patients. Saudi J Gastroenterol, 2013, 19(3): 121-125.

[40] Farhath S, He Z, Saslow J, et al. Detection of pepsin in mouth swab: correlation with clinical gastroesophageal reflux in preterm infants. J Matern Fetal Neonatal Med, 2013, 26(8): 819-824.

[41] Bredenoord AJ. Mechanisms of reflux perception in gastroesophageal reflux disease: a review. Am J Gastroenterol, 2012, 107(1): 8-15.

[42] Rosen R, Johnston N, Hart K, et al. The presence of pepsin in the lung and its relationship to pathologic gastro-esophageal reflux. Neurogastroenterol Motil, 2012, 24(2): 129-133, e84-85.

[43] Elabiad MT, Zhang J. Detection of pepsinogen in the neonatal lung and stomach by immunohistochemistry. J Pediatr Gastroenterol Nutr, 2011, 53(4): 401-403.

[44] Pacheco-Galván A, Hart SP, Morice AH. Relationship between gastro-oesophageal reflux and airway diseases: the airway reflux paradigm. Arch Bronconeumol, 2011, 47(4): 195-203.

[45] Bock JM, Brawley MK, Johnston N, et al. Analysis of pepsin in tracheoesophageal puncture sites. Ann Otol Rhinol Laryngol, 2010, 119(12): 799-805.

[46] Chung KF, Pavord ID. Prevalence, pathogenesis, and causes of chronic cough. Lancet, 2008, 371(9621): 1364-1374.

第 15 章

呼气试验在肝脏储备功能减退中的临床研究

（刘　方　保志军）

肝脏是人体重要而功能复杂的代谢器官，其储备功能是反映肝脏在受到各种致病因子损伤或部分切除后的代偿能力，即肝细胞线粒体的产能能力。目前对肝脏储备功能的评估主要依据血清学检测（包括肝酶、合成功能、病毒负荷等）、肝活检、Child-Pugh 分级等，这些方法大多仅能提供肝损伤程度的部分依据，在临床随访及决策制定方面缺乏敏感性或可行性。与之相比，近年来呼气试验因其安全性、非侵入性、操作简单、重复性好、可定量等优点而越来越受到研究者的青睐。

呼气试验的原理和方法是将^{13}C（或^{14}C）标记的底物引入（口服或静脉）机体，根据不同标记的底物在体内代谢过程中限速酶作用的位置和呼出气体中底物的最终代谢产物$^{13}CO_2$的变化来研究体内不同的代谢反应和生理过程。可分为三类：①肝细胞微粒体功能的呼气试验，如氨基比林呼气试验（aminopyrine breath test，ABT）、^{13}C-嘧塞西啶呼气试验（^{13}C-methacetin breath test，MBT）、红霉素（erithromycin）呼气试验、咖啡因呼气试验（^{13}C-caffeine breath test，CBT）等；②肝细胞质功能的呼气试验，如苯丙氨酸呼气试验（L-[1-^{13}C] phenylalanine breath test，PBT）、半乳糖呼气试验（galactose breath test，GBT）等；③肝细胞线粒体功能的呼气试验，如酮异戊酸呼气试验、酮异己酸甘油酸（ketoisocaproic acid，KICA）呼气试验。常用的参数有$^{13}CO_2$ ERt（某时间点$^{13}CO_2$ 呼出速率）、^{13}Ccumt（各时相^{13}C 累积排出率）、$t_{1/2}$等。以下将着重阐述呼气试验对肝脏储备功能减退的临床研究。

一、慢性肝病、肝硬化的评估及分级

研究显示，与健康对照组相比，肝硬化患者的苯丙氨酸呼气试验（PBT）参数明显降低，并与血清学指标（如 Alb、PT、胆红素等）及 Child-Pugh 分级有相关性；且不同 Child-Pugh 分级间 PBT 结果亦有显著差异，能够即时、量化地反映肝脏储备及代偿功能。Moran S 等对 124 例慢性肝病患者进行了研究，显示 PBT 参数在不同类型肝病中并无明显差异，说明 PBT 对慢性肝病病因的鉴别意义不大。

另一项对 96 名慢性丙型肝炎感染患者的研究中，以肝活检为金标准，比较^{13}C-嘧塞西啶呼气试验（MBT）与血生化（AST/PLT，AST/ALT）在诊断肝纤维化、肝硬化中的准确性。结果显示，呼气试验在预测肝纤维化及肝硬化方面，比血生化指标更可靠。同样，在肝癌患者中，MBT 参数随着肝癌严重程度加重而下降，其对肝功能的评估价值与 Child-Pugh 分级相当，并与总胆汁酸（TBA）、白蛋白（ALB）、前白蛋白（PA）、胆碱酯酶（ChE）相关。

Forestier J 等对 296 名慢性肝病患者的研究显示，氨基比林呼气试验（ABT）与肝脏弹性测定、吲哚菁绿血浆清除、AST/PLT（aminotransferase platelet ratio index，APRI）一样，均是诊断慢性肝病患者肝硬化的可靠、非侵袭性方法，并可有效预测肝硬化患者并发症出现及其严重程度。在对 50 个慢性丙型肝炎患者的长期随访（达 86 个月）中，利用 ABT 对其肝硬化进展进行评估。结果显示，单因素分析中，年龄、BMI、AST、APRI 及 ABT 均是肝纤维化进展的独立相关因素。而 Cox 多元回归分析中，ABT 是预测肝纤维化进展的唯一的共变量(HR 6.7，95% CI 2.3～20.1，P<0.001)。

此外，呼气试验可用于非酒精性脂肪性肝病(nonalcoholic fatty liver diseases，NAFLD)患者肝脏病变程度的评估。在一项包含 48 名 NAFLD 患者的临床研究中，咖啡因呼气试验(CBT)在简单脂肪变性的患者与对照组之间无明显差异，非酒精性脂肪性肝炎(1.59 vs. 0.65，P=0.005)、肝硬化(1.00 vs. 0.73，P<0.001)患者的 CBT 明显下降。肝活检显示，CBT 与 Brunt's 纤维化评分明显相关(r=−0.49，P<0.001)，但与脂肪变性(P=0.23)和炎症(P=0.08)无相关性。CBT 与 INR、ALB、AST/ALT、PLT 相关。多元性分析显示，年龄(OR 1.12，95%CI 1.042～1.203，P=0.002)和 CBT(OR 0.264，95% CI 0.084～0.822，P=0.02)是肝纤维化的独立预测因子。

二、急性肝损伤的评估

肝脏是药物在机体内代谢、转化的主要场所，其中肝细胞微粒体的混合功能氧化酶能氧化药物分子上的 O-或 N-甲基(或乙基)，当某些肝脏疾病使正常肝细胞显著减少时，这种氧化能力就会降低，导致血药滞留与氧化产物形成变慢。所以这类试验可估价正常肝细胞丧失情况及其程度。^{13}C-MBT 即属于药物清除试验的范畴。研究显示，^{13}C-MBT 可用于急性肝损伤肝脏透析前后肝脏储备功能的评估，可作为肝脏损伤严重程度的标记，并可用于预测疾病预后。此外，在评估急性重症肝损患者肝功能改善方面，MBT 比血指标(ALT、AST、ALP、GGT、LDH、ALB、TBIL、PT)早 4～6 天；肝功能恢复正常的评估，MBT 比血指标早 4～19 天。这说明在急性重症肝脏疾病治疗过程中，与血生化指标相比，MBT 是更为敏感的决策工具。

三、筛查轻微肝性脑病

肝性脑病(minimal hepatic encephalopathy，MHE)是指某些肝病患者以临床常规检查不能检测的大脑功能失调，但具有可计量的智力检测和脑诱发电位异常。临床现诊断 MHE 多采用肝性脑病心理测试评分(psychometric hepatic encephalopathy score，PHES)。有研究表明，在肝硬化患者中，^{13}C-PBT 参数在 MHE 和非 MHE 组间的差异有统计学意义。此外，SF-36 和慢性肝病问卷等量表也可能有助于临床筛查 MHE 患者。

四、呼气试验对慢性肝病的预后及治疗评估

Gallardo-Wong I 等对 118 例慢性肝功能衰竭患者进行了为期 64 个月的随访，研究中利用^{13}C-PBT 等评价研究对象的肝功能情况。^{13}C-PBT 可用来评估慢性肝功能衰竭患者的生存情况。研究中还提出预后指数(prognostic index，PI)，PI=exp(−0.798×^{13}Ccum)+(0.765×年龄)+(−1.25×白蛋白)+(0.149×胆红素)+(0.510×肌酐)。其中，^{13}Ccum<5%记为 0，^{13}Ccum≥5%记为 1；年龄<60 岁记为 0，年龄≥60 岁记为 1。预后指数因考虑了多因素的综合作用，可比单独采用^{13}Ccum 更为准确。

另一项研究中，227 名来自长期抗病毒以延缓丙肝肝硬化研究(HALT-C)试验的受试者，进行基线定量肝功能检测(quantitative liver function tests，QLFTs)及中位数为 5.5 年的临床预后随访。QLFTs 测定的指标包括咖啡因清除率，氨基比林清除率，利多卡因代谢

产物单乙基甘胺酰二甲苯胺(MEGX)浓度,甲硫氨酸呼气试验,乳酸清除能力,二价胆酸盐清除率和分流,以及灌注性肝质量和 SPECT。QLFTs 可独立预测长期的临床预后风险,实现慢性丙型肝炎患者的无创监测、咨询和治疗。这提示,呼气试验可与其他多项指标联合,提供慢性肝病更为准确的预后信息。

在慢性肝病患者人群中,呼气试验不仅对其预后评估有重要意义,对其治疗决策(外科手术、TIPS、肝动脉化疗栓塞 TACE、射频消融 RFA、肝移植等)的制定亦是必要的。研究显示,肝癌患者 TACE 治疗组^{13}C-嘧塞西啶呼气试验(^{13}C-MBT)值明显下降,这提示 TACE 主要影响肝细胞微粒体的功能。RFA 治疗组^{13}C-酮异己酸(KICA)呼气试验明显下降,并在 1～6 月后恢复。肝癌复发患者中,酮异己酸的脱羧基作用很早即出现下降。这说明 RFA 对肝脏线粒体功能有瞬时损伤,RFA 治疗后 1～6 个月线粒体功能恢复,这可能为 RFA 治疗效果评估提供了额外的参数。另一项研究中,利用氨基比林呼气试验(ABT)对 560 例等待肝移植的肝硬化患者进行评估。结果显示,肝移植前 ABT 对死亡率的评估能力(0.68)优于终末期肝病模型(MELD)评分(0.66),与 Child-Turcotte-Pugh(CTP)评分(0.70)相仿。这说明 ABT 有助于进行肝移植排序,并可与 MELD 评分联合,提供更多预后评估信息。

此外,呼气试验还有助于临床指导抗肿瘤药物、抗病毒药物的应用。我们知道,在肝功能异常的肿瘤患者中,多西他赛等化疗药物的清除率较正常患者下降,且存在更大的变异性。红霉素呼气试验可有效评估基线细胞色素 P450(CYP3A,多种药物代谢的关键酶)活性,进而指导肝功能异常患者中化疗药物的安全用量,减少药物毒性的发生。甲硫氨酸呼气试验(C-methionine breath test,MeBT)、氨基比林呼气试验(ABT)等可用于监测 HCV 患者肝脏线粒体功能,评估抗病毒药物(IFNα、利巴韦林)的治疗效果。研究显示,HCV 可与抗病毒药物协同作用,损害肝脏线粒体功能。在获得持续病毒学应答(sustained virological response,SVR)后,肝脏线粒体功能可恢复至正常。

五、呼气试验在特殊人群中的应用

呼气试验因其安全性、非侵入性等优点,可用于儿童、老年人及伴随其他疾病人群的肝功能评估。比如,甲硫氨酸呼气试验(MeBT)可用于临床评估儿童短肠综合征(SBS)及肠外营养相关肝损害(PNALD)患者的肝脏线粒体功能,以及疾病的进展或改善。苯丙氨酸呼气试验(PBT)可用于评估老年肝硬化患者的肝脏功能,且能有效区分其肝功能异常分期。慢性心力衰竭患者中,随着疾病进展其肝功能明显受损,而后者对疾病预后有影响。MBT 可有效评估充血性心力衰竭患者的肝脏功能,研究表明该类患者肝功能衰竭与左心房直径明显相关,而非左心室射血分数。

六、呼气试验的影响因素

临床应用中,呼气试验可受多种因素影响。比如,^{13}C 标记位置不同,甲硫氨酸呼气试验在评估线粒体功能方面亦有差异。吸烟可影响肝脏对呼气试验底物(如嘧塞西啶)的代谢,进而影响试验的准确性。

此外,不同种类的呼气试验对肝脏疾病的评估亦有差异。近期的一项研究对三种呼气试验(PBT、MBT、MeBT)进行了比较。结果提示,利用单一时间点评估是否存在肝功能异常、肝硬化时,PBT、MBT 比 MeBT 更有效。其中,MBT 可最为迅速的诊断出肝功能异常,

PBT 诊断肝功能异常所需时间为 MBT 的 2 倍，但其敏感性及特异性均高于 MBT。甲硫氨酸在体内代谢过程复杂，可能导致其评估肝功能异常及肝硬化的能力下降。该研究还分析了三种呼气试验与 Child-Pugh 分级的相关性，结果显示在 Child-Pugh A 及 B 级患者中，MBT 没有显著差异。PBT 在 Child-Pugh 不同分级及正常对照组患者中均有明显差异。这提示在病程进展评估（慢性肝炎至肝硬化），以及肝硬化长期随访中，PBT 比 MBT 更有意义。与肝脏活检的相关性分析则显示，PBT、MBT 均与肝纤维化程度（组织学分级：F0～F4）呈负相关。这说明肝纤维化分级可通过无创的呼气试验进行评估。然而，F0 与 F1 期患者的呼气试验检测无明显差异，这是呼气试验在肝纤维化进展评估中的限制。此外，部分酒精性肝硬化患者对嘧塞西啶的代谢产物——对乙酰氨基酚有顾虑（后者可与乙醇相互作用），因而拒绝 MBT。相比较下，苯丙氨酸更易被肝功能异常的患者接受，因此 PBT 可很好的应用于酒精相关肝功能异常的评估。该研究最终得出结论：MBT 在肝功能评估中有明显的时间优越性，而除去耗时稍长，PBT 在评估肝功能异常、肝硬化以及疾病进展方面更有优势。

综上所述，虽然呼气试验的临床推广应用目前还存在一些问题，但是作为一项安全、非侵入性的检查，它可提供较血清学指标、Child-Pugh 分级等更可靠、实时的肝功能信息。在日本，自 2010 年起 ^{13}C-PBT 已被日本稳定同位素及气体临床应用协会批准常规用于肝功能检测。预计将来呼气试验会在更多医院应用，成为一种评估肝功能的常规检查方法。

参考文献

［1］ Pijls KE, de Vries H, Nikkessen S, et al. Critical appraisal of(13)C breath tests for microsomal liver function: aminopyrine revisited. Liver Int, 2014, 34(4): 487-494.

［2］ 保志军，邱德凯，马雄，等. ^{13}C-苯丙氨酸呼气试验测量肝脏储备功能的临床研究. 中华消化杂志，2007, 27(7): 464-468.

［3］ Moran S, Gallardo-Wong I, Rodriguez-Leal G, et al. L-[1-^{13}C]phenylalanine breath test in patients with chronic liver disease of different etiologies. Isotopes Environ Health Stud, 2009, 45(3): 192-197.

［4］ Dinesen L, Caspary WF, Chapman RW, et al. ^{13}C-methacetin-breath test compared to also noninvasive biochemical blood tests in predicting hepatic fibrosis and cirrhosis in chronic hepatitis C. Dig Liver Dis, 2008, 40(9): 743-748.

［5］ 李红霞，王俊平，杨颖，等. ^{13}C-美沙西丁呼气试验对评价肝癌肝储备功能的价值. 中华内科杂志，2009, 48(5): 383-387.

［6］ Forestier J, Dumortier J, Guillaud O, et al. Noninvasive diagnosis and prognosis of liver cirrhosis: a comparison of biological scores, elastometry, and metabolic liver function tests. Eur J Gastroenterol Hepatol, 2010, 22(5): 532-540.

［7］ Rocco A, de Nucci G, Valente G, et al. ^{13}C-aminopyrine breath test accurately predicts long-term outcome of chronic hepatitis C. J Hepatol, 2012, 56(4): 782-787.

［8］ Park GJ, Wiseman E, George J, et al. Non-invasive estimation of liver fibrosis in non-alcoholic fatty liver disease using the 13 C-caffeine breath test. J Gastroenterol Hepatol, 2011, 26(9): 1411-1416.

［9］ Lock JF, Kotobi AN, Malinowski M, et al. Predicting the prognosis in acute liver failure: results from a retrospective pilot study using the LiMAx test. Ann Hepatol, 2013, 12(4): 556-562.

［10］ Ilan Y. A fourth dimension in decision making in hepatology. Hepatol Res, 2010, 40(12): 1143-1154.

［11］ Bao ZJ, Qiu DK, Ma X, et al. Assessment of health-related quality of life in Chinese patients with minimal hepatic encephalopathy. World J Gastroenterol, 2007, 13(21): 3003-3008.

[12] Gallardo-Wong I, Moran S, Rodriguez-Leal G, et al. Prognostic value of 13C-phenylalanine breath test on predicting survival in patients with chronic liver failure. World J Gastroenterol, 2007, 13(34): 4579-4585.

[13] Everson GT, Shiffman ML, Hoefs JC, et al. Quantitative liver function tests improve the prediction of clinical outcomes in chronic hepatitis C: results from the Hepatitis C Antiviral Long-term Treatment Against Cirrhosis Trial. Hepatology, 2012, 55(4): 1019-1029.

[14] Giannini EG, Savarino V. Relationship between ^{13}C-aminopyrine breath test and the MELD score and its long-term prognostic use in patients with cirrhosis. Dig Dis Sci, 2013, 58(10): 3024-3028.

[15] Palmieri VO, Grattagliano I, Minerva F, et al. Liver function as assessed by breath tests in patients with hepatocellular carcinoma. J Surg Res, 2009, 157(2): 199-207.

[16] Ecochard M, Boillot O, Guillaud O, et al. Could metabolic liver function tests predict mortality on waiting list for liver transplantation? A study on 560 patients. Clin Transplant, 2011, 25(5): 755-765.

[17] Hooker AC, Ten TA, Carducci MA, et al. Population pharmacokinetic model for docetaxel in patients with varying degrees of liver function: incorporating cytochrome P4503A activity measurements. Clin Pharmacol Ther, 2008, 84(1): 111-118.

[18] Banasch M, Emminghaus R, Ellrichmann M, et al. Longitudinal effects of hepatitis C virus treatment on hepatic mitochondrial dysfunction assessed by C-methionine breath test. Aliment Pharmacol Ther, 2008, 28(4): 443-449.

[19] Stintzing S, Schmitt C, Ocker M, et al. Liver function under interferon/ribavirin therapy of chronic hepatitis C. Hepatogastroenterology, 2009, 56(90): 462-465.

[20] Duro D, Duggan C, Valim C, et al. Novel intravenous 13C-methionine breath test as a measure of liver function in children with short bowel syndrome. J Pediatr Surg, 2009, 44(1): 236-240, 240.

[21] Duro D, Fitzgibbons S, Valim C, et al. [^{13}C]Methionine breath test to assess intestinal failure-associated liver disease. Pediatr Res, 2010, 68(4): 349-354.

[22] Zhang GS, Bao ZJ, Zou J, et al. Clinical research on liver reserve function by ^{13}C-phenylalanine breath test in aged patients with chronic liver diseases. BMC Geriatr, 2010, 10: 23.

[23] Malek F, Hendrichova M, Kratka K, et al. Correlation of the functional liver mass with left ventricular ejection fraction and left atrial diameter in patients with congestive heart failure. Int J Cardiol, 2008, 127(2): 271-273.

[24] Afolabi P, Wright M, Wootton SA, et al. Clinical utility of ^{13}C-liver-function breath tests for assessment of hepatic function. Dig Dis Sci, 2013, 58(1): 33-41.

[25] Candelli M, Miele L, Armuzzi A, et al. ^{13}C-methionine breath tests for mitochondrial liver function assessment. Eur Rev Med Pharmacol Sci, 2008, 12(4): 245-249.

[26] Kasicka-Jonderko A, Loska D, Jonderko K, et al. Interference of acute cigarette smoking with [13C] methacetin breath test. Isotopes Environ Health Stud, 2011, 47(1): 34-41.

[27] Ishii Y, Suzuki S, Asai S, et al. Liver function assessment with three 13C breath tests by two-point measurements. Isotopes Environ Health Stud, 2012, 48(4): 543-557.

第二篇

老年医学临床研究

第 16 章

老年综合征概念及发病特点

（王佳贺）

随着社会人口老龄化，老年人问题逐渐受到人们的关注，老年综合征（geriatric syndroms）是一组多发生在老年人群中，能够影响老年人患病率和死亡率的特定症状，正确认识和评估老年综合征是从事老年医疗工作者的一项重要任务，并有针对性地做好相关防治应对策略，可以维护老年人的健康并提高生存质量，具有重要意义。

到目前为止，老年综合征的概念还没有被医学界作出很好的定义，目前多数学者认为，它是多种疾病或原因造成的老年人的同一种临床表现或者出现的问题。例如：跌倒一般是由中枢神经系统疾病、骨骼肌肉疾病、代谢障碍、多重用药以及环境因素等所致。不同文献提及的老年综合征不尽相同，归纳起来主要包括：跌倒、痴呆、尿失禁、谵妄、晕厥、抑郁症、疼痛、失眠、药物乱用等十多种。现就主要几种老年综合征发病特点作一简单概述。

一、跌倒

1. 跌倒(falls)　是指老年人突发、不自主的体位改变而倒在地上或比初始位置更低的平面上的状态。老年人跌倒不仅是一种突发事件，也是一种健康问题或一些疾病的非特异性表现，是机体功能衰退、老化过程的反映，更是造成意外伤害并导致老年人致残或致死的重要原因。

2. 流行病学　据报道，我国每年 65 岁以上老人约 30%至少跌倒 1 次，80 岁以上老人每年跌倒率为 50%。且 65 岁以上老人跌倒死亡率男性为 49.56/10 万，女性为 52.80/10 万。跌倒在老年人中发生率高且后果严重，已成为老年人伤残和死亡的主要原因之一。

3. 跌倒主要原因　①生理因素：由于老年人感觉、平衡及骨骼肌肉、中枢神经系统等功能下降，导致协调运动能力降低，是老年人跌倒的主要原因。②心理因素：由于老年患者长期体弱多病，承受疾病痛苦，普遍存在焦虑、抑郁及对疾病的恐惧心理，造成机体对环境、平衡控制能力下降，可以增加跌倒发生率。③环境因素：不良的家居环境和老年人对环境较差的适应性可增加跌倒发生率。④其他：疾病、行为及药物因素等。

4. 跌倒后果　①身体器质性损伤：如 骨折、脑部损伤等。其中最严重的损伤是髋部骨折，是老年人最主要的伤害死因。②机体功能下降：导致生活能力降低，甚至过早死亡。③导致心理障碍：如跌倒恐惧症等。使老年人产生跌倒恐惧心理而限制活动，导致自理能力和功能状态的衰退又进一步增加跌倒的危险性。

二、老年期痴呆

1. 老年期痴呆　是由于慢性大脑退行性变引发的疾病。表现为进行性远近记忆力障碍和丧失，认知障碍，情绪改变，分析判断能力减退，行为失常，甚至意识模糊等症状。

2. 流行病学　目前我国老年痴呆约600万人，预计到2050年我国65岁以上老人约占总人口35%，80岁以上约占22%，而老年痴呆患者可达2500万人。

3. 病因　①变性病：如阿尔茨海默病、额颞叶痴呆、路易体痴呆、帕金森病合并痴呆。②非变性病：如血管性痴呆、感染性痴呆、代谢性或中毒性脑病所致痴呆等。

4. 患病后果　①认知功能损害：表现为记忆力障碍、视空间功能障碍、抽象思维障碍、语言障碍、人格改变等。②生活能力下降：表现为对他人的依赖性增强，严重的可发生完全生活不能自理。③其他：如精神行为异常等。

三、老年抑郁症

1. 抑郁症　是指由各种原因引起的、以显著而持久的情绪低落改变为主要特征的一组疾病。

2. 流行病学　据统计，社区65岁以上老人重度抑郁患者约5%，住院患者重度抑郁患病率约10%～12%，女性患病率高于男性。

3. 病因　①神经生物学因素：如大脑发生退行性改变、生物节律紊乱、与调节情绪有关的中枢神经递质的改变等。②共患躯体疾病的影响：由于疾病引起的病理生理改变、药物治疗及所产生的心理影响都可导致老年抑郁症的发生。如脑血管病、糖尿病、甲状腺功能减退等疾病的老年患者常合并有抑郁症。③其他：如遗传因素、社会心理因素等。

4. 患病后果　①认知功能损害：可出现意志力低落，判断力、记忆力等减退表现。②睡眠障碍：失眠加重是预测疾病复发的征象之一。③自杀：是老年抑郁症患者最严重的后果，住院抑郁症自杀死亡率约占4%。④其他：如出现焦虑等心理障碍或精神病性症状等。

四、老年疼痛

1. 老年疼痛　是一种不愉快的主观感受，并伴随着现有的或潜在的组织损伤。疼痛既是机体的一种保护性反应，又可能给机体造成不利的功能改变。

2. 流行病学　65岁以上老年人80%～85%存在一种或多种疾病，并伴发疼痛症状。

3. 发病原因　①直接刺激：机械、物理、化学因素等。②缺血或出血：冠心病、雷诺综合征。③炎症：感染性或无菌性。④代谢性原因：糖尿病末梢神经炎、痛风。⑤生理功能障碍：自主神经功能紊乱。⑥免疫功能障碍：强直性脊柱炎、风湿及类风湿、皮肌炎。⑦其他：如慢性运动系统退行性变、与疼痛相关的疾病等。

4. 患病后果　①有利的一面：是机体的一种防护性反应，且能为医生提供诊断依据和线索。②不利的一面：强烈的疼痛可引起休克、慢性疼痛降低了病人生活质量，也是致病、致残、致死的原因。

五、老年尿失禁

1. 老年尿失禁（incontinence of urine）　是由于神经功能障碍或膀胱括约肌损伤而丧失排尿自控能力，使尿液不自主地流出。各年龄期均可出现，但以老年期最常见。

2. 流行病学　60岁以上男性尿失禁发生率约18.9%，女性37.7%。美国对尿失禁的治疗超过冠脉搭桥手术和血液透析的总和。

3. 发病原因　①暂时性尿失禁：如急性精神错乱性疾病、尿路感染、镇静安眠药等药物作用、焦虑抑郁等心理因素引起。②长期性尿失禁：如痴呆等大脑皮质疾患、损伤尿道括肌或骨盆神经的手术、前列腺疾病、脊髓疾患、糖尿病等。③其他：如多次分娩造成子宫下垂、女性更年期的特殊性等。

4. 患病后果　①长期尿浸、刺激可导致皮肤痒痛、红肿、溃烂、泌尿系感染、甚至影响肾功能。②因有难闻气味而不愿接近人群，长期可产生自卑、抑郁心理，影响社交。③其他：影响外出和锻炼、生活自理能力下降等。

六、老年多重用药

1. 多重用药　通常指患者服用 5 种及以上药物。多重用药不仅涉及药物数量，而且还包括药物间的相互作用及不良反应等。老年人群中多重用药现象十分常见，而且不适当用药又占相当大比例。

2. 流行病学　WHO 统计显示，全球有约 1/7 的老年患者不是死于自然衰老或疾病，而是死于不合理用药。

3. 常见原因　①多病共存或同一种疾病同时使用多种药物。②依个人主观感受自行调整用药。③常受广告药或邻居朋友影响，自行购买所谓的秘方药或特效药。④因看不懂药品说明书而错服药物。⑤有药物不良反应发生却不自觉或不会表达。⑥其他：如添加多种的维生素制剂或保健品，认为输液效果比口服药好，时常要求输液或打针等。

4. 患病后果　①产生药物相互作用或不良反应：老年人机体功能衰退，尤其肝肾功能减退，排泄及解毒作用减退，药物治疗量与中毒量之间的安全范围变小。②影响老年人生活质量：药物的不良反应等使老年人住院率、病死率等提高，增加家庭和社会经济负担。

参考文献

[1] Hurria A, Wildes T, Blair S L, et al. Senior Adult Oncology, Version 2. 2014. J Natl Compr Canc Netw, 2014, 12(1): 82-126.

[2] Barez T, Monod S, Livio F, et al. Guide pratique des effets indésirables médicamenteux chez les seniors. Rev Med Suisse, 2013, 9(405): 2054-2058.

[3] 杨梅，郑平，谭爱珍，等. 预防老年人跌倒的研究进展. 内蒙古中医药，2013(10)：120-121.

[4] 张玉，陈蔚. 老年跌倒研究概况与进展. 中国老年学杂志，2008，28(9)：929-931.

[5] Rochester J R. Bisphenol A and human health: A review of the literature. Reprod Toxicol, 2013, 42: 132-55.

[6] 刚宝芝，张鑫. 阿尔茨海默病与脑微血管病变的研究现状. 中国神经免疫学和神经病学杂志，2013，20(6)：427-430.

[7] Cory J. Identification and management of cognitive decline in companion animals and the comparisons with Alzheimer disease: A review. Journal of Veterinary Behavior: Clinical Applications and Research, 2013, 8(4): 291-301.

[8] 陈志斌，叶庆红，唐锴. 老年抑郁症的研究进展. 海南医学，2013，24(4)：585-587.

[9] Otto E A, Ramaswami G, Janssen S, et al. Mutation analysis of 18 nephronophthisis associated ciliopathy disease genes using a DNA pooling and next generation sequencing strategy. J Med Genet, 2011, 48

(2):105-116.

[10] 袁广琪. 慢性疼痛对老年人的影响研究. 实用医技杂志,2010,17(7):652-653.

[11] Blank E,Owens B D,Burks R,et al. Incidence of Greater Trochanteric Pain Syndrome in Active Duty US Military Servicemembers. Orthopedics,2012,35(7):1022-1027.

[12] 黄晓春,李泽兵. 生存质量及其影响因素. 现代康复,2000,4(8):1138-1139.

[13] 于普林,王建业. 老年医学的现状和展望. 中国实用内科杂志,2011,31(4):244-246.

[14] 梅丹. 如何应对多重用药. 人生与伴侣:月末版,2012(7):18-19.

第 17 章

老年病综合评估体系

（邱　洁）

随着全球老龄人口的剧增，衰老导致功能减退和疾病导致功能障碍的老年人也在迅速增长，我国作为人口老龄化大国，这一问题更为突出。老年人在衰老的基础上常伴有多种慢性疾病和老年综合征，存在复杂的生理、心理和社会问题。传统的医疗评估仅局限于疾病评估，不能反映功能、心理及社会方面的问题，难以满足老年人评估的需要，必须采取有效、全面的评估方法，方能发现老年人更多的潜在问题，采取有效的干预措施。20 世纪 40 年代英国米德尔塞克斯医院的 Marjory Warren 首次提出老年综合评估（comprehensive geriatric assessment，CGA）这一理念，给虚弱的老年人做详细的评估及适当的治疗，从而使他们摆脱卧床不起的状态。此后，CGA 的概念逐步被临床所接受，至今已被广泛应用于老年医学的各个领域，在现代老年健康服务体系中处于中心位置。

一、老年病综合评估概述

（一）概念

老年综合评估（comprehensive geriatric assessment，CGA）是依据生物-心理-社会-环境的医学模式，对老年人的一般情况、躯体功能、精神心理、社会经济、环境和生活质量等健康状况和患病情况的综合评价，一般统称为老年病综合评估。它是一种多纬度跨学科的诊断过程，用以确定老年脆弱群体的医学、心理学、社会学、功能状态、生存环境与生活质量等方面所具有的能力和存在的问题，以便制订完善的预防保健、疾病诊治、康复护理、长期照料与临终关怀措施，更好地为老年人提供优质、高效的服务。

（二）老年病综合评估的内容

1. 老年一般医学评估　即常规的疾病诊断过程，包括采集病史、体格检查和各种电生理学检查、实验室检查与影像学检查等。从患者整体及个体化出发，对患者进行全面评估，对疾病作出较全面的诊断。

2. 老年躯体功能评估　涵盖了日常生活能力（ability of daily life，ADL）、营养状况、平衡与步态、运动功能、感觉功能、皮肤危险因子和吞咽功能等的评估。ADL 评估可分为基本能力评估和器具操作能力评估两种，前者包括对患者洗漱、穿衣、如厕、走动和自行吃饭等能力的评估，后者包括对患者独立服药、处理财物、操持家务、购物、使用公共交通工具等能力的评估。

3. 老年精神心理评估　包括老年认知功能、言语功能、情绪情感、人格、压力、自我概念和心理障碍等方面的评估。认知功能评估是老年精神心理评估的重点，痴呆、谵妄、抑郁、合作不佳、受教育水平低、语言障碍和精神不集中等都可影响老年认知功能的评估。

4. 老年社会与经济评估　要了解患者的经济基础、家庭成员等社会支持系统，明确可以照顾和支持患者的人员，了解照料者的心理和经济负担情况。良好的社会支持系统能增强老年人的适应和应对能力。对于无法独立生活的老年人，家人和朋友能否提供帮助是决定在家居住还是去养老院的重要因素。主要包括老年社会支持系统、角色和角色适应、社会服务的利用、特殊需要、文化、经济状况、医疗保险、人际关系、照顾人员、老年虐待和社会心理问题等方面的评估。

5. 老年环境健康评估　包括对老年居住环境（即躯体所处环境，如楼梯、噪音、走廊、窗户、门宽、地板、桌椅等）、社会环境（如人际互动、隐私、社会隔绝、拥挤、交通、购物等）、精神环境（即心理所处的环境，如喜好、记忆、反应、图形、敏感刺激物）和文化环境（如传统、价值、标准、图腾象征）等的评估。

6. 多重用药的评估　全面的药物核查是 CGA 不可或缺的重要部分。除了要详细记录患者正服用的处方药品外，还要记录患者同时服用的非处方药、保健品等，明确是否有用药指征，是否存在重复用药的情况，注意给药时间、途径和剂型等用法是否正确，患者的服药依从性如何等细节。临床药师和医生通过保存完整的用药记录并定期进行老年人用药核查，减少药物之间的不良相互作用。

7. 常见老年综合征或问题的评估　常见的老年综合征有跌倒、痴呆、尿失禁、晕厥、谵妄、抑郁、疼痛、失眠、帕金森综合征和多重用药等，常见的老年问题有骨质疏松、压疮、便秘、深静脉血栓、肺栓塞、吸入性肺炎、营养不良、长期照料、临终关怀和肢体残疾等。

（三）老年综合评估方法和评估工具的选择

CGA 的评估方法有两种，其一是通过综合测量工具直接测量和评价，其二是通过各维度的单项测量工具测量，再综合评价。

1. 综合测评量表

(1) OARS 多维功能评估问卷（the OARS multidimensional functional assessment questionnaire，OMFAQ）：美国杜克大学的老年与人类发展研究中心 1975 年创立，此表内容全，使用时间长，范围广泛，分两部分评估经济资源、精神健康、躯体健康、社会资源、人口学特点和社会资源。

(2)综合评估量表（Comprehensive Assesment and Referral Evaluation，CARE）：由 Gurland 于 1977 年创立，含有四个核心方面 1500 个项目，覆盖了老年人心理、生理、营养、社会、经济问题。Haywood 等对 CARE 评估量表的信度和效度进行了研究，结果表明该量表有较好的信度和效度。

2. 各维度的量表　测量日常生活能力（ADL）的 Katz 量表；测量步态和平衡的 Tinetti 量表；测量认知功能的简易精神状态量表（MMSE）；测量情绪状态的老年抑郁量表（GDS）等，都是具有普适性的量表。值得一提的是，在 CGA 应用比较广泛的肿瘤领域，常在 CGA 之前使用诸如 ISAR-PC、VES-13、ECOG-PS、KPS 等更为简洁的量表来筛选病人，再根据病人的实际情况进行综合评估。在康复领域中，世界卫生组织推荐使用《国际功能、残疾与健康分类》（the International Classification of Functioning，Disability and Health，ICF）对功能和残疾进行评估，Kus 和 Muller 等进行的一项前瞻性、多中心队列研究显示，ICF 用于急性期后的老年康复过程，能对患者的功能状态进行全面的判定。近年来，日本学者 Ohnuma 等在探讨运用更简短的表格进行认知功能下降的筛选和直立行走实验的替代实验的研究中均取得了成功。

二、CGA 的临床应用进展

CGA 临床应用数十年来，积累了丰富的临床证据，有力地证明了其在老年医学临床实践中的显著作用，能改善患者的功能状态、生活质量、住院时间和再住院率等，而且对急诊科和急诊病房治疗的患者、外科手术患者、肿瘤患者、骨质疏松性骨盆骨折患者的预后和生活质量也有明显改善。

（一）老年门诊应用 CGA 对老年患者预后影响

CGA 目前是欧美日等老年化国家老年门诊常规手段，用于筛查多种老年临床问题。门诊 CGA 均以问卷形式出现。Burns 等对 128 个 65 岁以上老年人为期 2 年的随机临床试验显示以 CGA 为核心的长期多学科管理，可改善门诊患者健康理念、减少就诊次数、改善患者 IADL、社会活动能力、抑郁评分、生活满意度和微小精神状态评分等。

（二）老年住院患者应用 CGA 对患者预后的影响

Harari 等为了评估老年急症住院病人用 CGA 与老年干预之间的作用。对 95 名 70 岁以上的急症住院老年病人进行了一项前瞻性研究，根据 CGA 筛选结果分别分配到老年病房组和常规护理组，结果显示 CGA 对老年急症住院患者的筛选可导致早期的老年病学干预，改善临床疗效。与传统医疗方法相比，CGA 不仅在健康促进与预防老年人失能方面有积极效果，而且能提高急症恢复期老人的生存率，防止躯体功能进一步下降，减少潜在治疗费用，提高生活质量。

（三）CGA 在社区老年患者中的应用

社区卫生服务机构对老年人的医疗服务包括老年健康管理、老年慢病防控、老年日托服务和居家医疗服务等。在社区进行 CGA 可以充分利用、协调社区内的资源来满足老年人的各种保健需求，减少医疗费用、改善并维持老年人健康功能水平。2010 年荷兰的健康研究和发展组织在其境内启动了一个探索运用 CGA、个体化护理治疗计划能否推迟或预防社区老人功能衰退的研究项目，经过一年的干预，结果显示适时的干预对防止社区老人躯体功能衰退是有效的。

（四）CGA 与老年肿瘤患者治疗的临床决策及预后转归

CGA 临床应用的最瞩目的进展之一是其在老年肿瘤防治中的应用。McCorkle 等将 375 名 60～92 岁接受手术治疗的癌症病人随机分配到术后常规护理组或者老年干预组，老年干预组的病人及其家人均接受 CGA 评估。结果显示，家庭护理干预组的老年人生存时间总体上显著延长（$P=0.002$），与疾病早期组的病人相比，处于肿瘤晚期的病人经干预后生存时间更久。Bernardi 等根据 CGA 的评估结果调整淋巴瘤患者的治疗，对 ADL 和 IADL 评分低于 5 的患者采用 75%剂量的化疗，接受 CGA 评估的患者没有一个化疗副反应达到四级毒力，并且绝大多数患者达到预期治疗效果。Maione 等发现 IADL 依赖、生活质量较差与接受化疗的晚期非小细胞肺癌的死亡风险独立相关。

（五）CGA 在老年患者术前评估中的应用

多项研究提示术前 CGA 可有效降低术后不良事件的发生，对择期手术老年患者的预后有积极的影响。Fukuse 等对≥60 岁的行胸部外科手术的患者进行了前瞻性研究，术前对其机体功能状态、合并症、营养状况及认知水平进行了 CGA 评估，结果表明 CGA 评估使老年患者在术后功能评估及护理方面有所改善。Sletvold 等对≥70 岁的髋骨骨折老年人进行随机对照试验，老年患者被随机分配到由多学科小组组成的 CGA 组以及传统护理组，结果 CGA 组骨盆骨折患者术后关节灵活性显著高于常规护理组，CGA 有助于改善骨折患者术后的生活质量。

三、展望

总之，CGA 是老年医学的核心技术，它充分体现了老年医学的服务宗旨和以人为本的医疗理念。正确掌握和合理应用其技术与方法，对老年病急性期的诊治、急性后期和亚急性期的中期照护、长期照料、临终关怀与社区慢病防控等都具有重要的指导作用和临床应用价值。目前国内以医院为基础的 CGA 工作的开展还很有限，主要集中在专科领域的专项评估，也没有适合我国国情的量表，因此借鉴国外的研究成果和经验，结合我国国情制订有效的量表，使其广泛应用于社区和医院的保健医疗中并发挥作用，是今后这一领域的发展趋势。

参考文献

[1] 何耀. 我国的人口老龄化与健康老龄化策略. 中国慢性病预防与控制，2012(05)：507-509.

[2] Warren MD. The right treatment in the right place. The need for comprehensive and integrated community care. Physiotherapy，1977，63(11)：350-351.

[3] Ellis G，Langhorne P. Comprehensive geriatric assessment for older hospital patients. Br Med Bull，2004，71：45-59.

[4] Horgan AM，Leighl NB，Coate L，et al. Impact and feasibility of a comprehensive geriatric assessment in the oncology setting：a pilot study. Am J Clin Oncol，2012，35(4)：322-328.

[5] Luppa M，Claudia Sikorski，? Tobias Luck，et al. Prevalence and risk factors of depressive symptoms in latest life—results of the Leipzig Longitudinal Study of the Aged(LEILA 75＋). Int J Geriatr Psychiatry，2012，27(3)：286-295.

[6] Orzechowska-Juzwenko K. Clinical drug trials in elderly persons. Pol Merkur Lekarski，2011，30(175)：41-44.

[7] Larsen MD，Rosholm JU，Hallas J. The influence of comprehensive geriatric assessment on drug therapy in elderly patients. Eur J Clin Pharmacol，2014. 70(2)：233-239.

[8] Puts MT，Santos B，Hardt J，et al. An update on a systematic review of the use of geriatric assessment for older adults in oncology. Ann Oncol，2014，25(2)：307-315.

[9] Welsh TJ，Gordon AL，Gladman JR. Comprehensive geriatric assessment - a guide for the non-specialist. Int J Clin Pract，2014，68(3)：290-293.

[10] Devons CA. Comprehensive geriatric assessment：making the most of the aging years. Curr Opin Clin Nutr Metab Care，2002，5(1)：19-24.

[11] Koizumi Y，Awata S，Kuriyama S，et al. Association between social support and depression status in the elderly：results of a 1-year community-based prospective cohort study in Japan. Psychiatry Clin Neurosci，2005，59(5)：563-569.

[12] Lauretani F. Parkinson's disease in the elderly and the comprehensive geriatric assessment. Niger Med J，2013，54(2)：146-147.

[13] Feldman J，Peleg L，Yaretzky A. Comprehensive geriatric assessment—its clinical，social and economic importance and prospects. Harefuah.1999，136(12)：933-935，1003.

[14] Somme D，Rousseau C. Standardized geriatric assessment or comprehensive gerontological assess-

ment: where do we stand?. Rev Med Interne, 2013, 34(2): 114-122.

[15] Matsubayashi K, Kimura Y, Sakamoto R, et al. Comprehensive geriatric assessment of elderly highlanders in Qinghai, China I: activities of daily living, quality of life and metabolic syndrome. Geriatr Gerontol Int, 2009, 9(4): 333-341.

[16] Devor M, Wang A, Renvall M, et al. Compliance with social and safety recommendations in an outpatient comprehensive geriatric assessment program. J Gerontol, 1994, 49(4): M168-173.

[17] Sergi G, De Rui M, Sarti S, et al. Polypharmacy in the elderly: can comprehensive geriatric assessment reduce inappropriate medication use? Drugs Aging, 2011, 28(7): 509-518.

[18] Burholt V, Windle G, Ferring D, et al. Reliability and validity of the Older Americans Resources and Services (OARS) social resources scale in six European countries. J Gerontol B Psychol Sci Soc Sci, 2007, 62(6): S371-379.

[19] Doble SE, Fisher AG. The dimensionality and validity of the Older Americans Resources and Services (OARS) Activities of Daily Living (ADL) Scale. J Outcome Meas, 1998, 2(1): 4-24.

[20] George LK, Fillenbaum GG. OARS methodology. A decade of experience in geriatric assessment. J Am Geriatr Soc, 1985, 33(9): 607-615.

[21] Golden RR, Teresi JA, Gurland BJ. Development of indicator scales for the Comprehensive Assessment and Referral Evaluation (CARE) interview schedule. J Gerontol, 1984, 39(2): 138-146.

[22] Golden RR, Teresi JA, Gurland BJ. Detection of dementia and depression cases with the Comprehensive Assessment and Referral Evaluation interview schedule. Int J Aging Hum Dev, 1982, 16(4): 241-254.

[23] Gurland B, Kuriansky J, Sharpe L, et al. The Comprehensive assessment and Referral Evaluation (CARE)—rationale, development and reliability. Int J Aging Hum Dev, 1977, 8(1): 9-42.

[24] Haywood KL, Garratt AM, Fitzpatrick R. Quality of life in older people: a structured review of generic self-assessed health instruments. Qual Life Res, 2005, 14(7): 1651-1668.

[25] Haywood KL, Garratt AM, Fitzpatrick R. Older people specific health status and quality of life: a structured review of self-assessed instruments. J Eval Clin Pract, 2005, 11(4): 315-327.

[26] Chernov MF, Nakaya K, Izawa M, et al. Outcome after radiosurgery for brain metastases in patients with low Karnofsky performance scale (KPS) scores. Int J Radiat Oncol Biol Phys, 2007, 67(5): 1492-1498.

[27] Crumley AB, Stuart RC, McKernan M, et al. Comparison of an inflammation-based prognostic score (GPS) with performance status (ECOG-ps) in patients receiving palliative chemotherapy for gastroesophageal cancer. J Gastroenterol Hepatol, 2008, 23(8 Pt 2): e325-329.

[28] Cumbler E, Lyle H, Guerrasio J, et al. Vulnerability assessment on hospital admission predicts need for placement upon discharge for elderly patients. J Am Geriatr Soc, 2009, 57(5): 944-946.

[29] de Kock I, Mirhosseini M, Lau F, et al. Conversion of Karnofsky Performance Status (KPS) and Eastern Cooperative Oncology Group Performance Status (ECOG) to Palliative Performance Scale (PPS), and the interchangeability of PPS and KPS in prognostic tools. J Palliat Care, 2013, 29(3): 163-169.

[30] Michael M, White SC, Abdi E, et al. Multicenter randomized, open-label phase II trial of sequential erlotinib and gemcitabine compared with gemcitabine monotherapy as first-line therapy in elderly or ECOG PS two patients with advanced NSCLC. Asia Pac J Clin Oncol, 2014.

[31] Owusu C, Koroukian SM, Schluchter M, et al. Screening older cancer patients for a Comprehensive Geriatric Assessment: A comparison of three instruments. J Geriatr Oncol, 2011, 2(2): 121-129.

[32] Kus S, Muller M, Strobl R, et al. Patient goals in post-acute geriatric rehabilitation—goal attainment is an indicator for improved functioning. J Rehabil Med, 2011, 43(2): 1560-1561.

[33] Muller M, Stier-Jarmer M, Quittan M, et al. Validation of the comprehensive ICF Core Sets for patients in early post-acute rehabilitation facilities. J Rehabil Med, 2011, 43(2): 102-112.

[34] Muller M, Grill E, Stier-Jarmer M, et al. Validation of the comprehensive ICF Core Sets for patients receiving rehabilitation interventions in the acute care setting. J Rehabil Med, 2011, 43(2): 92-101.

[35] Ohnuma T, Kanetaka H, Iwamoto T. Establishment of a short-form screening test for cognitive decline as part of a newly developed comprehensive geriatric assessment initiative named'Dr. Superman'. Nihon Ronen Igakkai Zasshi, 2012, 49(2): 241-249.

[36] Otoguro M, Ohnuma T, Hirao K, et al. Can a newly-established test for assessing standing and balance function be an alternative to the timed up-and-go test? —functional assessment of gait and balance in elderly patients for a comprehensive geriatric assessment initiative named'Dr. SUPERMAN'. Nihon Ronen Igakkai Zasshi, 2012, 49(5): 589-596.

[37] Hamaker ME, Buurman BM, van Munster BC, et al. The value of a comprehensive geriatric assessment for patient care in acutely hospitalized older patients with cancer. Oncologist, 2011, 16(10): 1403-1412.

[38] Van Craen K, Braes T, Wellens N, et al. The effectiveness of inpatient geriatric evaluation and management units: a systematic review and meta-analysis. J Am Geriatr Soc, 2010, 58(1): 83-92.

[39] Pilotto A, Addante F, Franceschi M, et al. Multidimensional Prognostic Index based on a comprehensive geriatric assessment predicts short-term mortality in older patients with heart failure. Circ Heart Fail, 2010, 3(1): 14-20.

[40] Wells JL, Seabrook JA, Stolee P, et al. State of the art in geriatric rehabilitation. Part I: review of frailty and comprehensive geriatric assessment. Arch Phys Med Rehabil, 2003, 84(6): 890-897.

[41] Baztan JJ, Suarez-Garcia FM, Lopez-Arrieta J, et al. Effectiveness of acute geriatric units on functional decline, living at home, and case fatality among older patients admitted to hospital for acute medical disorders: meta-analysis. BMJ, 2009, 338: b50.

[42] Drame M, Fierobe F, Lang PO, et al. Predictors of institution admission in the year following acute hospitalisation of elderly people. J Nutr Health Aging, 2011, 15(5): 399-403.

[43] Partridge JS, Harari D, Martin FC, et al. The impact of pre-operative comprehensive geriatric assessment on postoperative outcomes in older patients undergoing scheduled surgery: a systematic review. Anaesthesia, 2014, 69 Suppl 1: 8-16.

[44] Dewan SK, Zheng SB, Xia SJ. Preoperative geriatric assessment: comprehensive, multidisciplinary and proactive. Eur J Intern Med, 2012, 23(6): 487-94.

[45] Mohile SG, Magnuson A. Comprehensive geriatric assessment in oncology. Interdiscip Top Gerontol, 2013, 38: 85-103.

[46] De Rui M, Veronese N, Manzato E, et al. Role of comprehensive geriatric assessment in the management of osteoporotic hip fracture in the elderly: an overview. Disabil Rehabil, 2013, 35(9): 758-765.

[47] Burns R, Nichols LO, Martindale-Adams J, et al. Interdisciplinary geriatric primary care evaluation and management: two-year outcomes. J Am Geriatr Soc, 2000, 48(1): 8-13.

[48] Harari D, Martin FC, Buttery A, et al. The older persons' assessment and liaison team 'OPAL': evaluation of comprehensive geriatric assessment in acute medical inpatients. Age Ageing, 2007, 36(6): 670-675.

[49] Goldstein J, Travers A, Hubbard R, et al. Assessment of older adults by emergency medical services: methodology and feasibility of a care partner Comprehensive Geriatric Assessment (CP-CGA). CJEM, 2014, 16(0): 1-14.

[50] Conroy SP, Ansari K, Williams M, et al. A controlled evaluation of comprehensive geriatric assess-

ment in the emergency department: the 'Emergency Frailty Unit'. Age Ageing, 2014, 43(1): 109-114.

[51] Graf CE, Zekry D, Giannelli S, et al. Efficiency and applicability of comprehensive geriatric assessment in the emergency department: a systematic review. Aging Clin Exp Res, 2011, 23(4): 244-254.

[52] Suijker JJ, Buurman BM, ter Riet G, et al. Comprehensive geriatric assessment, multifactorial interventions and nurse-led care coordination to prevent functional decline in community-dwelling older persons: protocol of a cluster randomized trial. BMC Health Serv Res, 2012, 12: 85.

[53] McCorkle R, Strumpf NE, Nuamah IF, et al. A specialized home care intervention improves survival among older post-surgical cancer patients. J Am Geriatr Soc, 2000, 48(12): 1707-1713.

[54] Bernardi D, Milan I, Balzarotti M, et al. Comprehensive geriatric evaluation in elderly patients with lymphoma: feasibility of a patient-tailored treatment plan. J Clin Oncol, 2003, 21(4): 754; author reply 755.

[55] Maione P, Perrone F, Gallo C, et al. Pretreatment quality of life and functional status assessment significantly predict survival of elderly patients with advanced non-small-cell lung cancer receiving chemotherapy: a prognostic analysis of the multicenter Italian lung cancer in the elderly study. J Clin Oncol, 2005, 23(28): 6865-6872.

[56] Fukuse T, Satoda N, Hijiya K, et al. Importance of a comprehensive geriatric assessment in prediction of complications following thoracic surgery in elderly patients. Chest, 2005, 127(3): 886-891.

[57] Sletvold O, Helbostad JL, Thingstad P, et al. Effect of in-hospital comprehensive geriatric assessment (CGA) in older people with hip fracture. The protocol of the Trondheim Hip Fracture trial. BMC Geriatr, 2011, 11: 18.

第18章

老年综合征防治进展

（马婷婷　诸葛欣）

一、概念

老年综合征是指在老年人群中出现的，不能被归类于某种特定疾病的一组不典型的临床症状。现在老年综合征仍没有一个明确的定义。根据不同文献报道，老年综合征包含跌倒、睡眠障碍、失禁、谵妄、抑郁、痴呆、疼痛、压疮、功能衰退、营养不良、虚弱、多重用药等十数种。

虽然老年综合征使用“综合征”之一名词。但实际上，其含义与传统临床综合征有很大不同。传统临床综合征是指由某种已知或未知的病因及发病机制导致的一组临床症状或体征。而老年综合征则是指有多种病因及发病机制所导致的某种临床表现。

虽然不同的老年综合征表现各不相同，但它们都具有一些共同的特点：①在老年人（特别是虚弱（frail）的老年人）中发生率高；②老年综合征由多种病因或疾病引起，涉及多个器官；引起不同老年综合征的病因常相互重叠；③最明显的主诉常与老年综合征涉及的系统无关；④很少有典型的表现及发展过程；⑤常导致持续性的功能障碍并严重影响老年人的生活质量。

二、重要性

随着对老年综合征认识的加深，越来越多的证据表明其对于老年人群具有非常重要的意义。Wang 等人发表的一份纳入 47 项研究系统评价评估了常见七种老年综合征与住院或给予家庭护理需要的关系，发现虚弱、残疾、共病等与住院率有明显关系，而认知障碍、虚弱和残疾则是应给予家庭护理的指征。另一项纳入 24 项研究的系统评价也显示，虚弱与老年人寿命缩短明显相关。Kane 等人发表的一项荟萃分析显示，多病共存（multiple comorbidities）、认知功能损害（cognitive impairment）、虚弱（frailty）、残疾（disability）、肌肉减少症（sarcopenia）、营养不良（malnutrition）、稳态受损（impaired homeostasis）、慢性感染（chronic inflammation）8 种老年综合征与老年人的寿命有关。

三、防治进展

根据大量临床研究的结果，各国研究机构已针对多种老年综合征发布了指南，用于指导医务人员和老年人的日常防治工作。

（一）老年共病（multiple morbidity）

老年共病是指 2 种或 2 种以上慢性病共存于同一个老年。在美国 65%的老年人存在共病，我国一些统计也显示老年共病的高发病率。老年共病使老年人发生不良事件的风险和死亡率显著增加。同时在现在专科诊疗模式下，经常会造成多重用药，甚至过度医疗。不但使医疗决策变得困难，也增加了医疗资源的负担。

虽然针对各种慢性病皆有诊疗指南，但是共病的处理绝不是对单病种处理的简单叠加。依照单病种指南来处理共病往往显得力不从心。

2012 年，美国老年医学会发布了《老年人共病处理指南》，给出了老年共病的制定指导原则的依据、内容以及处理流程，用于指导临床医师处理老年共病。这份指南指出，老年共病的处理应遵循五条指导原则：①以患者为中心，让患者充分参与医疗决策的制定；②认识到循证医学证据的局限性，在处理共病是应充分评估有针对性的使用这些证据；③综合考虑风险、负担、获益及预后来制定临床决策；④制定决策时要考虑治疗方案的复杂性和可行性；⑤以增加获益，最小化损害，提高生活质量的原则来选择治疗方案。

（二）跌倒

跌倒是指突发、不自在的、非故意的体位改变，倒在地上或更低的平面上，但不包括由于瘫痪、癫痫发作或外界暴力作用引起的摔倒。跌倒是我国伤害死亡的第四位原因，而在 65 岁以上的老年人中则为首位。美国老年医学会及英国老年医学会共同制定了跌倒预防指南，同时美国医师协会和美国整形外科协会还分别为老年人制定了自我预防跌倒的指南。2012 年，我国卫生部也发布了《老年人跌倒干预技术指南》。根据 2006—2009 年在上海和河南开展的老年人跌倒干预试点项目显示，经过干预，老年人跌倒的发生率明显下降，对于跌倒预防的认知率和措施采取率也有明显的提高。

跌倒的防治包括通过运动（如太极、单脚站立等）改善平衡性而减少跌倒的发生率；相关疾病的筛查与诊治而减少跌倒风险；对于服用 4 种及以上药物的老年人，需要通过调整药物种类或者剂量从而减少跌倒的发生；适当的补充钙片及维生素 D 可以改善骨质疏松等方法。

（三）尿失禁

尿失禁是指由于膀胱逼尿肌异常或神经功能障碍而丧失排尿自主能力，使尿液不自主地流出。在衰弱老年人中，尿失禁的问题非常普遍，且随着年龄增加而增加，给老年人的心理造成了极大压力，严重影响了老年人的日常生活质量。

2013 年，欧洲泌尿外科学会更新《尿失禁指南》，其中包含根据老年人的生理、病例特点而制定了《老年人尿失禁诊疗指南》，对尿失禁的筛查、评估、诊断、治疗给出了详细的流程。

（四）睡眠障碍

睡眠障碍是指睡眠量不正常、睡眠相关呼吸疾病以及睡眠中出现的异常行为，是睡眠和觉醒正常节律性交替紊乱的表现，有多种因素引起，多与躯体疾病有关。睡眠障碍在老年人群中非常普遍，长期睡眠障碍会严重影响老年人的生活质量，影响原发病的治疗和康复，诱发或加重某些躯体疾病。

2012 年，中华医学会神经病学分会睡眠障碍学组发布了《中国成人失眠诊断与治疗指南》。这份指南参考了已有的循证医学证据，同时兼顾国内现有条件下的临床可操作性，对于国内常用但未通过有效循证医学模式验证的治疗方法，参照其疗效评估、风险估计、经济负担和实用性等多方面因素，进行了推荐。

四、挑战与展望

如上所述，经过多年研究，针对各种老年综合征的评价和防止指南被不断提出和完善，并且根据一些指南所进行的实践也显示出良好的效果。但同时我们还应清楚地认识到老年综合征的防治仍面临很多挑战。

第一，尽管老年综合征这一概念的提出已有近十年的历史，但迄今为止对其仍缺乏明确的定义及正式的标准，仍有很多(尤其是近年来新提出的)老年综合征对于老年人健康的影响仍缺乏充分的循证医学证据。第二，虽然针对各种老年综合征已经出现了很多评估工具和防治指南，但很多在临床实践中的效果仍有待考量。第三，老年综合征的筛查及预防工作并未融入常规的医疗体系，特别是基层或社区医疗单位的医务人员对老年综合征仍缺乏足够的认识和重视，而这些单位恰恰承担着老年病防治的重要任务，这使得老年综合征在评价和防治上的进展并未得到广泛的推广。第四，现在的绝大部分研究仍只针对某一种老年综合征，但是老年人常常身患不止一种老年综合征，而多种老年综合征之间在病因和发病机制上又相互联系。现在仍然缺乏对各种老年综合征关系的综合研究。但正是鉴于老年综合征发病机制的多样性以及机制间互相联系的复杂性，又使得建立一种合理有效的综合评价和防治体系异常困难。

面对这些挑战，在未来我们应该加强多学科专家之间的交流，老年医学专家和全科医师应起到联系不同专科的桥梁作用。进一步深入对老年综合征发病机制的复杂联系的研究，加强社区医务工作者对老年综合征的教育，以面对日益加快的老龄化进程所带来的挑战，更好维护老年人的健康，提高生存质量，延长寿命。

参考文献

[1] Wang SY, Shamliyan TA, Talley KM, et al. Not just specific diseases: systematic review of the association of geriatric syndromes with hospitalization or nursing home admission. Arch Gerontol Geriatr, 2013, 57(1): 16-26.

[2] Inouye SK, Studenski S, Tinetti ME, et al. Geriatric syndromes: clinical, research, and policy implications of a core geriatric concept. J Am Geriatr Soc, 2007, 55(5): 780-791.

[3] Olde Rikkert MG, Rigaud AS, van Hoeyweghen RJ, et al. Geriatric syndromes: medical misnomer or progress in geriatrics?. Neth J Med, 2003, 61(3): 83-87.

[4] Wierenga PC, Buurman BM, Parlevliet JL, et al. Association between acute geriatric syndromes and medication-related hospital admissions. Drugs Aging, 2012, 29(8): 691-699.

[5] Dan Longo AF, Dennis Kasper, Stephen Hauser, et al. Harrison's Principles of Internal Medicine, 18th Edition. McGraw Hill Professional, 2011.

[6] Shamliyan T, Talley KM, Ramakrishnan R, et al. Association of frailty with survival: a systematic literature review. Ageing Res Rev, 2013, 12(2): 719-736.

[7] Kane RL, Shamliyan T, Talley K, et al. The association between geriatric syndromes and survival. J Am Geriatr Soc, 2012, 60(5): 896-904.

[8] 中国人民共和国卫生部. 老年人跌倒干预技术指南. http://www.moh.gov.cn/publicfiles/business/htmlfiles/mohjbyfkzj/s5888/201109/52857.htm. 2012.

[9] Wolff JL, Starfield B, Anderson G. Prevalence, expenditures, and complications of multiple chronic conditions in the elderly. Arch Intern Med, 2002, 162(20): 2269-2276.

[10] 林红，张拓红，杨辉，等. 北京市 895 名老年人慢性病现状及其影响因素分析. 中国慢性病预防与控制, 2002(06): 270-272.

[11] Guiding principles for the care of older adults with multimorbidity: an approach for c. Guiding principles for the care of older adults with multimorbidity: an approach for clinicians: American Geriatrics

Society Expert Panel on the Care of Older Adults with Multimorbidity. J Am Geriatr Soc, 2012, 60 (10): E1-E25.

［12］ Lucas MG, Bosch RJ, Burkhard FC, et al. Guidelines on Urinary Incontinence. European Association of Urology (EAU), 2013.

［13］ 中华医学会神经病学分会睡眠障碍学组. 中国成人失眠诊断与治疗指南. 中华神经科杂志, 2012, 45 (7): 534-540.

［14］ 张鹏, 赵忠新.《中国成人失眠诊断与治疗指南》解读. 中国现代神经疾病杂志, 2013, 13(5): 363-367.

第19章

跌倒的防治

（马婷婷　诸葛欣）

一、定义及流行病学

跌倒是指突发、不自在的、非故意的体位改变，倒在地上或更低的平面上，但不包括由于瘫痪、癫痫发作或外界暴力作用引起的摔倒。相关的流行病学研究显示，在65～69岁的老年人中，女性的跌倒发生率约为30%，男性约为13%，而80岁女性的跌倒发生率约为50%，男性约为31%。在美国，28%～35%的社区老年人和30%～50%养老机构中的老年人每年至少发生1次跌倒。我国老年跌倒的发生率及其危害与美国基本相当，每年至少有2500万60岁以上老年人发生跌倒损伤。75岁以上的老年人跌倒与损伤的发生率则成倍增加。

二、危险因素

跌倒是我国伤害死亡的第四位原因，而在65岁以上的老年人中则为首位。跌倒不仅严重影响老年人的健康、生活质量，给老年人的身心健康带来伤害，而且给家庭和社会带来负担。老年人跌倒是多因素相互作用的结果，这些危险因素包括：跌倒的病史、年龄、性别、独居者、种族、药物、医疗条件、步态和平衡功能、心理因素、营养状况、认知功能、感觉系统功能、慢性疾病及骨骼肌肉系统等。

三、防治进展

老年跌倒的发生率高、病残率高、死亡率高，后果严重，涉及患者个体、家庭和社会众多方面，因此，应充分认识老年跌倒的危害，树立预防第一的思想，实施必要的跌倒预防与干预策略。国际公认的伤害预防策略包括五个方面：1 教育预防策略（education）；2 环境改变策略（environmental modification）；3 工程策略（engineering）；4 强化执法策略（enforcement）；5 评估策略（evaluation）。即“5E”伤害预防综合策略，该策略的有效性已在很多国家的实践中得到了证明，在控制伤害发生与减少死亡方面发挥了重要作用。

防治措施可以分为整体防治以及对于某些具有高危因素人群的防治，比如女性、衰弱人群、有过跌倒史的老年人。跌倒的防治包括减少内外危险因素以及多因素的跌倒风险评估及筛查。

（一）多因素的跌倒风险评估及筛查

1. 教育预防策略　加强健康教育是公认的干预措施。老年跌倒原因错综复杂，应充分认识跌倒特点及规律，了解影响跌倒的高危因素，做好卫生宣传工作，实施政府参与，社会支持，多部门协作的预防策略。进行老年人跌倒预防健康讲座，普及跌倒风险意识，对存在高风险的老年人及家属提供健康教育并进行针对性的训练，能降低引起跌倒的危险因素，减低跌倒的发生率、致残率。

2. 环境的调整　复杂的环境可以造成跌倒的发生。在改善复杂的环境的前提下，在老年人居所应提供和安装安全设施（如扶手、床旁报警系统）。研究表明，具有跌倒风险的老年人如果可以出院，应对其居住环境进行评估，从而降低跌倒发生率。此外，要减少不良天气的户外活动，对社区及养老院等环境设施进行必要的改造，从而保障老年人的生命安全。

3. 助行器的应用　多因素跌倒风险的研究中，助行设备的选择（拐杖、助行器等）是有效的。

4. 跌倒及跌倒相关性骨折的个体化预防　多数多因素跌倒预防方案可以成功降低跌倒的发生率及减少跌倒危险因子，都是对于具有跌倒高危因素的老人进行个人化预防。因为老年跌倒的影响因素多而复杂，个体情况各不相同，应充分考虑其可能存在的跌倒高危因素和可供选择的干预措施，因人而异，实施符合老人特点和需要的个体化的跌倒预防方案。

（二）减少内外危险因素

体育锻炼及减少精神类药物的使用对于降低跌倒的总次数、伤害及住院率有明显的效果。

1. 运动　运动不仅可以降低跌倒发生率，而且可以减少跌倒产生的损伤。这不仅是因为运动可以改善平衡性而减少跌倒的风险，而且还可以改善认知功能、保护性反射的速度及效率（比如可以迅速的伸出胳膊，抓住身边的事物以免跌倒）以及软组织（如肌肉）的能量摄取，从而减低对身体的冲击力。太极对于平衡的锻炼有一定的效果；低强度的平衡运动（单脚站立、竞走）同样推荐。运动已经证实对预防跌倒有益的，但是选择何种运动、运动时间以及运动强度对于预防跌倒尚未明确。

2. 相关疾病的防治　晕厥是导致跌倒的重要原因之一，约 20％的表现为跌倒心血管晕厥患者大于 70 岁，大于 20％的颈动脉窦综合征的患者经常抱怨晕厥及跌倒。这些数据清晰的表明了有过跌倒病史的老年患者除了进行其他危险因素的排查外，更重要的是要行心血管及神经系统等方面的筛查。多因素的评估需要各科专家医师的协助。老年病学专家通过多系统的检查，对跌倒风险作出最有效的评估，找出发病原因进行干预。在明确的病理情况下给予相应的治疗。积极防治帕金森病、认知障碍、脑血管病变、精神性疾患、骨关节肌肉疾病等，可以有效地减少跌倒的发生。

3. 药物的影响　在复发跌倒的患者中，既往所服用的药物需要重新评估、调整、酌情减少药物可以降低再次发生跌倒的风险。需要特别注意的是对用服用 4 种或以上药物以及使用降压药、利尿剂、苯二氮䓬类药物的老年人，需要对药物或者剂量进行调整。

4. 钙片及维生素 D　适当的补充钙片及维生素 D，可以改善老年人的骨质疏松，有利于减少跌倒骨折的发生。新型的临床研究，阿法骨化三醇（维生素 D 前体）可以改善肌肉功能。另有报道称维生素 D_3 及钙片的补充可以减低 46％～65％社区老年女性的跌倒率，但在老年男性中效果不明显。

四、展望

我国已经步入老龄化社会，人口的快速老龄化，使得老年综合征成为近年来备受关注的话题。跌倒是老年综合征常见的表现之一，具有病因复杂，临床及社会后果严重的特点。虽然目前许多国家已出台了相关的防治指南，我国也于 2012 年出台了《老年人跌倒干预技术指南》，但跌倒的防治仍然存在许多问题需要解决，目前的研究并没有提出一套行之有效的方案及措施；社会大众、甚至部分医务人员对跌倒的认识及防治并没有引起足够的重视。这就要求我们加大卫生教育宣传力度，开展和加强对跌倒病因及防治的研究，从而改善老年人的身心健康，提高老年人的生活质量，节约社会资源。

参考文献

[1] 彭楠 张瓮王. 老年人跌倒的评估与干预策略研究进展. 中国康复理论与实践，2010(01)：11-13.

[2] 中华人民共和国卫生部. 老年人跌倒干预技术指南(EB/OL). http://www.moh.gov.cn/publicfiles/business/htmlfiles/mohjbyfkzj/s5888/201109/52857.htm. 2012.

[3] 刘翠鲜；沈志祥. 老年跌倒的特点与预防策略. 中国老年学杂志，2013(02)：459-461.

[4] Dionyssiotis Y. Analyzing the problem of falls among older people. Int J Gen Med, 2012, 5: 805-813.

[5] El-Khoury F, Cassou B, Charles MA, et al. The effect of fall prevention exercise programmes on fall induced injuries in community dwelling older adults: systematic review and meta-analysis of randomised controlled trials. BMJ, 2013, 347: f6234.

[6] Ungar A, Rafanelli M, Iacomelli I, et al. Fall prevention in the elderly. Clin Cases Miner Bone Metab, 2013, 10(2): 91-95.

第 20 章

老年人谵妄的预防和治疗

（陶珍珍　诸葛欣）

谵妄是老年人中一种很常见的神经精神障碍综合征，它可以因多种病因、多种发病机制而引起症状发作，而且发病率、死亡率很高。其临床特点是急性发病，短时间内出现意识、定向力、记忆力、思维、感知能力及行为等方面紊乱，病程呈波动性。本文通过文献回顾的方法，对老年人谵妄的临床特点、预防和治疗进行了综述，以帮助临床医师更好地认识谵妄、预防谵妄、治疗谵妄。

一、谵妄的临床特点

谵妄是老年人一种急性意识模糊状态，伴有注意力、感受、思维、记忆、精神运动和睡眠周期障碍的短暂性器质性脑综合征。美国精神病学协会《精神病的诊断和统计手册》第 4 版制定的标准，用意识错乱评估方法（confusion assessment method，CAM）作为评估诊断工具，具有以下特征：①急性起病，病情波动；②注意力不集中；③思维无序；④意识水平改变。如果患者特征①、②存在，加上③或④的任意一条，即可诊断谵妄。根据患者的症状谵妄分为三种亚型：活动过度型、活动减退型及混合型。活动过度型谵妄的特点是精神活动增强、交感神经系统活跃、警觉性加强、情绪易变。活动减退型谵妄表现为精神活动减低、退缩、淡漠、嗜睡及注意力集中困难，幻觉与感觉异常常见。混合型谵妄的特点是前两者的表现在同一患者交替出现。

在社区中谵妄的发生率为 1%～2%，在住院患者中谵妄的发生率为 6%～56%，而且年龄越大、基础疾病越严重，老年人发生谵妄的可能越大。

谵妄的病因及发病机制目前尚无统一认识，现代医学认为其发生可能与创伤、疼痛、应激反应、精神状态、睡眠障碍、低氧血症等因素有关。虽然能引起老年人发生谵妄原因多种多样，而且发病机制并不是很明确，但老年人发生谵妄会延长住院时间、增加治疗费用及经济负担，甚至会严重影响患者出院后的生活质量，所以临床医师仍需要掌握好谵妄的预防和治疗。

二、谵妄的预防

谵妄的预防可以通过两个措施来实现：发现危险因素和纠正可干预的危险因素。大量资料显示，谵妄与高龄、全身炎性反应、电解质紊乱、麻醉、手术创伤、焦虑和抑郁等有关，临床医师要早期发现这些异常指标，进行早期干预，才能有效减少谵妄的发生。如患者最近出现任何新发的或进行性加重的认知障碍等都需要进行一系列检查，包括双眼视力、血糖水平、电解质、血氧饱和度，还要明确新近的用药情况或药物剂量增加情况等。除了以上这些大家已熟知的预防谵妄的相关知识外，目前有新的文献报道了一些这方面的最新研究进展，或许可以为临床医师提供更好的防治措施，值得学习和借鉴。

（一）褪黑素调节睡眠觉醒周期

中枢神经递质失衡导致的睡眠觉醒周期紊乱是发生谵妄的重要机制之一，而血浆褪黑素（MT）水平在调节睡眠觉醒周期中起到至关重要的作用。早在 2002 年，Hanania 和 Kitain 等即报告了 2 例通过口服 MT 成功防治股骨颈骨折术后谵妄发生的病例。但是谵妄的发生与血浆 MT 水平及节律异常的关系以及通过外源性给予 MT 对谵妄进行防治的有效性、可行性尚有待进一步的 RCT 加以证实。

（二）复方氨基酸补充大脑能量

研究表明机体病变导致大脑对能量的需求增加，大脑的能量供给不足也是发生谵妄的主要机制之一。而氨基酸不仅能为合成蛋白质提供重要原料，而且为促进机体生长，进行正常代谢、维持生命也提供了物质基础。近年来，就有试验证明复方氨基酸可以预防老年人髋关节术后谵妄的发生，治疗组患者术后当晚、第 1 天、第 2 天、第 3 天 CAM-CR 评分明显高于对照组。

（三）音乐疗法的镇静、催眠作用

近年来，有文献报道音乐疗法能降低 ICU 综合征发病率，即减少 ICU 患者谵妄、抑郁、焦虑等发生，这是因为轻松的音乐能刺激机体大脑右半球，使脑垂体分泌一些具有镇静、催眠止痛作用的内啡呔，从而缓解机体的疼痛感，但此方法的推广及可行性仍需要进一步的研究。

（四）中医情志护理改善患者精神状态

最近也有文献报道中医情志护理，即通过护理人员的态度、言语、表情、姿势、行为和气质等方面来调节和改善患者的情志状态，解除其对疾病的烦恼与顾虑，增强其战胜疾病的信心，减少不良情绪带来的负面影响，使患者在良好的心理状态下接受治疗与护理，从而提高疗效能改善老年髋部骨折手术患者的精神状态，减少谵妄的发生，值得推广应用。

三、谵妄的治疗

谵妄诊断明确后，临床医师应该竭尽全力治疗谵妄。谵妄的治疗主要分为：非药物治疗和药物治疗。

（一）谵妄的非药物治疗

非药物治疗主要是指减少一些可干预的因素，如减少身体活动受限、膀胱导尿管、医疗事故，增加营养、减少环境刺激、预防脱水、监督药物治疗等都可以帮助减少谵妄的发生和发作时间。

（二）谵妄的药物治疗

临床上处理谵妄主要还是依赖于药物治疗，常用药物主要包括以下几类：抗精神病类、胆碱酯酶抑制剂、抗抑郁药类、苯二氮䓬类、加巴喷丁。

1. 抗精神病类药物　在一篇关于抗精神病药物治疗谵妄的综述中，研究者们发现抗精神病类药物治疗谵妄是安全有效的，该类药物主要包括氟哌啶醇、利培酮、阿立哌唑和奥氮平。氟哌啶醇曾被考虑作为治疗谵妄的一线药物，但最新的数据表明它和传统的抗精神病类药物在药效和耐受力方面是等效。有数据表明奥氮平和利培酮在治疗谵妄方面也是很受欢迎的，而且这两种药物是等效的。阿立哌唑也被发现在治疗谵妄方面是很有用的。但是我们必须注意到这些药物副作用较多，如嗜睡、增加脑血管意外的风险、QT 间期延长及锥体外系等症状，我们要斟酌它的副作用和药效之间的利弊。

2. 胆碱酯酶抑制剂　胆碱酯酶抑制剂也被尝试用于谵妄的治疗，有报道说多奈哌齐有助于治疗谵妄，尤其是对于精神错乱的谵妄病人，多奈哌齐是可以减轻谵妄的症状和持续时间的。但是研究发现多奈哌齐对于做过选择性整形手术而认知功能完整的术后谵妄病人没有起到任何治疗作用。人们也尝试用卡巴拉汀治疗谵妄，研究者用卡巴拉汀和安慰剂对照，结果证明卡巴拉汀在治疗谵妄方面是安全有效的，但是在减轻谵妄持续时间方面效果不显著。

3. 抗抑郁药物　抗抑郁药物在临床上已经被用于治疗谵妄，在两组试验中，一组是3个人，另一组是5个人，氧氟沙明治疗能迅速减轻谵妄症状。有报道说曲唑酮、米安色林能迅速减轻老年人的谵妄症状，而且副作用很小。

4. 苯二氮䓬类药物　人们考虑苯二氮䓬类对于治疗谵妄是有效的，但是没有证据证明这一点，而且苯二氮䓬类可能会引发或加重谵妄。

5. 加巴喷丁　临床上加巴喷丁主要用于治疗癫痫发作，但试验表明：加巴喷丁在减轻患者术后谵妄症状方面也有非常显著的作用。

四、总结

谵妄是由多种复杂因素引起的危害性很高的临床综合征，发病率、死亡率均较高，我们已经做了大量的工作来认识谵妄、预防谵妄和治疗谵妄，包括非药物治疗和药物治疗都被实践证明其对谵妄患者有效，但事实上临床上使用的治疗谵妄的药物没有一种是美国食品和药品管理局推荐的，而且很多治疗谵妄的要物本身也可能导致谵妄发生，所以我们临床医师要以预防为主，因为预防谵妄的效果更优于其治疗效果。

参考文献

［1］ 沈煜，沈惠良，张文博，等. 老年髋部骨折术后谵妄状态的临床危险因素分析. 中华医学杂志，2013，93(41)：3276-3279.

［2］ 路雅宁，谵妄的诊断与治疗进展//2012北京协和急诊医学国际高峰论坛. 北京，2012：474-477.

［3］ Popeo DM. Delirium in older adults. Mt Sinai J Med，2011. 78(4)：571-582.

［4］ 张承华，黄青青，麻伟青. 术后谵妄的研究进展. 昆明医学院学报，2009(S2)：102-107.

［5］ 刘洪杰，王志敏，贾漪涛，等. 加速康复外科对预防老年结直肠癌患者手术后谵妄的意义. 河北医药，2011，33(4)：560-561.

［6］ 刘丹，安友仲. 褪黑素与谵妄. 中华危重病急救医学，2013，25(6)：382-384.

［7］ Hanania M，Kitain E. Melatonin for treatment and prevention of postoperative delirium. Anesth Analg，2002，94(2)：. 338-339.

［8］ 刘安祥. 上消化道出血的少见病因分析. 中国全科医学，2005(04)：313-314.

［9］ 梁振华. 复方氨基酸预防老年患者人工髋关节术后谵妄疗效分析与评价. 临床合理用药杂志，2011，04(24)：34-35.

［10］ 张克娜，伍成霞. 音乐疗法对预防ICU综合征的效果观察. 中南医学科学杂志，2013，41(5)：539-540.

［11］ 胡芳，陈晓红，刘晓玲. 音乐疗法在肝癌介入术中的应用. 中国实用护理杂志，2003，19(18)：13-14.

［12］ 胡凤娟，王玉欢. 中医情志护理预防老年髋部骨折术后谵妄效果观察. 健康必读：下旬刊，2013(10)：45-345.

［13］ Aguirre E. Delirium and hospitalized older adults：a review of nonpharmacologic reatment. J Contin

Educ Nurs,2010,41(4):151-152.

[14] Peritogiannis V,Stefanou E,Lixouriotis C,et al. Atypical antipsychotics in the treatment of delirium. Psychiatry Clin Neurosci,2009,63(5):623-631.

[15] Campbell N,Boustani MA,Ayub A,et al. Pharmacological management of delirium in hospitalized adults—a systematic evidence review. J Gen Intern Med,2009,24(7):848-853.

[16] Attard A,Ranjith G,Taylor D. Delirium and its treatment. CNS Drugs,2008,22(8):631-644.

[17] Kim SW,et al. Risperidone versus olanzapine for the treatment of delirium. Hum Psychopharmacol,2010,25(4):298-302.

[18] Crocq MA,et al. Clinical potentialities and perspectives for the use of aripiprazole in other disorders than its classical indications. A critical analysis of the recent literature. Encephale, 2008, 34 (2): 187-193.

[19] Chahine LM, Acar D, Chemali Z. The elderly safety imperative and antipsychotic usage. Harv Rev Psychiatry,2010,18(3):158-172.

[20] Liptzin B,Laki A,Garb JL,et al. Donepezil in the prevention and treatment of post-surgical delirium. Am J Geriatr Psychiatry,2005,13(12):1100-1106.

[21] Overshott R,Vernon M,Morris J,et al. Rivastigmine in the treatment of delirium in older people: a pilot study. Int Psychogeriatr,2010,22(5):812-818.

[22] Furuse T, Hashimoto K. Sigma-1 receptor agonist fluvoxamine for postoperative delirium in older adults:report of three cases. Ann Gen Psychiatry,2010,9:28.

[23] Furuse, T, Hashimoto K. Sigma-1 receptor agonist fluvoxamine for postoperative delirium in older adults:report of three cases. Ann Gen Psychiatry,2010,9:28.

[24] Davis MP. Does trazodone have a role in palliating symptoms? Support Care Cancer,2007,15(2): 221-224.

[25] Okamoto Y, et al, Trazodone in the treatment of delirium. J Clin Psychopharmacol, 1999, 19(3): 280-282.

[26] Uchiyama M,et al. Efficacy of mianserin on symptoms of delirium in the aged:an open trial study. Prog Neuropsychopharmacol Biol Psychiatry,1996,20(4):651-656.

[27] Alldred DP. Avoid benzodiazepines and opioids in people at risk of delirium. Evid Based Nurs,2011, 14(3):75-76.

[28] Leung JM,Sands LP,Rico M,et al. Pilot clinical trial of gabapentin to decrease postoperative delirium in older patients. Neurology,2006,67(7):1251-1253.

第21章

健康老年人标准

（吴　健　钱　江）

一、健康老年人标准制定的意义

随着我国社会老龄化，加上老年人特殊的病理生理特点，其疾病的治疗和保健难度在加大，家庭和社会的经济负担也更加沉重。因此，制定健康老年人的标准意义重大。

(一) 实现人口健康老龄化

健康老龄化(healthy aging)是指个体进入老年期时在躯体、精神心理、认知、社会、经济等方面的功能仍能保持良好状态。自从世界卫生大会于1987年首次提出此概念以来，健康老龄化的理念深入人心。随后更有成功老龄化(successful aging)和积极老龄化(active aging)等新概念的提出。在这些理念的指导下探索制定的健康老年人标准，旨在使老年人健康与独立生活的寿命更长，缩短老年人伤残期和护理的时间，延长社会参与的年限。

(二) 提高老年人生活质量

健康的老年人强调的是躯体、心理和社会等多方面的良好状态，这就促使除了提高医疗保健水平使老年人寿命延长外，维护好老年人良好的社会参与和生活质量同样重要，这样才能实现健康的期望寿命。

二、健康老年人的标准

健康老年人的标准一直是老年人健康研究和保健领域的重要课题。目前部分国家或相关组织就健康老年人标准提出了各自的意见，但尚无统一的标准和定义。

(一) 世界主要国家和组织对健康老年人的定义和标准

世界卫生组织(WHO)于20世纪70年代提出“健康不仅是身体没有疾病，还要有完整的生理、心理状态和社会的适应能力”。近年WHO又对健康的定义做了完善，包括：①身体无病：这是健康的最基本条件；②心理健康：心态决定了人生的一切，良好的心理是一切的保证；③身体健康：维持机体各组织细胞，使其功能协调作用完善；④社会健康：具备良好的社会适应能力。还进一步提出了健康的十条标准，包括：①精力充沛，能从容不迫地应付日常生活的压力而不感到过分紧张；②处事乐观，态度积极，乐于担当责任，严于律己，宽以待人；③应变能力强，能够较好地适应环境的各种变化；④对于一般感冒和传染病有抵抗能力；⑤体重标准，身体均称，站立时身体各部位协调；⑥眼睛明亮，反应敏捷无炎症；⑦头发有光泽，无头屑或较少；⑧牙齿清洁，无龉齿，无疼痛，牙龈色正常，无出血现象；⑨肌肉、皮肤有弹性，走路感觉轻松；⑩善于休息，睡眠好。关于老年人的健康，WHO指出最好的测量指标是功能，身体功能的适应能力可能比病理的改变程度更能衡量老年人对于健康照护的需求量。

而关于心理健康的标准，有学者提出应包括智力正常、能主动地适应环境、热爱人生、情绪稳定、意志健全、行为协调、人际关系适应、反应适度、心理年龄与生理年龄一致和能面向未来等方面。

日本学者胜治英宇等于1981年曾提出健康老年人应符合：①没有已被确诊的疾病，且大小便化验、血压和胸部X线等检查以及在一般体检中未发现明显异常；②血液与血清生化检查方面未发现异常变化；③没有明显的动脉硬化性疾病。

美国还没有明确的健康老年人定义或标准，多以健康老龄化或成功老龄化的概念进行老年人健康的评价。加拿大的一项健康与衰老研究，旨在寻找一种评估老年人的死亡风险和护理需求的新方法，以完善对健康老年人的理解。

（二）中国健康老年人的定义和标准

1982年中华医学会老年医学分会指出健康老年人是指主要脏器没有器质性病变的老年人，并提出了健康老年人标准的5条建议：①躯干无显著畸形，无明显驼背等不良体形；②神经系统基本正常，无偏瘫、老年痴呆症及其他神经系统疾病；③心脏基本正常，无高血压、冠心病及其他器质性心脏病；④肺脏无明显肺功能不全和慢性肺部疾病；⑤无肝硬化、肾脏疾病和恶性肿瘤等。

1995年又对老年人健康标准作了修订和补充：①躯干无明显畸形，无明显驼背等不良体型，骨关节活动基本正常；②神经系统无偏瘫、老年性痴呆及其他神经系统疾病，神经系检查基本正常；③心脏基本正常，无高血压、冠心病及其他器质性心脏病；④无慢性肺部疾病，无明显肺功能不全；⑤无肝肾疾病、内分泌代谢疾病、恶性肿瘤及影响生活功能的严重器质性疾病；⑥有一定的视听功能；⑦无精神障碍，性格健全，情绪稳定；⑧能恰当地对待家庭和社会人际关系；⑨能适应环境，具有一定的社会交往能力；⑩具有一定的学习、记忆能力。

基于国内外健康观念的演变和国内老年人的具体情况2013年老年医学分会制定了老年人健康的最新标准：①重要脏器的增龄性改变未导致功能异常；无重大疾病；相关高危因素控制在与其年龄相适应的达标范围内；具有一定的抗病能力；②认知功能基本正常；能适应环境；处事乐观积极；自我满意或自我评价好；③能恰当处理家庭和社会人际关系；积极参与家庭和社会活动；④日常生活活动正常，生活自理或基本自理；⑤营养状况良好，体重适中，保持良好生活方式。

与前两次健康老年人标准的内容相比，本次修订有如下特点：①强调了重要脏器的增龄性改变而非病理性病变，并且强调了功能而非器质性改变；②将认知功能放在第二位置，强调了认知变化在老年人健康中的重要性；③突出了积极老龄化的概念；④强调了即使老年人有疾病，只要能维持基本日常生活也可视为健康老年人；⑤倡导老年人养成健康的生活习惯，积极预防疾病。

三、小结

健康老龄化的过程存在异质性，受地域、经济、文化背景等影响。因此，健康老年人标准的确立会是一个不断演变和完善的过程，而且这个标准应当建立在躯体、认知功能、精神心理、社会参与度以及自我感受等多维上，且受社会、文化等多因素的影响。如何继续完善健康老年人标准是老年医学的奋斗目标。

参考文献

[1] Hansen-Kyle L. A concept analysis of healthy aging. Nurs Forum，2005，40(2)：45-57.

[2] Vaillant G E, Mukamal K. Successful aging. Am J Psychiatry, 2001, 158(6): 839-847.

[3] Report of the World Health Organization. Active ageing: a policy framework. Aging Male, 2002, 5(1): 1-37.

[4] Pruchno R A, Wilson-Genderson M, Rose M, et al. Successful aging: early influences and contemporary characteristics. Gerontologist, 2010, 50(6): 821-833.

[5] Rockwood K, Song X, Macknight C, et al. A global clinical measure of fitness and frailty in elderly people. CMAJ, 2005, 173(5): 489-495.

[6] 吕维善. 健康老年人标准的探讨. 老年医学与保健, 1996(01): 37-39.

[7] 中华医学会老年医学分会. 中华医学会老年医学分会对健康老年人标准的建议. 中华老年医学杂志, 1996(01): 9.

[8] 中华医学会老年医学分会, 中华老年医学杂志编辑部. 中国健康老年人标准(2013). 中华老年医学杂志, 2013, 32(8): 801.

[9] 于普林, 孟丽, 王建业, 等. 对《健康老年人标准》的再认识. 中华老年医学杂志, 2013, 32(8): 802-803.

[10] Lowsky D J, Olshansky S J, Bhattacharya J, et al. Heterogeneity in Healthy Aging. J Gerontol A Biol Sci Med Sci, 2013.

第22章

老年人药理学特点与用药原则

（刘　虹）

随着增龄，老年人生理功能逐步减退，身体成分发生变化，多种慢性疾病并存，用药种类增加。这些因素导致老年人的药代动力学和药效动力学发生变化，也使药物不良反应的发生率较成年人明显增加。因此，充分了解老年人药理学特点和严格遵守用药原则是保证老年人合理用药的根本前提。

一、老年人药理学特点

（一）药代动力学特点

1. 药物吸收　老年人肠黏膜萎缩，肠蠕动减慢，因此，被动转运的药物口服吸收速度虽然减慢，但吸收量不受影响。随着增龄，消化道黏膜中作为载体的酶及糖蛋白的分泌减少，胆汁分泌减少，因此经主动转运吸收的药物和脂溶性维生素会减少。由于老年人组织血流灌注减少，皮下脂肪增加，经皮肤、黏膜或经皮下及肌内注射给予的药物吸收将减慢和减少。

2. 药物分布　是指药物随血液循环不断透过血管壁，转运到各器官组织的过程。身体成分、组织器官的血流灌注、药物与血浆蛋白的结合能力及药物与组织的结合能力均会影响药物在体内的分布。

老年人体内水分减少，肌肉组织萎缩，脂肪组织比例增加，因此，水溶性药物分布容积减小，集中于血液丰富的中央室，使血药浓度增高。脂溶性药物分布容积增大，药物更多地分布于周围脂肪组织，使药物的半衰期延长。药物在血循环中以与血浆蛋白的结合状态和游离状态两种形式存在。药物在体内主要与白蛋白结合，蛋白结合率越高，游离状态的就越少。血浆白蛋白水平随增龄而降低，处于疾病状态的老年人更易发生低蛋白血症，多种药物同时使用也可相互竞争与血浆蛋白结合，导致游离药物浓度增高，产生毒副作用。

3. 药物代谢　药物代谢的主要场所是肝脏。清除效率（CL）取决于肝血流量（Q）和萃取分数（E）（CL＝Q×E）。有些药物肝脏的萃取分数大于0.7，这类药物的肝脏清除主要取决于肝脏的血流量，称为流量限制性药物。另一类药物的萃取分数较低，如小于0.3，这些药物代谢主要取决于肝脏的酶活性、蛋白结合等因素，而不受肝血流量的影响，称为容量限制性药物。老年人肝脏重量减轻，肝细胞数减少，血流量随增龄而下降，这些变化使流量限制性药物的体内清除减少30％～40％，但对容量限制性药物的影响较小。老年人肝脏体积缩小，酶含量降低，这些变化对容量限制性药物的影响还不确定。容量限制性药物的肝脏清除率决定于游离药物比例和肝脏内在的清除率。由于老年人血浆蛋白降低，导致游离药物比例升高，可部分掩盖肝脏内在清除率的减退，甚至导致肝脏清除率假性升高。肝脏第一时相代谢主要由细胞色素氧化酶等混合功能氧化酶所催化，老年人第一时相代谢（氧化、还原、水解等）减少，使容量限制性药物的肝脏清除率下降。增龄对第二时相代谢（结合）没有明显影响，但研究显示虚弱影响葡萄糖醛酸化。另外，肝脏血流量减少，首过效应减弱，使某些药物的生物利用度提高。

4. 药物排泄　大部分药物以原型或代谢产物的形式由肾脏排出体外。某些药物也可经胆道、肺、乳腺、唾液或汗腺排出。挥发性药物主要从呼吸道排出。随着增龄，可出现肾小球玻璃样变、动脉硬化及间质纤维化，肾血流量减少，肾脏滤过、分泌和排泄功能降低，导致药物排泄能力减退，半衰期延长，血浆浓度增高，容易产生药物不良反应。另外，高血压、糖尿病等老年人常见疾病也使肾小球滤过率降低。因此，要特别注意以内生肌酐清除率来评估老年人肾功能，合理选择药物品种、剂量和给药频率。

（二）药效动力学

药效学是指药物对机体的作用，既包括药物的疗效，也包括其产生的不良影响。以下增龄性改变可能影响药效动力学。

1. 老年人的内环境稳定性下降，对各种刺激的适应能力减退。比如，随着增龄，血管直立性循环反应迟钝，使用某些降压药时容易发生直立性低血压。由于锥体外系运动通路的增龄变化，老年人体位调控能力受损，使用镇静安眠药时容易发生跌倒。

2. 某些药物通过受体介导发挥作用。老年人细胞膜的结构和功能发生变化，受体数量和受体亲和力下降，导致药物疗效减退。

3. 由于老年人各个系统器官的功能衰退，代偿能力下降，对药物的耐受性下降，不良反应发生的几率增加。另一方面，敏感性改变表现为增加或者降低。对于敏感性增加的药物如镇静镇痛剂常规剂量容易产生毒副作用，宜减量或者小量使用。而对β受体阻滞剂等敏感性降低的药物也应酌情调整剂量。

由上可见，衰老对药理学产生的影响既可干扰药物疗效，也增加药物不良反应的机会，因此，掌握老年用药原则对于合理安全用药显得尤为重要。

二、老年人用药原则

不同学者在老年人用药原则方面做出了一些探讨。如 Le Couteur 提出了老年人用药四大原则：五种药物原则、半量或小剂量原则、暂停原则和试验用药原则。我国学者蹇在金教授在此基础上进一步完善，提出老年人用药六大原则。

1. 受益原则　要明确药物的适应证，选择疗效确切而副作用小的药物，评估药物的受益和风险，如果受益/风险小于1则不宜用药。

2. 五种药物原则　老年人多病共存，经常使用多种药物。但是用药愈多，不良反应发生率愈高。通过五种药物原则，可以避免使用不必要或者不重要的药物，控制药品种类，减少不良反应。

3. 小剂量原则　由于老年人的药理学特点，主张老年人减量给药，可减至常规剂量的一半或者更小，再根据情况逐渐增量。

4. 择时原则　由于疾病的发作与缓解都具有时间规律性，药物代谢动力学和药效学也有昼夜节律变化，因此强调选择最合适的时间用药，以增加疗效和减少毒副作用。

5. 暂停原则　老年人用药期间，应密切观察。如果在用药过程中怀疑出现不良反应，应该立即减量或者停药。

6. 及时停药原则　对于不需要长期使用的药物，要及时停用。不仅对于症状改善和疗程足够的治疗要及时停用，对于已经确定疗效不佳的药物也要及时撤除，以避免不良反应。

综上所述，老年人的药物吸收、分布、代谢、排泄和药物对机体作用方面均与成年人有差别，老年人用药六大原则有助于指导老年人临床用药，减少药物不良反应的发生。

参考文献

[1] Turnheim K. When drug therapy gets old: pharmacokinetics and pharmacodynamics in the elderly. Experimental Gerontology; 2003; 38(8): 843-853.

[2] 尹曙明，郑松柏，周骅，等. 健康正常人群血清白蛋白、球蛋白、血红蛋白水平的增龄变化. 中国老年医学杂志，2010，30(9): 1201-1203.

[3] Ginsberg G, Hauls D, Russ A, et al. Pharmacokinetic and pharmacodynamic factors that can affect sensitivity to neurotoxic sequelae in elderly individuals. Environmental Health Perspectives; 2005; 113(9): 1243-1249.

[4] Bianchi G, Magalotti D, Bianchi G, et al. Total and functional hepatic blood flow decrease in parallel with ageing. Age and Ageing; 1999; 28(1): 29-33.

[5] Butler JM, Begg EJ. Free drug metabolic clearance in elderly people. Clin Pharmacokinet. 2008; 47: 297-321.

[6] Zeeh J, Pitt D. The aging liver: structural and functional changes and their consequences for drug trestment in old age. Gerontology; 2002; 48(3): 121-127.

[7] Hubbard RE, O'Mahony MS, Calver BL, et al. Plasma esterases and inflammation in ageing and frailty. Eur J Clin Pharmacol; 2008; 64: 895-900.

[8] 唐荣福，张立放，韩敏蓉. 老年人药动学改变引起的不良反应. 医药导报，1999，19(4): 150-151.

[9] Le Couteur DG, Johson AG. Drugs and elderly: prescription idiosyncraies. Medical Progress SEA; 1998; 25: 22-28.

[10] 蹇在金. 老年人用药六大原则. 第四届全国老年医学进展学术会议论文集，2004.

第23章

老年人常用药物的相互作用及不良反应

（李学军　王笑梅）

老年人常常同时患有多种慢性疾病，进而需要长期服用多种的治疗药物。多重用药导致药物相互作用和药物不良反应增加。促进老年人的多重合理用药具有很大的必要性。

一、老年人的药代动力学

药代动力学是指药物及其代谢产物在体内的时间过程，包括吸收、分布、代谢和排泄四个方面。

（一）吸收

年龄对胃肠道药物吸收的影响不大。随着年龄的增大，肠道血流减少和胃部 pH 升高，药物吸收的速率有所下降，导致药物达峰时间延长，但总的吸收量没有太大的变化。

对药物吸收有影响的因素包括给药途径、共服药物和患者的疾病状态。

1. 给药途径　一般情况下，按照吸收速率：静脉注射>肌内注射>皮下注射>口服。

2. 共服药物　铁剂与制酸剂合用，由于胃部 pH 升高，铁制的吸收降低；而硝苯地平与制酸剂合用，则吸收增加。

3. 患者的疾病状态　患者腹泻时，由于药物在胃肠道溶解和吸收的时间缩短，药物吸收减少。

（二）分布

分布是指药物在体内的部位及药物到达这些部位所需要的时间。老年人由于含水量下降，而脂肪比例升高，导致水溶性药物的分布容积减少，而脂溶性药物的分布容积增加。

地高辛是水溶性的药物，主要分别在骨骼肌，由于老年人骨骼肌减少，地高辛的分布容积降低，更容易达到血药浓度。而地西泮是脂溶性的药物，在老年人体内分布容积增大，达到稳态血药浓度的时间增加，导致药物起效慢，患者会增加剂量；同时由于较多的地西泮结合在脂肪组织中，药物消除需要更长的时间，老年人服用地西泮后更容易出现蓄积中毒。

（三）代谢

肝脏是药物代谢的主要部位。老年人由于肝脏血流减少，体积和质量变小，导致药物通过肝脏的代谢清除降低。

药物在肝脏的代谢分为Ⅰ相代谢和Ⅱ相代谢，年龄主要影响Ⅰ相代谢。通过Ⅰ相代谢反应，通常是羟基化、氧化、去甲基和还原反应，药物大多数转化为效果减弱、等同或者更强药理学作用的代谢产物。通过Ⅱ相代谢反应，通常是葡萄糖醛酸化、螯合和乙酰化，药物一般转化为无活性的代谢产物。所以老年人尽量选择Ⅱ相代谢反应的药物，因为代谢产物没有活性，也不会蓄积，如地西泮为Ⅰ相代谢药物，而劳拉西泮为Ⅱ相代谢药物，对于老年人来说安全性显著提高。

(四) 消除

消除是指药物最终排出体外的过程，大多数药物以原型或者代谢物经肾脏排出体外。

药物半衰期是指药物在血清或者血浆中浓度下降50％所需要的时间。但患者肾功能减退时，药物半衰期将延长，有可能发生药物积累导致毒性。

当患者的肾功能有损害时，临床医师需要考虑：

1. 避免使用全部依赖肾脏排泄的药物。

2. 如果不能避免使用上述药物，尽量对肾功能进行准确的估计，通过公式计算或者同位素检查了解肌酐清除率。

Cockroft-Gault公式常用于初步估计肌酐清除率。在这个公式中，体重单位为kg，血清肌酐单位mg/100ml；女性在此基础上乘以0.85。由于不是所有的老年人都有年龄相关的肾功能显著下降，对于他们来说可能会低估肌酐清除率。

$$CrCl=(140-年龄)\times体重/(72\times血清肌酐)$$

总之，老年人的药代动力学的特点主要为吸收延缓、水溶性药物分布容积减少而脂溶性药物分别容积增加，代谢清除率降低，药物半衰期延长，更容易发生药物积累中毒。

二、药物相互作用

药物相互作用(drug-drug interaction，DDI)是指两种药物同时使用，发生了预期的作用以外的药理学或者临床反应(表23-1)。随着药物种类的增加，DDI发生的概率显著增加。

表23-1　住院期间常见的药物相互作用

联合用药	相互作用
ACEI＋螺内酯	低血压，高钾血症
ACEI＋钾	高钾血症
抗心律失常药＋利尿剂	电解质紊乱，心律失常
苯二氮䓬类＋抗抑郁药	意识障碍，跌倒
CCB＋利尿剂	低血压
CCB＋硝酸酯类	低血压
洋地黄＋抗心律失常药	心动过缓，心律失常
洋地黄＋利尿剂	心律失常
利尿剂＋硝酸酯类	低血压
洋地黄＋β受体阻滞剂	心动过缓，传导阻滞

三、药物不良反应

药物不良反应(adverse drug reaction，ADR)是指因为使用了药物引起的损害，通常是指直接由常规剂量的药物引起的伤害。在ADR的处理过程中，常常发生"处方瀑布"的现象。处方瀑布的定义为一种药物导致了药物不良反应事件，但没有被识别而被当作独立的诊断导致了更多的药物的使用。所以，识别药物不良反应是正确处理药物不良反应的前提。

老年人常见慢性病及药物不良反应见表23-2。

表 23-2　老年人常见慢性病及药物的不良反应

疾病	药物	药物不良反应
高血压病	利尿剂	低钾血症、血糖升高
	β受体阻滞剂	心动过缓、血脂升高、支气管痉挛
	CCB 类降压药	心动过速、胫前水肿
	ACEI 类降压药	咳嗽、神经血管性水肿
冠心病	他汀类降脂药	肌溶解综合征
	阿司匹林	胃黏膜损伤
慢性阻塞性肺病	β受体激动剂	心动过速
	胆碱能受体拮抗剂	心动过速、口干
糖尿病	磺脲类降糖药	低血糖
	糖苷酶抑制剂	胃胀
	二甲双胍	胃肠道不适、造影剂肾病
	DPP-4 抑制剂	免疫力下降
老年痴呆症	多奈哌齐	心动过缓、胃肠道反应
	美金刚	头痛、性欲异常
眩晕症	倍他司汀	消化道溃疡、支气管痉挛
骨质疏松症	唑来膦酸	急性肾功能损害
感染性疾病	亚胺培南/西司他丁	谵妄、肾功能损害
	大环内酯类抗生素	胃肠道反应
	头孢类抗生素	维生素 K 缺乏
	氨基苷类抗生素	急性肾功能损害
	喹诺酮类抗生素	软骨损害、血糖代谢异常

四、老年人常用药物及用药安全

(一) 抗高血压药

老年人高血压发病率高，但对降压药的耐受性较差。易引起直立性低血压(体位性低血压)，如胍乙啶易发生直立性低血压。

(二) 强心苷类药物

老年人对强心苷敏感，小剂量会引起毒性反应，而地高辛的有效剂量与中毒剂量很接近，易发生中毒，一般给予常用量的 1/2 或 1/4。

(三) 利尿剂

老年人应用利尿剂，易引起直立性低血压，诱发低钾血症。易导致洋地黄中毒，及发生电解质紊乱，另外强效利尿剂对前列腺肥大的老年人可引起急性尿潴留，故老年人宜用小剂量且作用较缓和的利尿药。

（四）镇静催眠药

由于老年人对中枢抑制药的易感性，应尽量考虑半衰期短的镇静催眠药。

（五）抗抑郁药

老年抑郁病人如使用镇静作用较强的三环类抗抑郁药，要防止其抗胆碱作用，与地高辛、普萘洛尔、甲基多巴等合用时，会导致抑郁症复发。

（六）泌尿系统药物

治疗前列腺增生可选药物较多，雌激素（如己烯雌酚、雌三醇）虽可缓解症状，但可引起明显的不良反应，如恶心、食欲不振、乳房增大、高血压等，目前已少用。α受体阻断剂（如酚苄明、特拉唑嗪）则会产生直立性低血压，胃肠道刺激症状明显，所以用药后宜适当休息。5α-还原酶抑制剂（非那雄胺）类药物，一般3～4个月见效，需长期服用。植物类药物能减少前列腺充血，改善症状易为患者接受。尽管药物能减轻症状或延缓前列腺增生，但总的来说，疗效并不十分理想。

（七）治疗骨质疏松症药物

由于导致骨质疏松的原因在男性及女性病人中甚至在同性病人不同的年龄段也有一定的差异，所以不能依靠单纯补钙来治疗骨质疏松，同时要注意过量补钙或用药会产生心血管系统的副作用。

五、老年人的用药原则和管理

（一）基本原则

在对老年人的药代动力学和药效学研究的基础上，老年人的基本用药原则包括：

1. 低剂量开始。

2. 缓慢加量至患者耐受。

3. 不要同时开始两种药物，避免无法判断药物的作用和不良反应来自于两个药物中的某一个。

（二）老年人增加新药的注意事项

1. 增加新药有必要吗？是否有非药物的治疗方案？

例如：增加新的降血压、降血糖以及降血脂药物前让患者生活方式调整一段时间，经生活方式调整未达标的患者开始使用药物治疗。

2. 新药的治疗时间是多久？什么时候停药？停药标准是什么？

例如：治疗老年性骨关节炎的药物盐酸氨基葡萄糖，一般治疗时间为3个月，停药标准是患者关节痛缓解。

3. 患者服药的获益是否大于风险？

例如：患者服用抗血栓的药物的前需要评估患者的出血风险，判断服药的获益与出血的风险比。

4. 是否可用一种药物治疗另外一种药物的不良反应？

例如：高血压病的患者服用硝苯地平控制血压，出现双下肢水肿，要判断是药物作用还是心功能减退引起的，以做出决定是停用硝苯地平换为其他降血压药物，还是增加强心利尿的药物。

5. 有没有一种药物可以同时治疗两种疾病？

例如：高血压病的患者服用CCB类药物控制血压，同时合并持续而轻微的低钾血症，可调整为ACEI/ARB类药物，在控制血压的同时具有保钾的作用，而不用增加单独的保钾药物。

6. 有没有潜在的药物相互作用和药物疾病相互作用？

例如：慢性心衰患者服用β受体阻滞剂改善心室重构，在心衰急性加重的时候按照指南不需要停用β受体阻滞剂，但有可能需要使用洋地黄制剂强心治疗，这个时候需要关注患者的心率，避免心动过缓和房室传导阻滞的发生。

7. 患者及其护理人员是否理解服药的目的，如何服药、服用多长时间、药物何时起效，可能的不良反应以及不良反应的处理方法？

例如：患者服用多种药物的时候，需要向患者本人和患者的陪护者确认患者所有药物的服用方法和服用的持续时间，避免错误。

（三）老年患者多重用药的管理

1. 让患者带着所有的药物随访（处方药、非处方药、保健品）；对于新患者详细采集用药史，并在接下来的复诊时带来所有的药物。

2. 检查患者服用处方药的服用方法、服用剂量，并与相应的诊断进行对照，判定是否合适。

3. 询问药物不良反应。

4. 尽量简化药物治疗方案，每日的药物种类和剂量尽可能最少，去掉不必要的药物。

5. 对于患者的增加新药、更换药物种类和停药某种药物的原因以及时间均应进行记录，对于更改药物剂量的原因以及时间也应该进行记录。

六、老年人用药的依从性

患者主观的不服药或者不按照医嘱服药称为不依从（non-adherence），患者漏服药物，药物服用次数及剂量不足称为依从性不足（under-adherence）。老年患者长期药物治疗不依从或者依从性不足将导致治疗效果的显著降低。当患者有不依从或者依从性不足的时候，医师需要考虑患者的经济状况、认知和功能状态，以及患者对药物和疾病的理解。

提高用药依从性的注意事项：

1. 提高患者对疾病和治疗用药物的理解，对于药物的治疗效果和时间有正确的理解。

2. 结合患者的经济状况使用药物，使患者从经济上可以持续使用。

3. 尽量使用一日一次的药物。

4. 尽量使用一种药物治疗，在药物效果不佳时可以先尝试增加现有药物的剂量，如果达到效果就可以不用再增加一种药物。

5. 结合患者的功能状态使用药物，如独居的老年糖尿病患者伴有视力减退的，选用胰岛素注射笔需要慎重，患者可能因为看不清楚而畏惧使用，或者错误使用。

参考文献

[1] 陈华彪. 老年人用药问题探讨. 临床合理用药，2010，9(3)：95-96.

[2] 沈杰，刘奕芳，高宁舟，等. Beers判断标准在老年住院患者潜在性不适当用药评价中的应用. 中国药房，2010，276(06)：556-558.

[3] 杨亚青，郭代红，任浩洋，等. 我院老年门诊处方分析. 中国医院用药评价与分析，2009，9(7)：497-499.

[4] Syed I, Kristina J, Mats T, et al. Analysis of the association between polypharmacy and socioeconomic position among elderly aged ≥77 years in Sweden. Clin Therap, 2008, 30(2): 419-427.

[5] Joanie M, Sharon G, Amanda S, et al. Polypharmacy in multiple sclerosis: Relationship with fatigue, perceived cognition, and objective cognitive performance. J Psycho Res, 2014, 76(5): 400-404.

[6] Anand H, Jinta J, Gurumurthy P, et al. Prescribing patterns and predictors of high-level polypharmacy in the elderly population: A prospective surveillance study from two teaching hospitals in India. Amer J of Ger Pharm, 2010, 8(3): 271-280.

[7] S. H. Zyoud, A. B. Abd-Alhafez, A. O. Hussein, et al. Patterns of use of medications, herbal products and nutritional supplements and polypharmacy associating factors in Palestinian geriatric patients. Euro Ger Med, In Press, Corrected Proof, Available online 16 December 2013

[8] Hsien-F, Shih-W, Kuan-F, et al. Synergistic Interaction Between Alcoholism and polypharmacy on the Risk of Falls in the Elderly. Inter J Gero, 2013, 7(2): 122-123.

[9] Emily R, Angela C, Joseph T. Hanlo Polypharmacy in elderly patients. Amer J Ger Pharm, 2007, 5(4): 345-351.

[10] Alessandra I, Anna U, Silvia A, et al. Comorbidities and polypharmacy impact on complete cytogenetic response in chronic myeloid leukaemia elderly patients. Euro J Inter Med, 2014, 25(1): 63-66.

[11] Gopi K, Siran K, Seunghee M, et al. Patient characteristics associated with polypharmacy and inappropriate prescribing of medications among older adults with cancer. J Ger Onco, 2012, 3(3): 228-237.

[12] Tarja L, Sirpa H, Timo K, et al. Use of medications and polypharmacy are increasing among the elderly. J Clin Epid, 2002, 55(8): 809-817.

[13] Danijela G, Sarah N, Fiona M, et al. Polypharmacy cutoff and outcomes: five or more medicines were used to identify community-dwelling older men at risk of different adverse outcomes. J Clin Epidemi, 2012, 65(9): 989-995.

[14] Carla F, David C, Charles H, et al. Comorbidity-polypharmacy score: A novel adjunct in post-emergency department trauma triage. J Surg Res, 2013, 181(1): 16-19.

[15] Susan L, Sudeep S, Michael P, et al. Exploring Variation in Rates of polypharmacy Across Long Term Care Homes. J Ame Med Dire Assoc, 2012, 13(3): 309-315.

[16] Keri L, Cathleen J, Subashan P, et al. Polypharmacy and health beliefs in older outpatients. Amer J Ger Pharm, 2007, 5(4): 317-323.

[17] Alessandro N, Alessandra M, Mauro T, et al. Association between clusters of diseases and polypharmacy in hospitalized elderly patients: Results from the REPOSI study. Euro J Inter Med, 2011, 22(6): 597-602.

[18] Bhavik M, Emily R. Polypharmacy Adverse Drug Reactions, and Geriatric Syndromes. Clin in Ger Med, 2012, 28(2): 173-186.

[19] Bo Hovstadius, Göran Petersson. Factors Leading to Excessive polypharmacy. Clin Ger Med, 2012, 28(2): 159-172.

[20] Graziano O, Rosa L, Andrea F, et al. Polypharmacy and Mortality Among Nursing Home Residents With Advanced Cognitive Impairment: Results From the Shelter Study. J Ame Med Dire Association, 2013, 14(6): 450-457.

[21] Julia K, Michelle M, Sharon E, et al. Polypharmacy as a risk factor for adverse drug reactions in geriatric nursing home residents. Ame J Ger Pharm, 2006, 4(1): 36-41.

[22] Polypharmacy concerns in the geriatric population. Osteo Family Phys, 2013, 5(4): 147-152.

[23] Gotaro K, Christina B, Bruce T, et al. Reducing Cost by Reducing polypharmacy. The polypharmacy Outcomes Project . J Ame Med Dire Association, 2012, 13(9): 818-811.

[24] Alessandro M, Giuseppe B, Eduard E, et al. Predictors of Rehospitalization Among Elderly Patients Admitted to a Rehabilitation Hospital: The Role of polypharmacy Functional Status, and Length of Stay Original Research Article. J Amer Med Dire Association, 2013, 14(10): 761-767.

[25] Danijela G, David G, Lisa K, et al. Deprescribing Trials: Methods to Reduce polypharmacy and the Impact on Prescribing and Clinical Outcomes. Clin Ger Med, 2012, 28(2): 237-253.

[26] Fumihiro M, Yumiko K, Takeshi N, et al. Polypharmacy With Common Diseases in Hospitalized Elderly Patients. Amer J Ger Pharm, 2012, 10(2): 123-128.

[27] Vijay G, Anandhi T. Polypharmacy: An undervalued component of complexity in the care of elderly patients. Euro J Inter Med, 2008, 19(3): 225-226.

[28] Catherine Y, Sarwat I, Mayur M, et al. Trends in Comorbidity, Disability, and polypharmacy in Heart Failure. Amer J Med, 2011, 124(2): 136-143.

[29] Yesim G, Anil B, Ayce A, et al. Polypharmacy in the Elderly: A Multicenter Study. J Amer Med Dire Association, 2009, 10(7): 486-490.

[30] PW Lam CM, Lum MF Leung. Drug nonadherence and associated risk factors among Chinese geriatric patients in Hong Kong Hong. Kong Med J, 2007; 13: 284-292.

[31] 傅得兴. 老年人药物不良反应及用药原则. 中华老年医学杂志, 2004, 5: 359-361.

[32] 沈杰, 刘奕芳, 高宁舟, 等. Beers 判断标准在老年住院患者潜在性不适当用药评价中的应用. 中国药房, 2010, 276(06): 556-558.

[33] 葛剑力, 张华. 药物不良事件监测系统在老年人群中的应用. 国外医学: 老年医学分册, 2009, 6: 245-249.

[34] Kaur S, Mitchell G, Vitetta L, et al. Interventions that can reduce inappropriate prescribing in the elderly: a systematic review. Drugs Aging, 2009; 26(12): 1013-1028.

[35] World Health Organization. Progress in the rational use of medicines. 60th World Health Assembly A60/24, Provi-sional agenda item 12. 17. Report by the Secretariat. Gene-va: WHO. 2007-03-22.

[36] 郭华. 浅谈老年药代动力学的特点与用药原则. 中国药业, 2011, 20(6): 51-52.

第 24 章

疾病临终关怀

（王佳贺）

第一节 概　　述

一、临终关怀组织的兴起

世界上第一座临终关怀院，于 1967 年在西塞丽·桑德斯建立，此后在世界各地发展起来；而中国的第一支临终关怀组织于 1988 年在天津医学院成立。

二、临终关怀的概念

临终是指疾病末期或意外事故造成人体的主要器官的生理功能趋于衰竭，生命活动走向完结，是死亡不可避免地将要发生的时候，是生命活动的最后阶段。

临终关怀是由社会各层面（医生、护士、社会工作者、志愿服务人员、政府和慈善机构）组成的机构，有组织地向临终患者及其家属提供一种全面的照护，从而创造一种安详、舒适和充满温情的临终环境。世界卫生组织（WHO）指出，临终关怀目的在于确保患者最佳的生活品质和价值，以控制疼痛，解除心理、社会及精神层面的痛苦为重点，建立一种人生临终旅途的理想模式，是人类文明的巨大进步。

第二节 我国临终关怀的现有问题及应对措施

一、我国临终关怀的现有问题

我国临终关怀起步较国外晚，自 20 世纪 80 年代开始，开展了大量有关临终关怀的研究及临床实践工作，并取得了明显进步，但仍存在一些局限性和问题，主要体现在以下几个方面：

（一）分布不均衡

我国临终关怀服务的医疗机构多分布在经济发展较快的地区，接受服务的主要是老年人群和现有医疗条件下无法治愈的绝症患者，而忽视了儿童等其他人群对临终关怀的需求。

（二）人才缺乏

目前从事临终关怀服务的医务人员缺乏针对性的知识及技能的培训，对临终关怀内涵缺乏深入了解，与从事其他医务工作的人员身份、职能相混淆，且缺少独立的临终关怀病区。

（三）资金及政府的支持不足

临终关怀机构不属于慈善机构，没有国家医疗保障体系的支撑。内陆地区其发展缺少政府的政策支持和社会资助，这使不少开设临终关怀服务的医疗机构在市场经济的冲击下陷入尴尬的境地。

（四）相关的制度保障不健全

目前政府对临终关怀的投入有限，缺乏对临终关怀相关法律、法规及政策的制定和实施，相关治疗规范和服务标准有待制定。

（五）缺乏心理支持

目前临终关怀服务更多的是从医疗或护理的角度展开，在心理学方面的研究和实践则比较薄弱，临终关怀事业发展尚缺乏心理支持系统的有效建立。

二、临终关怀问题的应对措施

（一）明确临终关怀的理念，加强正确的生死观和伦理道德的宣教

应积极开展相关的临终关怀知识教育，完善科学死亡观教育和伦理道德教育。突破传统的思维定势，建立正确的生死观。科学的死亡观是不以延长生命为目的，而以减轻身心痛苦为宗旨。

（二）政府及社会慈善机构的支持

临终关怀事业属于公益性的事业，政府应进一步完善相关法律、法规及医疗保障制度维持临终关怀机构的正常有效运转，并连同社会慈善机构为其筹集资金，便于临终关怀事业的顺利发展。

（三）发展适应中国国情的临终关怀模式

我国尚处于临终关怀的起步阶段，发展适应中国国情的临终关怀模式可以推进临终关怀机构的进步及发展，是老年医疗工作亟待解决的问题。临终关怀的构建应以家庭为中心，以社区为依托，以医疗为保障。家居宁养临终关怀的人文护理模式是为临终者布置一个舒适、安静的环境，认真聆听其最后的心声，满足最后的心愿，从身体、心理和精神等方面对临终者给予更好的照护，这是种低消耗的、行之有效的、且适合我国国情的临终关怀护理模式。

第三节　临终关怀的内容

临终关怀是采用临床护理配合心理关怀方法，辅以支持疗法，对患者实施整体护理，及时了解临终患者的机体状况，积极地采取医疗措施。主要包括以下几个方面：

一、生理护理

包括症状护理和疼痛护理两部分。由于老年患者组织器官功能衰竭、机体代谢障碍，表现为多系统的功能丧失，医护人员应密切观察患者生命体征，必要时积极采取医疗措施。

二、舒适护理

应给予患者一个安静、明亮、舒适、独处的环境，尽量减少外界的干扰。尊重病人的宗教信仰，注意帮助患者了却未尽的心愿，让病人平和、安详地走完人生旅途。

三、临终老年人心理护理

通过语言和非语言方法与老人交流，及时了解并尽量满足临终老人的想法和意愿，并鼓励家属多探望和陪伴老人，使临终老人得到安慰，减少孤独感，也有利于稳定临终老人的情绪。通过与老人共同探讨生命与死亡的意义，进行科学的死亡教育，使其逐渐形成正确的生死观念，以建立合理的心理适应机制，减少临终者对即将来临的死亡的恐惧，以平和的心态面对死亡。

四、终末期老人家属的关怀

在对终末期老人提供关怀的同时也应对临终老人亲属提供相应的人文关怀，耐心、真诚地倾听他们诉说内心的痛苦。

第四节　实施临终关怀的意义

随着我国老龄化社会的发展，老年人对临终关怀的需求更为普遍、迫切。因此，发展老年人临终关怀事业，具有重要的意义。

一、维护生命，提高临终患者生存质量

目前，人们还缺乏对临终关怀内涵的深入理解，多数临终老人在生命的最后阶段需要经受侵入性治疗的痛苦经历，充满了恐惧、痛苦和无奈。临终关怀则为病人提供充分的人文关怀，进行心理抚慰，维护尊严，使临终者平静、安宁、舒适抵达人生的终点，提高了临终患者生存质量。

二、分担了临终患者家属照料的困难

临终关怀也是解决临终老年人家庭照料困难的一个重要途径。它可通过早识别、早评估、及时控制疼痛及其他痛苦症状，并提供支持系统帮助其家属处理患者疾病期的有关事务和他们的居丧，缓解病人和家属的身心痛苦。

三、节省费用，最大限度地利用医疗资源

建立临终关怀机构，可以使临终患者的医疗资源合理利用，缓解资源闲置浪费的问题，从而有效利用有限的医疗资源，为家庭和社会减少经济负担。

四、改变传统思想的束缚，真正体会人道主义精神

临终关怀是一场思想观念上的革命，使人们摆脱传统思想的束缚，正确地看待生死观，并减少医疗资源的浪费，这实质上是对病人及大多数人真正意义上的人道主义精神。临终关怀不仅是社会发展与人口老龄化的需要，也是构建和谐社会的需要。

五、小结

随着我国人口老龄化的发展，临终关怀作为一门新学科出现并发展起来，开展临终关怀是社会所需、人心所向，虽然受我国经济发展和思想观念的影响，临终关怀的建立及发展受到一定的限制，但通过医务工作者和社会各界的共同努力，临终关怀事业的未来定将充满光明。

参考文献

[1] De Roo ML, van der Steen JT, Garre FG, et al. When do people with dementia die peacefully? An analysis of data collected prospectively in long-term care settings. Palliative medicine, 2014, 28 (3): 210-219.

[2] Hill HC, Paley J, Forbat L. Observations of professional-patient relationships: A mixed-methods study exploring whether familiarity is a condition for nurses'provision of psychosocial support. Palliative medicine, 2014, 28(3): 256-263.

[3] McIlfatrick S, Noble H, McCorry NK, et al. Exploring public awareness and perceptions of palliative care: A qualitative study. Palliative medicine, 2014, 28(3): 273-280.

[4] Higginson IJ, Gomes B, Calanzani N, et al. Priorities for treatment, care and information if faced with serious illness: A comparative population-based survey in seven European countries. Palliative medicine, 2014, 28(2): 101-110.

[5] Likosky DS, Zhou W, Malenka DJ, et al. Growth in Medicare Expenditures for Patients With Acute Myocardial Infarction: A Comparison of 1998 Through 1999 and 2008. JAMA internal medicine, 2013, 173(22): 2055-2061.

[6] Perrels AJ, Fleming J, Zhao J, et al. Place of death and end-of-life transitions experienced by very old people with differing cognitive status: Retrospective analysis of a prospective population-based cohort aged 85 and over. Palliative medicine, 2014, 28(3): 220-233.

[7] Woolley DC, Old JL, Zackula RE, et al. Acute Hospital Admissions of Hospice Patients. Journal of palliative medicine, 2013, 16(12): 1515-1522.

[8] Howell DA, Wang HI, Smith AG, et al. Place of death in haematological malignancy: variations by disease sub-type and time from diagnosis to death. BMC palliative care, 2013, 12(1): 42.

[9] Johnson KS. Racial and Ethnic Disparities in Palliative Care. Journal of palliative medicine, 2013, 16(11): 1329-1334.

[10] 周玲君,赵继军. 对我国临终关怀发展策略的思考. 中国护理管理,2010,10(10):64.

[11] Alonso-Babarro A, Astray-Mochales J, Domínguez-Berjón F, et al. The association between in-patient death, utilization of hospital resources and availability of palliative home care for cancer patients. Palliative medicine, 2013, 27(1): 68-75.

[12] 岳林,张雷. 我国临终关怀的特点及发展展望. 护士进修杂志,2011,26(2),117-119.

[13] Dong XQ, Simon MA. Association between elder self-neglect and hospice utilization in a community population. Archives of gerontology and geriatrics, 2013, 56(1): 192-198.

[14] Currow DC, Rowett D, Doogue M, et al. An international initiative to create a collaborative for pharmacovigilance in hospice and palliative care clinical practice. Journal of palliative medicine, 2012, 15(3): 282-286.

[15] Levy C, Hutt E, Pointer L. Site of Death Among Veterans Living in Veterans Affairs Nursing Homes. Journal of the American Medical Directors Association, 2012, 13(3): 199-201.

[16] Waldrop DP, Meeker MA, Kerr C, et al. The nature and timing of family-provider communication in late-stage cancer: A qualitative study of caregivers'experiences. Journal of pain and symptom management, 2012, 43(2): 182-194.

第 25 章

老年癌症患者的姑息治疗

（吕　洋　邓永涛）

一、老年癌症患者姑息治疗的背景

进入 21 世纪，全球的癌症发病率及死亡率仍呈上升趋势，预计 2020 年全球新发癌症患者将达到 1530 万人，死亡 950 万人。医学实践证明，癌症的发病率和年龄呈正相关，随着年龄的增长，癌症的发病率也随之增长。老龄人口基数的增加导致老年癌症患者的总数逐年增加。多数老龄癌症患者发现癌症时已处于晚期，无法进行根治手术或放化疗，或是由于合并有多种疾病手术风险过高难于手术，抑或是年龄过高身体基础条件差无法承受手术和放化疗的打击。这都导致我们在治疗策略的选择上存在许多无奈。在面对无法进行根治手术或放化疗，抑或是治疗效果差，如何提高老年癌症患者的生活质量，让其在生命的最后一段时光活得有尊严成为我们医务工作者努力的目标，而姑息治疗的理念将让我们有可能做得更好。

早在 1987 年，姑息医学在英国被确定为临床医学的一个分支，它主要针对的对象是进展和预后不佳的晚期肿瘤患者，处理目标主要是提高患者的生活质量。2005 年世界第一个“临终关怀和姑息治疗日”的诞生，标志着人们对癌症患者的姑息治疗和临终关怀的认同。世界各国在癌症和姑息治疗方面的研究也不断深入，但遗憾的是目前各国针对老年癌症患者姑息治疗方面的研究仍比较欠缺。

二、老年癌症患者姑息治疗的必要性

姑息治疗关心的是患者的生活质量而不是生命的长短，其目的和任务就是帮助患者达到和维持其躯体、情感、精神、职业和社会行为能力的最佳状态，使患者及家属获得尽可能好的生活质量。换句话说，姑息治疗的目的和任务是提高那些就算付出最大努力仍不能挽留其生命的患者的生活质量，减轻他们的痛苦，让他们的情感得以满足，精神保持愉悦，让他们在生的时间里保持最佳的状态走完人生最后的里程。正所谓从容地生活，尊严地离世。老年人本已进入了生命的尾声，各方面的机能都在衰退，且大多合并一些慢性疾病，这本来就已经让老年人苦不堪言，而癌症更是带给了老年人无尽的痛苦、甚至折磨。故姑息治疗不光对于老年重症、失去康复可能的患者十分重要，对于老年癌症患者更是必不可少。

三、老年癌症患者姑息治疗的践行

首先，我们必须明确姑息治疗不等于消极等待，而是一个团队合作式照顾。过半的老年癌症患者从诊断肿瘤之日起，就应该考虑给予姑息治疗。

其次，在诊断癌症，决定给予姑息治疗前很有必要进行包含患者的基础身体状况、合并疾病、性格爱好、成长经历、文化程度、经济条件、社会地位、宗教信仰等方面的综合评估，以便于制定最具个体化的姑息治疗方案，真正做到让患者生理上的痛苦得到解决，心理上的需求得到满足，作为社会人的自尊得到肯定和认同。

最后，我们应尽力保证姑息治疗的连续性，尤其是对老年癌症患者，信任的建立显得尤为重要，而连续性医护照顾是建立信任最有效的手段。

四、姑息治疗的具体实施

姑息治疗主要包含癌痛治疗、心理治疗、肿瘤的姑息性干预、躯体康复治疗、营养支持及并发症的处理。

（一）癌痛治疗

据估计，半数癌症患者在诊断时存在中重度疼痛，至少有 80％的老年癌症患者在癌痛发展中感到明显疼痛。因此，癌痛的治疗是老年癌症姑息治疗的重点之一。世界疼痛协会也曾指出，止痛目标是让患者在 90％的时间里，90％的疼痛得到缓解。WHO 的“三阶梯”镇痛原则目前已全球普及。需要强调的是，老年人使用阿片类药物应从小剂量起始，缓慢加量。起始剂量一般是年轻人的 50％～75％，吗啡在癌症止痛中的作用确切，是老年重度癌痛的首选药物，只是在使用过程中需考虑肝肾功能。

（二）心理治疗

老年癌症晚期患者是癌症患者中一个特殊的群体，不仅身体遭到严重摧残，而且精神上也承受着巨大的痛苦。因此，对老年癌症患者采取综合的心理治疗尤为重要。注重心理治疗和疏导，采取有针对性的措施改善或消除恐惧、焦虑、悲观、失望甚至轻生等消极心理；辅导患者及家属肯定生命，并把死亡看成一个正常的过程，对死亡过程既不加速也不刻意延缓；对患者进行全身心的照顾，使其尽可能主动生活都可能对疾病治疗起到有利作用。

（三）肿瘤的姑息性干预

姑息性干预是肿瘤姑息治疗的重要内容，其重点并不是治疗疾病而是处理症状，通过姑息性干预有效地控制症状且尽可能不引起毒副作用。这些干预包括姑息性手术、放疗和化疗。姑息性手术是以解除患者症状不增加病人痛苦为前提的。放疗在晚期肿瘤姑息治疗中应用最广。晚期患者常由于肿瘤浸润、压迫和坏死而致局部症状较明显，采用较低总剂量和短疗程的放疗，常可有效地控制症状而病人耐受良好。而姑息性化疗则颇具争议，获益与否并没有统一的定论，但需遵循一个原则：在采用姑息性化疗之前，对患者的一般情况、各器官功能状况、肿瘤对药物的敏感性、既往治疗和用药情况以及可能出现的毒副作用等进行全面的评估，在利远大于弊的前提下才可采用化疗，对一般情况很差已有恶病质表现的患者，除非肿瘤对化疗很敏感，否则不应贸然给予化疗。

（四）躯体康复治疗

老年人群自身特点就是身体各方面的功能逐渐下滑。罹患癌症对老年人来说无疑是雪上加霜，肿瘤细胞对机体的加速消耗、长期疼痛的折磨、长期卧床、各种伴癌综合征的出现、治疗副作用均不可避免地对老年癌症患者的躯体造成严重的损害。因此，老年癌症患者的躯体康复治疗需联合专业的康复医疗师共同制订科学的康复计划，同时必须得到患者本人及家属的配合才有可能得以实现。

（五）营养支持

中晚期肿瘤患者常伴有不等程度的营养不良或低下或发生癌性恶病质，以胃癌、胰腺癌和食管癌患者多见。约 4％～23％的晚期癌症患者死于癌性恶病质。

老年恶性肿瘤患者由于其整体功能的衰退等原因，营养状况的恶化更为明显，甚至很快出现恶病质。伴有营养不良的肿瘤患者的预后明显差于营养良好者。营养支持的目标：①预防和减缓营养低下或恶病质；②提高个体对抗肿瘤治疗的顺应性；③限制或减轻抗肿瘤治疗的部分不良反应；④改善生活质量。终末期肿瘤患者的营养支持则难以完全达到上述目标。

营养支持的方式需根据患者的具体情况来选择，一般原则：①首先考虑肠内途径予营养支持，当肠内无法支持的时候则肠内、肠外联合的方式。经口摄入（ONS）首选，经皮内镜下胃造口（PEG）在特殊情况下考虑，如放化疗引起的口腔、食管黏膜炎症。②稳定内环境平衡是营养支持的重要内容。③积极治疗厌食症，但对于采用类固醇药物和甲地孕酮学界还存有争议，且使用孕酮治疗期间有增加血栓形成的风险，故宜在确定对患者利大于弊时短期内应用。

（六）并发症处理

晚期恶性肿瘤患者常伴有多种多样的症状，如疼痛、虚弱、乏力、厌食、恶心、呕吐、咳嗽、口干、腹泻、便秘、呼吸困难、吞咽困难、焦虑、抑郁等。Potter 统计了 400 例晚期患者的症状发生情况，5 个最常见的症状为疼痛（64%）、厌食（34%）、便秘（32%）、疲倦（32%）和呼吸困难（31%），每位患者平均同时有 7 个不同的症状；处理好相关并发症对提高患者的生活质量十分必要，这也是姑息治疗对于晚期肿瘤患者全方位照顾的一种体现。如何处理好上述并发症，必须结合患者具体情况仔细分析、妥善处理。宗旨是关注到每一个让晚期肿瘤患者不适的症状或体征。

总之，老年癌症患者是一个特殊的群体，无论其生理、心理还是社会支持的各个方面都有其特殊性。其姑息治疗的方方面面有待我们进一步深入研究和探讨。

参考文献

[1] Yancik R. Population aging and cancer: a cross national problem. Cancer J, 2005, 11: 437-441.

[2] MacDonald N, Hanks G, Doyle D. Oxford textbook of palliative medicine, 2nd edn. New York: Oxford University Press, 1998: 103-107

[3] Brighi N, et al. Cancer in the elderly: Is it time for palliative care in geriatric oncology? J Geriatr Oncol, 2014, 5(2): 197-203.

[4] Emanuel EJ, Hauser J, Emanuel LL. Palliative and end-of-life care: psychological symptoms and their management//Fauci AS, Braunwald E, Kasper DL, et al. Harrison's principles of internal medicine. 17th ed. New York: McGraw-Hill, , 2008.

[5] 潘燚，牛飞玉，苏文媚，等. 2012 年临床肿瘤学重大进展——美国临床肿瘤学会年度报告. 循证医学，2013, 13(1): 4-29.

[6] Harding R, Epiphaniou E, Chidgey-Clark J. Needs, experiences, and preferences of sexual minorities for end-of-life care and palliative care: a systematic review. J Palliat Med, 2012; 15(5): 602-611.

[7] Ahmed A, Khurana H, Gogia V, et al. Use of sustained release oral morphine as a bridge in withdrawal of morphine in patients on high doses of oral immediate release morphine for cancer pain. Am J Hosp Palliat Care, 2010, 27(6): 413-415.

[8] Sirois F. Psychiatric aspects of chronic palliative care: waiting for death. Palliat Support Care, 2012, 10(3): 205-211.

[9] Kaasa S, Loge JH. Quality of life in palliative care: principles and practice. Palliat Med, 2003, 17(1): 11-20.

[10] Casarret D, Kapo J, Caplan A. Appropriate use of artificial nutrition and hydration-fundamental principles and recommendations. NEJM, 2005, 353:2607-2612.

[11] Cleeland CS, Sloan JA. Assessing the symptoms of cancer using patient-reported outcomes (ASCPRO): searching for standards. J Pain Symptom Manage, 2010, 39(6):1077-1085.

[12] Pott er J, Hami F, Bryan T, et al. Symptoms in 400 patients referred to palliative care services: prevalence and pat terns. Palliat Med, 2003, 17(4):310-314.

第 26 章

慢性阻塞性肺疾病诊治进展

（温红侠）

慢性阻塞性肺疾病（chronic obstructive lung disease，COPD）是老年人常见病，慢性阻塞性肺疾病全球倡议（Global Initiative for Chronic Obstructive Lung Disease，GOLD）所推荐的 COPD 肺功能诊断标准，往往导致老年人群 COPD 过诊，那么是否有其他更为合适的检测方法呢？COPD 患者中不同人群临床表现不同，也就是表型不同，如果仅以 GOLD 为依据，进行单一分组治疗，在实现治疗个体化方面，就暴露了其局限性、静止性。COPD 不同表型如何诊断，如何治疗？在药物治疗方面，有哪些新的进展？就以上问题，分述如下：

一、肺功能在 COPD 诊断中的应用

由于 FEV_1 值较年龄增长下降得更为明显，因此 GOLD 推荐的吸入短效支气管扩张剂后 $FEV_1/FVC<70\%$作为诊断 COPD 的诊断标准，在老年人群中，有过诊倾向，因此有学者推荐采用健康人低限（LLN）辅助诊断 COPD。LLN 以年龄分层后的吸入支气管扩张剂 FEV_1/FVC 作为截点，低于同龄健康人 15%视为异常，即可诊断为 COPD。多项研究证实，与 GOLD 推荐的标准在老年人中的应用相比，LLN 可能漏诊了一部分 COPD 患者。因此有学者建议将专家组 COPD 诊断（结合临床评估、吸烟史、全面的肺功能检测综合诊断）作为 COPD 诊断参考标准。学者对 405 名平均年龄为（73±5.3）岁的老年患者进行研究，如果将肺功能检测值 FEV_1 和 RV/TLC 分别与 GOLD 推荐的 FEV_1/FVC 标准和 LLN 相结合，则显著降低了其过诊率和漏诊率。但是，作为辅助诊断 COPD 的 RV/TLC 最佳数值仍需进一步研究。

二、COPD 的表型分类、诊断及治疗

（一）COPD 分类

COPD 是一种临床表现多样化-多种表型共同存在的综合征，不同的特征需要不同的治疗。因此，对于 COPD 患者同时采取气流受限程度（吸入支气管扩张剂后的 FEV_1 值 1～4 级）和疾病分组（A-D）（GOLD 推荐的 COPD 分组）进行分类。将气流受限程度及疾病分类同时纳入 COPD 分类标准，能更为准确地全面综合评估 COPD 患者病情，随着病情的变化，疾病分类也随之发生改变。例如，对于中度气流阻塞（post-BDT FEV_1 65%），症状明显（CAT 15），反复急性加重（>2 次/年），可被评估为 2/D，症状明显且伴有重度气流阻塞，则被评估为 4/D，此外，在进行 COPD 表型分类时，同时纳入了呼吸衰竭和并存症这两种因素。详见图 26-1。

（二）COPD 表型分类

将 COPD 分为 6 种表型，即支气管炎型、肺气肿表型、COPD-支气管扩张重叠综合征、

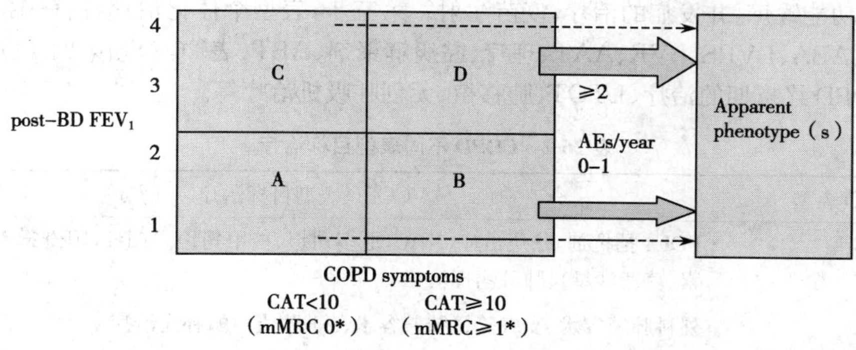

图 26-1　COPD 分组及表型

B、D 两组 COPD 患者的表型很容易被确定，但 C 组的表型相对不容易确定，A 组的表型就很难确定

频繁急性加重型、COPD-支气管哮喘重叠综合征、肺性恶病质型。

具体诊断标准如表 26-1 所示。

表 26-1　COPD 表型及特征

COPD 表型	COPD 表型基本特征
支气管炎表型	湿性咳嗽（每年持续 3 个月以上，至少连续 2 年以上）
肺气肿表型	日常无咳嗽、咳痰，仅有肺气肿体征*
COPD 和支气管哮喘重叠综合征	主要标准： 支气管激发试验强阳性（FEV_1>15%和>400ml） 支气管激发试验阳性 FeNO≥45～50ppb 和（或）痰嗜酸性粒细胞≥3% 支气管哮喘病史 次要标准： 支气管激发试验弱阳性（FEV_1>12%和>200ml） IgE 水平增高 变态反应性疾病 确诊为 COPD
COPD 和支气管扩张重叠综合征	相对年轻患者中，严重几乎每天有脓痰，反复或迁延不愈的肺部感染，HRCT 确诊支气管扩张 确诊 COPD
频繁急性加重型	经 ABT 和（或）糖皮质激素治疗，仍每年发生急性加重>2 次/年
肺性恶病质	无明显原因，BMI<21（男性 FFMI<16kg/m^2 或女性<15kg/m^2）

* 如果拟对肺气肿型进行治疗，建议行肺功能评估（TLCO，KCO<LLN，RV>ULN）及 HRCT

（三）COPD 表型分级治疗

治疗上分为 4 步。第一步，避免接触危险因素，避免烟草和环境烟草暴露，减少家庭及职业危险因素的暴露。第二步，标准治疗：吸入支气管扩张剂、规律体育锻炼、肺康复、健康教育、呼吸功能锻炼，并发症的治疗，疫苗注射。第三步，表型个体化治疗：白三烯受体拮抗剂、ICS+LABA、LVRS、BVR、AAT、理疗、黏痰解聚剂、ABT（表 26-2）。第四步：呼吸功能下降及 COPD 终末期的治疗、LTOT、肺移植、无创呼吸机治疗等。

表 26-2　COPD 不同表型目标治疗

COPD 表型	COPD 表型目标治疗
支气管炎表型	PDE4 拮抗剂，祛痰治疗（NAC，厄多司坦、羧甲司坦。ABT（阿奇霉素、克拉霉素、莫西沙星）、肺脏物理治疗
肺气肿型	外科肺减容术、支气管镜肺兼容术、α-1-胰蛋白酶补充治疗
COPD-支气管扩张重叠综合征	祛痰治疗（NAC，厄多司坦、羧甲司坦、高渗盐）。ABT（阿奇霉素、克拉霉素、莫西沙星等）、肺脏物理治疗
COPD-支气管哮喘-重叠综合征	ICS+LABA，ICS+LABA+LAMA，抗白三烯
频繁急性加重表型	PDE4 inhibitor（roflumilast），ICS+LABA，ABT
肺型恶病质	肺康复及营养支持

三、COPD 的药物治疗进展

1. 戒烟　戒烟是有吸烟史的 COPD 患者治疗的首要选择，戒烟也是目前能阻止肺功能进一步下降，并改善患者病情预后的唯一方法。目前广泛使用的是尼古丁替代法、安非他酮等，其他方法如尼古丁疫苗等也在研究中，该类药物可以刺激机体产生尼古丁抗体，并且阻止其通过血脑屏障。

2. 吸入型支气管扩张剂　该类新型药物旨在研发更为有效的 LABA 和 LAMA，超长效 β2 受体激动剂（ULABAs）如茚达帕罗等药物临床应用确实有效。Aclidinium bromide 是一种快速起效的 LAMA（而噻托溴铵起效较慢），但是目前临床试验数据结果却不尽如人意。另有其他公司即将开始 LAMA 喷雾剂型的Ⅲ期临床试验。此外，胆碱能受体拮抗剂和 β_2 受体激动剂的复合制剂（MABAs）也已开始临床Ⅰ期和Ⅱ期试验。新型超长效 β2 受体激动剂以及 LABA/LAMA 复合制剂对 FEV_1 改善明显，另外，有关茚达帕罗复合吸入型糖皮质激素制剂较单一使用茚达帕罗或氨茶碱更为有效。

3. ICS　对于已使用 LABA-ICS 复合制剂，但症状仍持续存在者，GOLD 推荐使用 LAMA/LABA/ICS 三药联合吸入。但是目前尚无强有力证据显示患者接受三药联合较 LABA-ICS、LABA-LAMA 更为有效。另外一个选择就是非糖皮质激素吸入剂型。EPI-12323 是一日一次、小分子量非糖皮质激素吸入剂型，避免了糖皮质激素的不良反应，通过选择性基因水平阻断炎症及免疫反应。

4. 激素抵抗　HDAC2（糖皮质激素阻断炎症反应的关键酶）的减少使得该类 COPD 患者对糖皮质激素抵抗。HDAC2 减少可继发于氧自由基的压力，这与 PI3K 活性抑或有关。因此近来有研究证明阻断 PI3K 可能回复糖皮质激素的敏感性，并且可能是潜在的治疗方法。

5. 抗感染及抗炎类药物　越来越多的证据显示急性加重期会加快 COPD 患者肺功能下降的速度，细菌感染是急性加重发生的重要因素，细菌定植亦常在 COPD 患者中发现，下气道细菌定植与炎症因子水平的增高密切相关。COPD 患者接受不恰当抗生素治疗易导致耐药菌株感染。

抗微生物多肽，包括防御素等，均由上皮细胞等产生，在免疫反应中发挥着重要作用。这些可能是潜在的药物治疗新方法。

14、15 元环大环内酯类抗生素除了它自身的抗微生物作用外，还具有一定的抗炎作用。近期一项大型临床试验研究发现，与安慰剂比较，250mg 阿奇霉素持续服用 1 年，首次发生 COPD 急性加重的中位时间延长了 92 天。非抗生素类药物 EM704——一种红霉素衍生物，亦可以阻断中性粒细胞性炎症反应，以及 TGF-β 的释放。该类药物可于急性加重期吸入治疗，并且不会影响抗生素的使用。

参考文献

[1] Hardie JA, Buist AS, Vollmer WM, et al. Risk of over-diagnosis of COPD in asymptomatic elderly never-smokers. Eur Respir J, 2002, 20(5): 1117-1122.

[2] Celli BR, Halbert RJ, Isonaka S, et al. Population impact of different definitions of airway obstruction. Eur Respir J, 2003, 22(2): 268-273.

[3] Swanney MP, Ruppel G, Enright PL, et al. Using the lower limit of normal for the FEV1/FVC ratio reduces the misclassification of airway obstruction. Thorax, 2008, 63(12): 1046-1051.

[4] Hansen JE, Sun XG, Wasserman K. Spirometric criteria for airway obstruction: Use percentage of FEV1/FVC ratio below the fifth percentile, not<70%. Chest 2007, 131(2): 349-355.

[5] Pellegrino R, Viegi G, Brusasco V, et al. Interpretative strategies for lung function tests. Eur Respir J, 2005, 26(5): 948-968.

[6] Moons KG, Grobbee DE. When should we remain blind and when should our eyes remain open in diagnostic studies? J Clin Pidemiol, 2002, 55(7): 633-636.

[7] Gülmisal G, Susanne B, Christiane E A, et al. GOLD or lower limit of normal definition? A comparison with expert-based diagnosis of chronic obstructive pulmonary disease in a prospective cohort-study. Respiratory Research, 2012, 13: 13, 1-9.

[8] Global Initiative for Chronic Obstructive Lung Disease. Global Strategy for the Diagnosis, Management, and Prevention of Chronic Obstructive Pulmonary Disease. Updated 2013.

[9] Vanfleteren LE, Spruit MA, Groenen M, et al. Clusters of comorbidities based on validated objective measurements and systemic inflammation in patients with chronic obstructive pulmonary disease. Am J Respir Crit Care Med, 2013, 187(7): 728-735.

[10] Scanlon PD, Connett JE, Waller LA, et al. Smoking cessation and lung function in mild-to-moderatech ronic obstructive pulmonary disease. The lung health study. Am J Respir Crit Care Med, 2000, 161(2 Pt 1): 381-390.

[11] Tonnesen P, Carrozzi L, Fagerstrom KO, et al. Smoking cessation in patients with respiratory diseas es: a high priority, integral component of therapy. Eur Respir J, 2007, 29(2): 390-417.

[12] Hartmann-Boyce J, Cahill K, Hatsukami D, et al. Nicotine vaccines for smoking cessation. Cochrane Database Syst Rev, 2012, (8): CD007072.

[13] Hickey AJ. Back to the future: inhaled drug products. J Pharm Sci, 2013, 102(4): 1165-1172.

[14] Vogelmeier C, Ramos-Barbon D, Jack D, et al. Indacaterol provides 24-hour bronchodilation in COPD: a placebo-controlled blinded comparison with tiotropium. Respir Res, 2010, 11: 135.

[15] Barnes PJ, Pocock SJ, Magnussen H, et al. Integrating indacaterol dose selection in a clinical study in

COPD using an adaptive seamless design. Pulm Pharmacol Ther,2010,23(3):165-171.

[16] Korn S,Kerwin E,Atis S,et al. Indacaterol oncedaily provides superior efficacy to salmeterol twice-daily in COPD:a 12-week study. Respir Med,2011,105(5):719-726.

[17] Cazzola M. Aclidinium bromide,a novel longacting muscarinic M3 antagonist for the treatment of COPD. Curr Opin Investig Drugs,2009,10(5):482-490.

[18] Cazzola M,Rogliani P,Matera MG. Aclidinium bromide/formoterol fumarate fixed-dose combination for the treatment of chronic obstructive pulmonary disease. Expert Opin Pharmacother,2013,14(6):775-781.

[19] van Noord JA,Buhl R,LaForce C,et al. QVA149 demonstrates superior bronchodilation compared with indacaterol or placebo in patients with chronic obstructive pulmonary disease. Thorax,2010,65(12):1086-1091.

[20] Cazzola M,Ando F,Santus P,et al. A pilot study to assess the effects of combining fluticasone propionate/salmeterol and tiotropium on the airflow obstruction of patients with severe-to-very severe COPD. Pulm Pharmacol Ther,2007,20(5):556-561.

[21] Singh D,Brooks J,Hagan G,et al. Superiority of "triple" therapy with salmeterol/fluticasone propionate and tiotropium bromide versus individual components in moderate to severe COPD. Thorax,2008,63:592-598.

[22] Barnes PJ. Glucocorticosteroids:current and future directions. Br J Pharmacol,2011,163(1):29-43.

[23] Ito K,Ito M,Elliott WM,et al. Decreased histone deacetylase activity in chronic obstructive pulmonary disease. N Engl J Med,2005,352(19):1967-1976.

[24] Marwick JA,Caramori G,Stevenson CS,et al. Inhibition of PI3Kdelta restores glucocorticoid function in smoking-induced airway inflammation in mice. Am J Respir Crit Care Med,2009,179(7):542-548.

[25] Donaldson GC,Seemungal TA,Bhowmik A,et al. Relationship between exacerbation frequency and lung function decline in chronic obstructive pulmonary disease. Thorax,2002,57(10):847-852.

[26] Murphy TF. The role of bacteria in airway inflammation in exacerbations of chronic obstructive pulmonary disease. Curr Opin Infect Dis,2006,19(3):225-230.

[27] Sethi S,Maloney J,Grove L,et al. Airway inflammation and bronchial bacterial colonization in chronic obstructive pulmonary disease. Am J Respir Crit Care Med,2006,173(9):991-998.

[28] Serhan CN,Chiang N,Van Dyke TE. Resolving inflammation:dual anti-inflammatory and proresolution ipid mediators. Nat Rev Immunol,2008,8(5):349-361.

[29] Tamaoki J,Kadota J,Takizawa H. Clinical implications of the immunomodulatory effects of macrolides. Am J Med,2004,117(Suppl 9A):5S-11S.

[30] Kanoh S,Rubin BK. Mechanisms of action and clinical application of macrolides as immunomodulatory medications. Clin Microbiol Rev,2010,23(3):590-615.

[31] Albert RK,Connett J,Bailey WC,et al. Azithromycin for prevention of exacerbations of COPD. N Engl J Med,2011,365(8):689-698.

[32] Li YJ,Azuma A,Usuki J,et al. EM703 improves bleomycin-induced pulmonary fibrosis in mice by the inhibition of TGF-beta signaling in lung fibroblasts. Respir Res,2006,7:16

第 27 章

老年结直肠癌的发病特点及诊治

（张艺军　刘　坚）

一、流行病学特点

结直肠癌(colorectal cancer,CRC)的发病率在恶性肿瘤中居第四位,其癌症相关死亡率居第二位。70%的结直肠癌患者年龄超过 65 岁,平均中位年龄 69 岁。可见,结直肠癌的主体人群为老年人。据统计,一般男性患结肠癌的风险高于女性,男性结肠癌患者中 91% 的患者年龄超过 55 岁,30%的患者年龄在 75～84 岁,超过 85 岁的患者占 7%。但是,在超过 85 岁的患者中女性患者占 13%,高于男性患病率。这与女性的平均寿命较高有关。

老年结直肠癌患者多有合并症,而且随着年龄的变化合并症也不同。与年龄关系最为密切的是心脏疾病。另外,肿瘤的好发部位与年龄也有一定的关系。小于 55 岁的患者发生在阑尾的肿瘤占 38%,盲肠癌占 9%,升结肠癌占 5%;65～75 岁的患者肿瘤好发于乙状结肠;年龄超过 85 岁的患者阑尾癌占 0.2%,盲肠癌占 17%,升结肠癌占 12%,直肠癌占 24%。

二、遗传学改变

老年结直肠癌患者的发病与基因的变异和后续分子的改变相关,例如 *FARS*、*BRAF*、*PIK3CA*/*PTEN* 等基因,尤其 *BRAF* 基因的变异在患者中最为常见。

三、老年患者全身情况的综合评估

首先,采用 Lee's 预后指数评估所有超过 70 岁老人的预期寿命。其次,用老年肿瘤评估体系对所有老年患者进行评价,可以采用 G8 测试,VES-13 量表或 CGA 等工具。老年肿瘤学专家推荐用综合老年评估(comprehensive geriatric assessment,CGA)作为金标准对老年肿瘤患者进行全面评估,有助于治疗方案的选择,判断患者对治疗的耐受,以及患者的预期寿命。过去以 ECOG(European Cooperation Oncology Group)评分系统和 KS(Karnofsky scale,KS)评分系统判断患者的体力状态。但是,由于老年人群的个体差异大,所以需要多学科的医生协作对每个患者进行综合全面地评价,制定个体化的治疗方案。内容包括患者的功能状况[日常生活能力(ADL)、工具性日常生活能力(IADL)、体能状态]、合并症、社会经济状况、老年综合征、营养状况和用药情况等六方面的内容。其中合并症和功能状况是影响老年肿瘤患者治疗的主要因素。CGA 可以改善老年肿瘤患者的预后,尤其是肿瘤进展患者的预后。在某些情况下,CGA 还可以预测患者的发病率和死亡率。

对于 65 岁以上的患者还可以采用 VES-13(vulnerable elders survey-13)量表进行初步筛查,该量表为简化的 CGA 量表,内容包括患者的年龄、功能以及合并症等 13 项标准,可以在 5 分钟内完成筛查。经 VES-13 量表筛查后,如果得分<3 分者,可以按照常规的方案

治疗；如果得分≥3 分者，需要用 CGA 量表进一步评估。如果 CGA 阴性，需要减量、缩短疗程，调整治疗方案；如果 CGA 阳性，则判断患者为虚弱，不能耐受治疗的毒性，只能给予支持治疗。

因此，可以将老年患者划分为 3 类：①正常：无合并症，好的健康状况，生活自理，无认知功能障碍。该类患者可以采用年轻人的治疗方案。②易感：有一种或两种合并症，独立自理能力稍差，较少依赖别人。按照患者可以耐受的剂量，给予减量或短疗程治疗。③衰弱：该类人群有严重的老年综合征，只能接受支持对症治疗。

四、诊断

老年患者常常以肠梗阻、肠穿孔、大出血急症或者较差的全身情况为首发症状，需要行急诊手术治疗，从而导致患者的死亡率升高。因此，为了避免临床急症的出现，很有必要对老人进行临床筛查。在英国，将综合考虑老年人的预期寿命、患者死亡风险、个人的一般情况和意愿等因素，对老年人群进行肿瘤筛查。目前，NHS 组织明确提出 60～69 岁的人群需要每隔 2 年做一次肠道方面的筛查，主要包括大便潜血试验和肠镜检查。首先检查患者的大便潜血。如果大便潜血阳性，在排除了相关饮食或药物方面的因素后，推荐患者进一步完成结肠镜检查。但是，对于预期寿命低于 5 年的老年患者，筛查的意义不大，也不建议行肠镜检查。

对于年龄相对较小，且又高度怀疑患有结直肠癌的患者，强烈推荐行结肠镜检查和病理组织学活检。在确诊肿瘤后，患者需要进一步行 X 线胸片、腹部超声检查或者胸腹部 CT 进行肿瘤分期。同时，也推荐老年患者采用仿真结肠镜 CTC（virtual colonoscopy，computerized tomography-CTC）进行检查。该项检查创伤性小，但是缺点是不能进行病理组织学活检。

五、治疗

主要治疗手段为手术切除、局部治疗[射频消融（RFA）、冷冻等]、化疗、分子靶向药物治疗等。根治性手术切除仍然是治愈患者的唯一手段。

1. 手术治疗　手术治疗是目前结直肠癌的主要治疗手段。老年患者的预期寿命、身体状态、合并症和肿瘤分期是决定老年肿瘤患者能否行手术治疗的决定性因素。结肠癌根治术后的患者五年生存率大约为 50%，直肠癌为 40%。对于可以手术切除肝脏转移灶的结直肠癌患者，术后可以获得大约 20%的五年生存率。其中，20%的患者因肠梗阻、肠穿孔或消化道出血等情况需要行急诊手术。而急诊手术是导致患者术后死亡率升高的主要因素，因此需要尽量避免行急诊手术。

同时，患者的年龄和术后并发症也是影响老年患者术后 1 年死亡率的独立危险因素。T1 期老年结直肠癌患者施行 TEM（transanal endoscopic microsurgery，TEM）腹腔镜手术，创伤小、患者恢复快、对心血管系统的影响小，住院时间缩短，安全性高。同时，在 TEM 前行小剂量的放疗可以明显减少肿瘤术后复发。

2. 辅助放疗　患者需要经过 CGA 评估后再确定治疗方案。对于属于第 3 类的患者不能耐受放疗的毒副作用，只能给予支持对症治疗。1 类患者可以按照指南标准进行放疗，2 类患者可以减量行放疗。经研究证实，如果患者术前 4～8 周行放射治疗，那么患者是获益的。

对直肠癌的原发灶和转移灶行姑息性放疗可以减轻出血、疼痛或梗阻。放疗期间，患者需要每周做一次评估，了解治疗的毒副作用和对治疗的耐受程度。在英国，老年结直肠癌患者的治疗方案常常是由多学科的医生综合评估后再制定的，并且对每个患者进行个体化的治疗。

3. 辅助化疗　一般来说，75 岁以上的老年人如果不患肿瘤，其预期寿命仍有 10～12 年。然而，结直肠癌患者一般在确诊后 5 年内复发。所以，对于 70～80 岁的老年人可以选择术后辅助化疗预防肿瘤的复发。此外，营养不良是影响老年肿瘤患者预后的重要因子。

Sargent 等的荟萃分析结果表明，辅助化疗对老年结直肠癌患者是有效的和安全的。经评估为第 1 类的患者参照现有的指南进行积极联合化疗。第 2 类患者按照患者的预期寿命而定，同时还要参考患者家属的意见。第 3 类患者只能给予支持对症治疗。

5-氟尿嘧啶(5-Fu)仍然是最经典的结直肠癌的一线化疗药物。Ⅰ期结直肠癌患者不需要行辅助治疗。Ⅱ期结直肠癌如果有复发风险因子(T4 分期、肿瘤穿孔或破裂、急诊手术、手术切除不足 12 个淋巴结)存在，则需要辅助治疗。选择 5-Fu 的单药辅助治疗方案。以 5-Fu 为基础的化疗方案可以延长Ⅱ期肿瘤患者的无瘤生存期，可以将患者的死亡风险降低 27%，较未行化疗者获益 12%。

有淋巴结转移的Ⅲ期结直肠癌患者是辅助治疗最主要的适应证。首选 5-Fu 联合奥沙利铂的静脉给药方案，即 FOLFOX 方案。如果不能使用奥沙利铂，也可以采用 5-Fu 单药治疗，即口服卡培他滨治疗。但是，也有研究认为奥沙利铂对老年患者的疗效不肯定。对 5-Fu 无反应或者治疗后仍进展的Ⅳ期结直肠癌患者，可以联合伊立替康治疗。但是，目前还没有研究明确指出，具体哪一种方案对老年人更有效或者更加安全。

4. 靶向治疗　对于已经发生转移的结直肠癌患者，仍有部分患者可以手术切除原发灶和转移灶。对于已经失去手术机会的患者，大多可以通过化疗、放疗、生物治疗等综合措施治疗，提高患者的生活质量和延长寿命。由于新药的开发和化疗方案的优化，晚期结直肠癌患者的平均生存时间在近十年中已由 6 个月延长至 2 年。生物制剂中最常用的是贝伐单抗(bevacizumab)——抗血管内皮生长因子单抗，其次是西妥昔单抗(cetuximab)——抗表皮生长因子受体单抗。

老年人无使用靶向药物的禁忌。Bouchahda 等，对超过 70 岁的患者进行了单用西妥昔单抗或联合伊立替康的安全性和有效性研究。结果表明，老年患者对药物的反应率和毒性反应与年轻患者相似，对皮肤和胃肠道的毒性也相似。对于经 CGA 分类的第一类患者，如果出现了转移病灶，推荐用贝伐单抗和常规化疗方案作为一线治疗。但是由于贝伐单抗有增加动脉血栓事件的风险，所以对于近期有心肌梗死、脑梗死或者任何血管栓塞事件的患者是绝对禁忌的。然而，西妥昔单抗和帕尼单抗则相对安全，老年人和年轻人无明显差别。对于 KRAS 野生型的患者，卡培他滨和西妥昔单抗联合治疗为一线治疗方案。但是需要注意该药对皮肤的累积毒性作用。对于难治性患者推荐采用西妥昔单抗和伊立替康的治疗方案。为了避免伊立替康的胃肠道副作用，伊立替康需要减量使用。

【结直肠癌肝脏转移治疗】

近来，多项大型多中心的临床研究结果表明，老年结直肠癌肝转移患者在全身条件许可的条件下，可以行肝转移灶的 R0 切除。如果保留了患者足够的肝脏功能，可以将患者的 5 年存活率提高到 58%。虽然年龄并不是肝脏切除手术的禁忌证。但是随着年龄的增加，患者的合并症以及术后并发症升高，对手术的耐受性下降。因此，实际上只有 10%～20%的结直肠癌肝转移患者进行了肝脏转移灶的切除。当结直肠癌患者出现肠穿孔、完全性肠梗阻或者无法控制的肠出血等症状时，应该先施行姑息性手术切除原发病灶，再辅以全身化疗等综合治疗。但是当原发灶无穿孔、肠梗阻或出血等情况时，是否应该先选择姑息性手术切除原发病灶，尚存在争议。对于已经发生肝脏转移的患者术前化疗也可以改善患者的预后。此外，也可以针对转移灶进行射频消融术、微波消融术、肝动脉栓塞化疗术以及腹腔镜下或术中直视下的消融术，可以提高患者的生存率。

总之，随着人类平均寿命的提高，老年肿瘤患者也越来越多。老年结直肠癌患者的治疗模式与普通患者是基本相同的，但是治疗时还应该综合考虑患者的各个脏器功能、合并症、预期寿命等因素，并进行多学科联合，全面地分析评估治疗对患者所带来的利弊，制定出个体化的治疗方案，延长患者的生存时间。

参考文献

[1] Richard MG，Neal JM，Josep Tabernero，et al. Accomplishments in 2008 in the treatment of advanced metastatic colorectal cancer. Gastrointest Cancer，2009，3(suppl2)：S23-S27.

[2] The Netherlands Cancer Registry. Available from HTTP：//www. cijfersoverkanker. nl. Accessed on June 1，2012.

[3] Eindhoven Cancer Registry. Comprehensive Cancerr Centre South. Available from www. ikz. nl. Accessed on June 1，2012.

[4] Berg M，Danielsen SA，Ahlquist T，et al. DNA sequence profiles of the colorectal cancer critical gene set KRAS-BRAF-PIK3CA-PTEN-TP53 related to age at disease onset. PLOS One，2010，5：e13978.

[5] Saridaki Z，Tzardi M，Papadaki C，et al. Impact of KRAS，BRAF，PIk3CA mutations，PTEN，AREG，EREG expression and skin rash in >/= 2 line cetuximab-based therapy of colorectal cancer patients. PLOS One，2011，6：e15980.

[6] Buurman BM，Hoogerduijn JG，De Haan RJ，Abu-Hanna A，et al. Geriatric conditions in acutely hospitalized older patients：prevalence and one-year survival and functional decline. POLS One，2011，6：e26951.

[7] Extermann M，Hurria A. Comprehensive geriatric assessment for older patients with cancer. J Clin Oncol，2007，25：1824-1831.

[8] Sternberg SA. The vulnerable elders survey：a tool for identifying vulnerable older people in the community. J Am Geriatr Soc，2001，49：1691-1699.

[9] Mohile SG1，Bylow K，Dale W，et al. A pilot study of the vulnerable elders survey-13 compared with the comprehensive geriatric assessment for identifying disability in older patients with prostate cancer. who receive androgen ablation. Cancer，2007，109：802-810.

[10] Cheynel N，Cortet M，Lepage C，et al. Trends in frequency and management of obstructing colorectal cancers in a well-defined population. Dis Coln Rectum，2007，50(10)：1568-1575.

[11] Tekkis PP，Kisman R，Thompson MR，et al. The Association of Coliproctology of Great Britain and Ireland study of large bowel obstruction caused by colorectal cancer. Ann Surg，2004，240(1)：76-81.

[12] Walter LC，Covinsky KE. Cancer screening in elderly patients：a framework for individualized decision making. JAMA，2001；285(21)：2750-2756.

[13] Keighley MRB. Screening for colorectal cancer in Europe. Scand J Gastroenterol，2004，9：805-806.

[14] Sweet A，Lee D，Gairy K，et al. The impact of CT colonography for colorectal cancer screening on the UK NHS：costs，healthcare re resources and health outcomes. Appl Health Econ Health Policy，2011，

9(1):51-64.

[15] 中华医学会外科学分会胃肠外科学组！结直肠肛门外科学组中国抗癌协会大肠癌专业委员会. 结直肠癌肝转移诊断和治疗指南(V2010). 中华胃肠外科杂志,2010,13(6):457-470.

[16] NCCN Clinical Practice Guidelines in Oncology(NCCN Guidelines TM). Colon Cancer. Version3. 2011 . http://www. nccn org/professionals/physician_gls/pdf/colon. pdf

[17] Pallis AG,Papamichael D,Audisio R,et al. EORTC elderly task force experts' opinion for the treatment of colon cancer in older patients. Cancer Treat Rev,2010,36(1):83-90.

[18] McCardle CS, Hole DJ. Outcome following surgery for colorectal cancer. Br Med Bull, 2002, 64: 119-125.

[19] British Colorectal Collaborative Group. Surgery for colorectal cancer in elderly patients: a systematic review. Lancet,2000,356(9234):968-974.

[20] De Graaf EJ,Doomebosch PG,Tollenaar RA,et al. Transanal endoscopic microsurgery versus total mesorectal excision of T1 rectal adenocarcinomas with curative intention. Eur J Surg Oncol,2009,35(12):1280-1285.

[21] Habr-Gana A,Perez RO,Proscurshim I,et al. Patterns of failure and survival for nonoperative treatment of stage c0 distal rectal cancer following neoadjuvant chemoradiation therapy. J Gastrointest Surg,2006,10(10):1319-1328.

[22] Habr-Gama A,Perez RO,Nadalin W,et al. Operative versus nonoperative treatment for stage 0 distal cancer following chemoradiation therapy: long-term results. Ann Surg,2004,240(4):711-717.

[23] Bokkerink GM, de Graaf EJ, Punt CJ, et al. The CARTS study: chemoradiation therapy for rectal cancer in the distal rectum followed by organ-sparing transanal endoscopic microsurgery. BMC Surg, 2011,11(1):34.

[24] Rodin MB,Mohile SG. A practical approach to geriatric assessment in oncology. J Clin Oncol,2007, 25:1936-1944.

[25] Endreseth BH,Romundstad P,Myrvold HE,et al. Rectal cancer treatment of the elderly. Colorectal Dis,2006,8(6):471-479.

[26] Chang GJ,Skibber JM,Feig BW,et al. Are we under treating rectal cancer in the elderly? An epidemiologic study. Ann Surg,2007,246(2):215-21.

[27] Rutten HJ, den Dulk M, Lemmens VE, et al. Controversies of total mesorectal excision for rectal cancer in elderly patients. Lancet Oncol,2008,9(5):494-501.

[28] Faivre-Finn C,Benhamiche AM,Maingon P,et al. Changes in the practice of adjuvant radiotherapy in resectable rectal cancer within a French well-defined population. Radiother Oncol,2000,57:137-142.

[29] Ayanian JZ,Zaslavsky AM,Fuchs CS,et al. Use of adjuvant chemotherapy and radiation therapy for colorectal cancer in a population-based cohort. J Clin Oncol,2003,21:1293-1300.

[30] Jung B,Påhlman L,Johansson R,et al. Rectal cancer treatment and outcome in the elderly: an audit based on the Swedish Rectal Cancer Registry 1995-2004. BMC Cancer,2009,9:68.

[31] Gagliardi G,Pucciarelli S,Asteria CR,et al. A nationwide audit of the use of radiotherapy for rectal cancer in Italy. Tech Coloproctol,2010,14(3):229-235.

[32] Seymour MT, Thompson LC, Wasan HS, et al. Chemotherapy options in elderly and frail patients with metastatic colorectal cancer(MRC FOCUS2): an open-label, randomized factorial trial. Lancet, 2011,377(9779):1749-1759.

[33] Blanc-Bisson C,Fonck M,Rainfray M,et al. Undernutrition in elderly patients with cancer: target for diagnosis and intervention. Crit Rev Oncol Hematol,2008,67:243-254.

[34] Daniel JS,Richard MG,Stacy DJ,et al. Apooled analysis of adjuvant chemotherapy for resected colon

cancer in elderly patients. N Engl Med. 2001,345(15):1091-1097.

[35] Aparicio T,Girard L,Bouarioua N,et al. A mini geriatric assessment helps treatment decision in elderly patients with digestive cancer. A pilot study. Crit Rev Oncol Hematol,2011,77:63-69.

[36] Artaud F,Bellera C,Rainfray M,et al. Performance evaluation of screening tools in onco-geriatrics in a national ONCODAGE multicenter study from the national. Bull Cancer,2011,98:S69-70.

[37] Sargent DJ,Goldberg RM,Jacobson SD,et al. A pooled analysis of adjuvant chemotherapy for resected colon cancer in elderly patients. N Engl J Med,2001,345:1091-1097.

[38] Iwashyna TJ,Lamont EB. Effectiveness of adjuvant fluorouracil in clinical practice: a population-based cohort study of elderly patients with stage III colon cancer. J Clin Oncol,2002,20:3992-3998.

[39] Andre T,Boni C,Navarro M,et al. Improved overall survival with oxalipatin,fluorouracil,and leucovorin as adjuvant treatment in stage Ⅱ or Ⅲ colon cancer in the MOSAIC trial. J Clin,2009,27:3109-3116.

[40] Twelves C. Capecitabine as adjuvant treatment for stage Ⅲ colon cancer. N Engl J Med,2005,352:2696-2704.

[41] Tournigand C,André T,Bonnetain F,et al. Adjuvant therapy with 5-fluorouracil and oxaliplatin in stage II and elderly patients(aged between 70 and 75 years)with colon cancer:subgroup analyses of the MOSAIC Trial. J Clin Oncol,2012,30(27):3353-3360.

[42] Bouchahda M,Macarulla T,Spano JP,et al. Cetuximab efficacy and safety in a retrospective cohort of elderly patients with heavily pretreated metastatic colorectal cancer. Crit Rev Oncol Hematol,2008,67:255-262.

[43] Balducci L,Extermann M. Management of cancer in the older person:a practical approach. Oncologist,2000,5:224-237.

[44] Köhne CH, Folprecht G, Goldberg RM, et al. Chemotherapy in elderly patients with colorectal cancer. Oncologist,2008,13:390-402.

[45] Poon RT,Fan ST,Wong J. Clinical implications of circulating angiogenic factors in cancer patients. J Clin Oncol,2001,19:1207-1225.

[46] Folprecht G,Köhne C,Bokemeyer C,et al. Cetuximab and 1st-line chemotherapy in elderly and younger patients with metastatic colorectal cancer(mCRC):a pooled analysis of the CRYSTAL and OPUS studies. Ann Oncol,2010,21:Abstr 597P.

[47] Maughan TS,Adams RA,Smith CG,et al. Addition of cetuximab to oxaliplatin-based first-line combination chemotherapy for treatment of advanced colorectal cancer:results of the randomised phase 3 MRC COIN trial. Lancet,2011,377:2103-2114.

[48] Bouchahda M,Macarulla T,Spano JP,et al. Cetuximab efficacy and safety in a retrospective cohort of elderly patients with heavily pretreated metastatic colorectal cancer. Crit Rev Oncol Hematol,2008,67:255-262.

[49] Fornaro L,Baldi GG,Masi G,et al. Cetuximab plus irinotecan after irinotecan failure in elderly metastatic colorectal cancer patients: clinical outcome according to KRAS and BRAF mutational status. Crit Rev Oncol Hematol,2011,78:243-251.

[50] Feliu J,Safont MJ,Salud A,et al. Capecitabine and bevaci-zumab as first-line treatment in elderly patients with metastatic colorectal cancer. Br J Cance,2010,102:1468-1473.

[51] Van Cutsem E,Köhne C-H,Lang I,et al. Cetuximab plus irinotecan, fluorouracil and leuco-vorin as first-line treatment for metastatic colorectal cancer:updated analysis of overall sur-vival according to tumor KRAS and BRAF mutation status. J Clin Oncol,2011,29:2011-2019.

[52] Bokemeyer C,Bondarenko I,Hartmann JT,et al. Efficacy according to biomarker status of cetuximab

plus FOLFOX-4 as first-line treatment for metastatic colorectal cancer: the OPUS study. Ann Oncol, 2011, 22: 1535-1546.

[53] Saltz LB, Meropol NJ, Loehrer PJ, et al. Phase II trial of cetuximab in patients with refractory colorectal cancer that expresses the epidermal growth factor receptor. J Clin Oncol, 2004, 22: 1201-1208.

[54] Saltz L, Rubin M, Hochster H, et al. Cetuximab (IMC-C335) plus irinotecan (CPT-11) is active in CPT-11-refractory colorectal cancer (CRC) that expresses epidermal growth factor receptor. (EGFR). Proc Am Soc Clin Oncol, 2001, 20: 3a.

[55] Choti MA, Sitzmann JV, Tiburi MF, et al. Trends in long-term survival following liver resection for hepatic colorectal metastases. Ann Surg, 2002, 235: 759-766.

[56] Adam R, Vinet E. Regional treatment of metastasis: surgery of colorectal liver metastases. Ann Oncol, 2004, 15 Suppl 4: iv103-106.

[57] Pathak S, Jones R, Tang JMF, et al. Ablative therapies for colorectal liver metastases: a systematic review. Colorectal Dis, 2011, 13: 252-265.

[58] Rocha FG, D'Angelica M. Treatment of liver colorectal metastases: role of laparoscopy, radiofrequency ablation, and microwave coagulation. J Surg Oncol, 2010, 102: 968-974.

[59] Scott DJ, Fleming JB, Watumull LM, et al. The effect of hepatic inflow occlusion on laparoscopic radiofrequency ablation using simulated tumors. Surg Endosc, 2002, 16: 1286-1291.

[60] Martin RC, Robbins K, Tomalty D, et al. Transarterial chemoembolisation (TACE) using irinotecan-loaded beads for the treatment of unresectable metastases to the liver in patients with colorectal cancer: an interim report. World J Surg Oncol, 2009, 7: 80.

[61] Pathak S, Jones R, Tang JMF, et al. Ablative therapies for colorectal liver metastases: a systematic review. Colorectal Dis, 2011, 13: 252-265.

[62] Rocha FG, D'Angelica M. Treatment of liver colorectal metastases: role of laparoscopy, radiofrequency ablation, and microwave coagulation. J Surg Oncol, 2010, 102: 968-974.

[63] Scott DJ, Fleming JB, Watumull LM, et al. The effect of hepatic inflow occlusion on laparoscopic radiofrequency ablation using simulated tumors. Surg Endosc, 2002, 16: 1286-1291.

[64] Fegiz G, Ramacciato G, D'Angelo F, et al. Patient selection and factors affecting results following resection for hepatic metastases from colorectal carcinoma. Int Surg, 1991, 76: 58-63.

[65] Demetris Papamichael, Riccardo A. Audisio Editors. Management of Colorectal Cancers in Older People. 2013.

第 28 章

解读欧洲神经病学联盟 2013 年帕金森病诊断指南

（冯　涛）

2013 年欧洲神经病学联盟帕金森诊断指南从临床诊断、基因检测、自主功能检测、嗅觉检测、急性多巴胺药物负荷试验、神经心理、电生理以及神经影像等方面对疾病的诊断给出了推荐意见。帕金森病的诊断仍主要是基于正确的临床诊断，选择性进行如基因、嗅觉、电生理、影像检测等检查对于疾病亦有辅助诊断的意义，其中一些可能在不久的将来用于确定处于症状前阶段的帕金森病患者。

欧洲神经病协会联盟（EFNS）和国际运动障碍性疾病协会欧洲分会（MDS-ES）于 2013 年提出的帕金森病诊断指南，发表在《欧洲神经病学杂志》。该指南对有关帕金森病诊断方面的文献进行了系统回顾和分析，提出了推荐的诊断标准、诊断方法和诊断指标等。

一、关于 PD 的临床诊断标准

在曾经出现的国际诊断标准中，该指南推荐在临床诊断中应用英国 PD 协会脑库诊断（UK PD Society Brain Bank Clinical Diagnostic Criteria）。与传统的英国脑库 PD 诊断标准相比，新增加了嗅觉减退和视幻觉作为支持标准。英国脑库标准的制定基于两个临床病理学的回顾性研究（3 级证据）。100 个病理确诊为 PD 的患者通过英国脑库诊断标准诊断的正确率达 82%。另一项较晚的回顾性研究，探讨了 143 例病理确诊为 PD 的患者，他们生前都用英国脑库标准被诊断过，结果显示该诊断标准的灵敏度高达 91.1%，特异度达 98.6%，阴性预测值为 90%。随着时间的推移，临床诊断标准的准确性提高了，说明充分的应用该临床诊断标准及其中的支持及不支持标准的重要性。

中华医学会神经病学分会制定的帕金森病诊断标准基本是参照英国帕金森病协会脑库标准制定的。由于病理研究已经证实了英国脑库标准具有较高的诊断敏感度和特异度，应该在临床工作中应用，近年研究提示 PD 的非运动症状在运动症状出现前即可出现，嗅觉减退和视幻觉作为诊断支持特征十分重要。

二、基因检测

该指南推荐：应用基因检测来诊断 PD 为 B 级推荐。基因检测要根据症状、家族史及发病年龄等个体化原则。①对 SNCA 点突变和异常复制的检测：适用于有家族史，并且家族成员中不同代的早发或晚发的显性遗传患者。②LRRK2 基因检测：适用于有阳性家族史的典型 PD 患者的辅助检测。③对于散发型患者多检测 LRRK2 基因。④GBA 基因的检测推荐用于不典型 PD 患者，具有或不具有家族史。⑤parkin（PARK2）、PINK1（PARK6）和 DJ-1（PARK7）基因检测适用于有家族史的典型症状的 PD 患者，特别是发病年龄小于 50 岁的人群。而对于散发病例常用于早发型患者，特别是起病年龄小于 40 岁的人群。⑥对于 parkin（PARK2）、PINK1（PARK6）和 DJ-1（PARK7）三种基因检测无发现的早发型患者常检测 ATP13A2，PLA2G6 和 FBXO7。

基因检测是诊断基因疾病的金标准。只有不到 5%的 PD 患者是由单基因突变引起的。所以基因检测仅仅应用于一小部分患者。由于对基因病变导致的疾病尚无有效的治疗方法，所以基因检测的目的旨在对 PD 患者评估预后，对其尚未发病的亲属进行发病风险的预测。该指南首次对 PD 的基因检测提出了指导性建议，有助于临床医生筛选目的基因进行检测。

三、自主神经功能检测

该指南推荐：自主神经功能检查可以发现存在自主神经障碍的 PD 患者。一些检查如卧立位血压检测、残余尿量检测对治疗有重要的意义。但是还没有足够的证据推荐适用于 PD 患者检查的项目。

该指南强调了进行自主神经功能检测在 PD 诊断和鉴别诊断中的必要性。因为一部分 PD 患者存在直立性低血压、排尿异常、便秘等自主神经症状，它们甚至可早于运动症状。对于这些患者和多系统萎缩的鉴别就很困难。在 MSA 患者中常常在尿动力学检查中发现逼尿肌协同障碍及过多的残余尿量，而在特发性 PD 患者中少见。PD 和 MSA 患者均可以出现肛门括约肌的功能障碍，但 MSA 患者出现得更早并且进展得更快。该指南也指出 MSA 和 PD 在自主神经障碍方面是有重叠的。

四、嗅觉检查

该指南推荐：①嗅觉检测可以区分 PD 与非典型帕金森综合征、继发性帕金森综合征。②对于隐匿起病的 PD 患者嗅觉检测可以作为诊断的筛查手段，但不能预测疾病的进展。对于运动症状出现前的 PD 患者嗅觉检测是敏感的筛查工具，但并不是特异性的。

PD 患者中存在嗅觉减退所占的比例的报道从 73%到 90%不等。嗅觉损害现被认为是疾病的非运动症状之一，并且可以出现在运动症状之前。基于一些人群和前瞻性研究，发现嗅觉减退在预测患 PD 风险上的灵敏度大于 80%，但是特异度比较低，因为三分之一的老年人可能存在嗅觉的减退。指南提醒我们在应用嗅觉减退诊断 PD 方面应谨慎分析。

五、急性多巴胺能药物负荷试验

该指南不推荐应用急性左旋多巴负荷试验作为 PD 诊断的依据，理由是还没有充分的证据。

临床诊断 PD 的支持标准中有患者服用多巴胺能药物有效，但是无效并不能作为其排出标准。自 20 世纪 80 年代起完成了多种不同药物的急性负荷试验，结果表明对多巴胺能药物长期有效是 PD 的支持诊断标准。不同的研究方法对上述的研究结果及实际应用中在很大程度上有影响。如何进行急性多巴胺能药物负荷试验并没有统一的方法。2000 年发表了一片大型试验的研究综述，研究左旋多巴和阿扑吗啡在 PD 和其他具有帕金森症状患者中对其诊断的价值。作者发现急性药物试验和慢性药物治疗相似，在本质上并不能区分各诊断。根据很多患者服用药物后的反应对疾病的诊断是有益处的，但是却有它的局限性。

2013 年 EFNS 指南关于急性多巴胺能药物负荷试验的分析与美国神经病学协会(ANN)发表的循证医学综述有一定差别。AAN 的循证医学综述认为左旋多巴和阿扑吗啡急性药物试验对于区分 PD 和其他具有帕金森样症状的疾病是有益的。有两项试验证明了这点。AAN假阳性和假阴性的结果。但是这两个研究缺乏病理学的确定诊断。关于急性多巴胺能负荷试验是否可用于PD诊断一直存在争议，这可能与该试验没有统一的操作方法、评价体系、临界值等因素有关。

六、神经生理检查

该指南鉴于研究证据较少，没有推荐电生理检查项目用于PD的诊断和鉴别诊断。虽然该指南没有推荐，但仍有些电生理检查项目可有一定参考意义。震颤分析可以检测震颤类型、频率、波幅、主动肌和拮抗肌的放电模式等，有助于鉴别帕金森病与其他引起震颤的原因。常规肌电图在PD患者中常是正常的，而肛门括约肌肌电图是异常的；在非典型帕金森综合征，特别是MSA患者中也往往是异常的；两者在肛门括约肌卫星电位方面存在差异。

七、神经心理检测

该指南推荐对一个怀疑存在帕金森样症状的患者进行神经心理评测。这种评测包括患者身边家人提供的病史；一个简单的认知功能评价；筛查是否有快速动眼期功能障碍、抑郁情绪和精神症状。

神经心理检测旨在排除其他帕金森综合征，而不是为了诊断帕金森病。比如，帕金森样症状和痴呆同时出现的多见于路易体痴呆或阿尔茨海默病。而皮质下的认知损害多见于进行性核上性麻痹(PSP)。美国国立神经病与中风研究所(NINDS)组织推荐了适用于不同阶段PD的评价量表。帕金森痴呆(PDD)推荐DRS-2量表。它是经过验证的评价最高的量表。但是临床实际应用中很少用到，因为耗时比较多。其他常用的量表是ACE-R量表和MOCA量表。

心理评估对诊断PD是有益的。严重的抑郁患者需进行认知和心理方面的筛查，DLB患者需完善视觉诱发电位检查。MDS-UPDRS中包括对幻觉和精神症状以及抑郁情绪的问题，是适合临床医师用的筛查工具。

八、神经影像学

(一) 经黑质超声检测

该指南推荐黑质超声用于：①鉴别PD和继发性及非典型帕金森综合征；②早期PD的诊断；③预测患病的风险。

黑质超声的使用指南已经出台。为了诊断帕金森综合征，需用到两个标准化的扫面平面。第一个平面为中脑平面，其中包括黑质、红核和中缝结构。第二个扫描平面为第三脑室平面，其中包括脑室结构和黑质结构。根据健康人群的黑质区域回声，可以知道回声增强为异常。黑质区域回声增强分为明显的高回声(即高于90%的正常人)和中度回声增强(即高于70%～90%的正常人)。通过黑质回声与正常脑室结构及基底核区的回声相对比诊断和鉴别帕金森综合征是至关重要的。

在临床应用中评估黑质回声的准确性有赖于：①超声的准确定位；②可透过的颞窗；③经验丰富的医师。黑质回声增强可见于10%的正常人群，在PD患者中常见，而在其他变性病中稍少见，最常见的是重金属沉积症和一些颅内感染的患者。在PD患者中黑质回声异常的特异度是80%，因此还需其他辅助检查综合诊断。对于黑质回声在疾病的不同发展阶段是否一致的问题尚不明确。

该指南强调了黑质超声在 PD 诊断中的重要意义，也提出了黑质超声技术应用的局限性。

（二）磁共振（MRI）

该指南推荐：应用 MRI 可以根据不同的病理机制排除具有帕金森样症状的其他疾病。MRI 可用于鉴别帕金森病和帕金森综合征（APS）：①MSA：可见壳核萎缩及外侧缘变平，脑桥小脑纤维的萎缩，小脑中脚的异常高信号和十字征。②PSP：中脑萎缩和蜂鸟征以及小脑上脚的异常信号。这些标志在鉴别 PD 和 APS 上具有较高的特异性，但是在疾病早期并不十分敏感。磁共振上并不能很好地区别 MSA 和 PSP，但是可以结合其临床症状特点协助诊断。

该指南认为 DWI 上弥散系数在以下几种情况下存在差异：①早期的 PD 和 APS（特别是 MSA-P）；②小脑上脚萎缩在 PSP 患者中是标志物，它的出现多考虑为 MSA 和 PSP，而不是 PD。弥散张量成像可提供显著的差异，但仍需进一步认证。

临床实际应用中磁共振的 T_1 和 T_2 加权像可以鉴别帕金森综合征。该指南强调了一些非典型帕金森综合征在 MRI 上的特征性改变，这些特征可能在 PD 与非典型帕金森综合征的鉴别方面提供重要的诊断依据。该指南没有提及直接应用 MRI 技术诊断早期 PD，尽管目前已经有一些研究。

（三）单光子发射断层扫描技术（SPECT）

该指南推荐：应用 DAT-SPECT 鉴别诊断帕金森综合征和原发性震颤，并且可用于诊断患者中的非典型性震颤；心肌 ^{123}I MIBG/SPECT 可以鉴别诊断帕金森病和帕金森综合征。

SPECT 是选择纹状体多巴胺神经末梢的放射性配体，用来衡量纹状体多巴胺能系统，可使放射性物质选择性聚集在突触前膜的多巴胺转运体（DAT）的靶点上，DTA 即黑质纹状体通路上的疾病诊断生物标记。第一个成功使 DAT 显像的标志物是 ^{123}I β-CIT，并证实壳核的 DAT 异常与 PD 的临床症状相关。近年曾先后应用于欧洲和美国的 ^{123}I（FP）-CIT 示踪剂，可用于对帕金森综合征的早期诊断及与原发性震颤的鉴别。DAT-SPECT 不能用于 PD 与帕金森综合征（比如 MSA 或 PSP）的鉴别。多巴胺 D2 受体的 SPECT 成像可用于鉴别帕金森病和帕金森综合征，但并不能鉴别帕金森综合征中的不同类型。

非典型性帕金森综合征和血管性帕金森综合征的心肌的 ^{123}I MIBG 摄入是正常或轻度减低，而帕金森病的心肌 ^{123}I MIBG 摄入往往是明显降低的甚至是缺失的。^{123}I MIBG/SPECT 的主要缺陷是特异度较低（37.4%），尽管它的灵敏度相对较高（87.7%）。

该指南对脑 DAT-SPECT 以及心肌 ^{123}I MIBG/SPECT 的适用范围和临床意义进行了比较具体的分析和描述。

（四）正电子成像技术-PET

该指南认为所有对于 PET 的回顾性研究，仅有一项达到分析标准，所以在常规应用 PET 来协助诊断 PD 上没有作出正式的推荐。

在文献报道中，PET 在 PD 的诊断中主要用于两方面：一方面，在退行性变的帕金森综合征中，比如 PD、MSA、PSP 和 CBD，发现纹状体多巴胺的缺乏，而在原发性震颤、肌张力障碍性震颤、药物继发性帕金森综合征和精神性帕金森综合征中未发现。另一方面，^{18}F-dopa 示踪剂可在多巴胺能神经末梢作为多巴胺脱羧酶反应活性的标志物，^{18}F-CFT、1C-RTI-32、^{18}F-FP-CIT 均可以作 DAT 的标志物，这些标志物可检测出疾病的进展。在一些患 PD

的高危人群中出现运动症状之前发现分子影像标志物的异常，如 LRRK2 基因携带者、有 PD 家族史的非症状亲属，以及同卵双胞胎。应用^{18}F-FDG PET 可观察大脑在安静状态下的葡萄糖代谢（rCMRGlc），在 PD 患者中可见豆状核的代谢是相对增高的，而前额的代谢是相对减低的，此现象便是 PD 相关的代谢异常（PDRP）。PDRP 与运动障碍相关，患者服用多巴胺能激动剂时，不出现 PDRP；当患者暂时停药时，可出现 PDRP。而帕金森综合征则表现为纹状体的葡萄糖代谢减低，因此可以和典型的 PD 相鉴别。也可通过脑干和皮质的代谢变化来鉴别帕金森综合征和 PD。

综上所述，PET 并不能直接诊断 PD 或帕金森综合征，其显示的功能障碍，可以协助临床诊断。虽然该指南没有进行正式的推荐，但不能否认 PET 技术在 PD 诊断和鉴别诊断方面已经取得一系列进展，也将是未来的主要研究方向之一。

该指南对 PD 诊断和鉴别诊断的历史和现状进行了充分而科学的分析，提出了相对严谨的建议。总体而言，该指南推荐使用英国脑库诊断标准进行临床诊断；对于特定基因的基因检测强调个体化；推荐嗅觉检测用于鉴别 PD 和其他帕金森综合征；在急性多巴胺能负荷试验方面认为没有足够的研究证据；推荐对认知及 REM 快速动眼期睡眠障碍进行评估；对于可疑的 PD 患者，也需要最初评估其精神状况及有无重度抑郁；经黑质超声（TCS）用于鉴别 PD 和非典型及继发性帕金森综合征，还可以早期发现 PD 高危人群，因为 TCS 对诊断 PD 的特异性存在限制，所以需要与其他辅助检查联用；MRI 和 DWI 对于鉴别 MSA/PSP 和 PD 是值得推荐的；DAT-SPECT 用于鉴别帕金森综合征和原发性震颤；^{123}I MIBG/SPECT 的摄入用于鉴别 PD 和 MSA 患者（LEVEL A）。对于 PD 的诊断还是很大程度上依赖其临床特点，选择各项检查对诊断起到辅助作用，而他们其中的一些在不久的将来可以用于疾病亚临床阶段的诊断。

参考文献

[1] Gibb WR, Lees AJ. The relevance of the Lewy body to the pathogenesis of idiopathic Parkinson's disease. J Neurol Neurosurg Psychiatry, 1988, 51: 745-752.

[2] Hughes AJ, Daniel SE, Kilford L, et al. Accuracy of clinical diagnosis of idiopathic Parkinson's disease: a clinico-pathological study of 100 cases. J Neurol Neurosurg Psychiatry, 1992, 55: 181-184.

[3] Hughes AJ, Daniel SE, Ben Shlomo Y, et al. The accuracy of diagnosis of parkinsonian syndromes in a specialist movement disorder service. Brain, 2002, 125: 861-870.

[4] Zarranz JJ, Alegre J, Gomez-Esteban JC, et al. The new mutation, E46K, of alpha-synuclein causes Parkinson and Lewy body dementia. Ann Neurol, 2004, 55: 164-173.

[5] Di Fonzo A, Tassorelli C, De Mari M, et al. Comprehensive analysis of the LRRK2 gene in sixty families with Parkinson's disease. Eur J Hum Genet, 2006, 14: 322-331.

[6] Gilks WP, Abou-Sleiman PM, Gandhi S, et al. A com-mon LRRK2 mutation in idiopathic Parkinson's disease. Lancet, 2005, 365: 415-416.

[7] Lucking CB, Durr A, Bonifati V, et al. Association between early-onset Parkinson's disease and mutations in the parkin gene. N Engl J Med, 2000, 342: 1560-1567.

[8] Harbo HF, Finsterer J, Baets J, et al. EFNS guidelines on the molecular diagnosis of neurogenetic disorders: general issues, Huntington's disease, Parkinson's disease and dystonias. Eur J Neurol, 2009, 16(7): 777-785.

[9] Gasser T. Molecular pathogenesis of Parkinson disease: insights from genetic studies. Expert Rev Mol Med, 2009, 11: e22.

[10] Sakakibara R, Hattori T, Uchiyama T, et al. Videourodynamic and sphincter motor unit potential analyses in Parkinson's disease and multiple system atrophy. J Neurol Neurosurg Psychiatry, 2001, 71: 600-606.

[11] Hahn K, Ebersbach G. Sonographic assessment of urinary retention in multiple system atrophy and idio pathic Parkinson's disease. Mov Disord, 2005, 20: 1499-1502.

[12] Stocchi F, Badiali D, Vacca L, et al. Anorectal function in multiple system atrophy and Parkinson's disease. Mov Disord, 2000, 15: 71-76.

[13] Doty RL, Deems DA, Stellar S. Olfactory dysfunction in Parkinsonism: a general deficit unrelated to neurological signs, disease stage, or disease duration. Neurology, 1988, 38: 1237-1244.

[14] Doty RL, Stern MB, Pfeier C, et al. Bilateral olfactory dysfunction in early stage treated and untreated idiopathic Parkinson's disease. J Neurol Neurosurg Psychiatry, 1992, 55: 138-142.

[15] Hawkes CH, Shepard BC. Olfactory dysfunction Parkinson's disease. J Neurol Neurosurg Psychiatry, 1997, 62: 436-446.

[16] Boesveldt S, Verbaan D, Knol DL, et al. A comparative study of odour and odour discrimination deficit inParkinson's disease. Mov Disord, 2008, 23: 1984-1990.

[17] Haehner A, Boesveldt S, Berendse HW, et al. Prevalence of smell loss in Parkinson's disease-a multicenter study. Parkinsonism Relat Disord, 2008, 23: 1984-1990.

[18] Muller A, Reihman H, Livermore A, et al. Olfactory function in idiopathic Parkinson's disease: results from cross-sectional studies in IPD patients and long-term follow-up of de-novo IPD patients. J Neural Transm, 2002, 109: 805-811.

[19] Ross GW, Petrovitch H, Abbott RD, et al. Association of olfactory with risk for future Parkinson's disease. Ann Neurol, 2008, 63: 167-173.

[20] Langston JW. The Parkinson's complex: parkinsonism is just the tip of the iceberg. Ann Neurol, 2006, 59: 591-596.

[21] Haehner A, Hummel T, Hummel C, et al. Olfactory loss may be a first sign of idiopathic Parkinson's disease. Mov Disord, 2007, 22: 839-842.

[22] Berndse HW, Booij J, Chantal MJE, et al. Subclinical dopaminergic dysfunction in asymptomatic Parkinson's disease patients relatives with a decreased sense of smell. Ann Neurol, 2001, 50: 34-41.

[23] Eckert T, Tang C, Ma Y, et al. Abnormal metabolic networks in atypical parkinsonism. Mov Disord, 2008, 23: 727-733.

[24] Barker R, Duncan J, Lees AJ. Subcutaneous apomorphine as a diagnostic test for dopaminergic responsiveness in parkinsonian syndromes. Lancet, 1989, 1: 675.

[25] D'Costa DF, Abbott RJ, Pye IF, et al. The apomorphine test in parkinsonian syndromes. J NeurolNeurosurg Psychiatry, 1991, 54: 870-872.

[26] Hughes AJ, Lees AJ, Stern GM. Challenge tests to predict the dopaminergic response in untreated Parkinson's disease. Neurology, 1991, 41: 1723-1725.

[27] Gasser T, Schwarz J, Arnold G, et al. Apomorphine test for dopaminergic responsiveness in patients with previously untreated Parkinson's disease. Arch Neurol, 1992, 49: 1131-1134.

[28] Clarke CE, Davies P. Systematic review of acute levo-dopa and apomorphine challenge tests in the diagnosis of idiopathic Parkinson's disease. J Neurol Neurosurg Psychiatry, 2000, 69: 590-594.

[29] Suchowersky O, Reich S, Perlmutter J, et al. Practice parameter: diagnosis and prognosis of new onset Parkinson disease(an evidence-based review): report of the Quality Standards Subcommittee of the

American Academy of Neurology Practice. Neurology,2006,66:968-975.

[30] Merello M,Nouzeilles MI,Arce GP,et al. Accuracy of acute levodopa challenge for clinical prediction of sustained long-term levodopa response as a major criterion for idiopathic Parkinson's disease diagnosis. Mov Disord,2002,17:795-798.

[31] Deuschl G,Krack P,Lauk M,et al. Clinical neurophysiology of tremor. J Clin Neurophysiol,1996,13:110-121.

[32] Deuschl G. Dierential diagnosis of tremor. J Neural Transm Suppl,1999,56:211-220.

[33] Milanov I. Electromyographic dierentiation of tremors. Clin Neurophysiol,2001,112:1626-1632.

[34] Breit S,Spieker S,Schulz JB,et al. Long-term EMG recordings dierentiate between parkinsonian and Essentials tremor. J Neurol,2008,255:103-111.

[35] Eardley I,Quinn NP,Fowler CJ,et al. The value of urethral sphincter electromyography in the dierential diagnosis of parkinsonism. Br J Urol,1989,64:360-362.

[36] Pramstaller PP,Wenning GK,Smith SJ,et al. Nerve conduction studies,skeletal muscle EMG,and sphincter EMG in multiple system atrophy. J Neurol Neurosurg Psychiatry,1995,58:618-621.

[37] Winge K,Jennum P,Lokkegaard A,et al. Anal sphincter EMG in the diagnosis of parkinsonian syndromes. Acta Neurol Scand,2010,121:198-203.

[38] McKeith I,Dickson D,Lowe J,et al. Diagnosis and management of dementia with Lewy bodies:third report of the DLB Consortium. Neurology,2005,65:1863-1872.

[39] Litvan I,Bhatia KP,Burn DJ,et al. SIC task force appraisal of clinical diagnostic criteria for parkinsonian disorders. Mov Disord,2003,18:467-486.

[40] Llebaria G,Pagonabarraga J,Kulisevsky J,et al. Cut score of the Mattis Dementia Rating Scale for screening dementia in Parkinson's disease. Mov Disord,2008,23:1546-1550.

[41] Aarsland D,Litvan I,Salmon D,et al. Performance on the dementia rating scale in Parkinson's disease with dementia and dementia with Lewy bodies:comparison with progressive supranuclear palsy and Alzheimer's disease. J Neurol Neurosurg Psychiatry,2003,74:1215-1220.

[42] Mioshi E,Dawson K,Mitchell J,et al. The Addenbrooke's Cognitive Examination Revised(ACE-R):a brief cognitive test battery for dementia screening. Int J Geriatr Psychiatry,2006,21:1078-1085.

[43] Bak TH,Mioshi E. A cognitive bedside assessment beyond the MMSE:the Addenbrooke's Cognitive Examination. Pract Neurol,2007,7:245-249.

[44] Hoops S,Nazem S,Siderowf AD,et al. Validity of the MoCA and MMSE in the detection of MCI and dementia in Parkinson disease. Neurology,2009,73:1738-1745.

[45] Dalrymple-Alford JC,MacAskill MR,Nakas CT,et al. The MoCA:well-suited screen for cognitive impairment in Parkinson disease. Neurology,2010,75:1717-1725.

[46] Goetz CG,Tilley BC,Shaftman SR,et al. Movement Disorder Society-sponsored revision of the Unified Parkinson's Disease Rating Scale(MDS-UPDRS):scale presentation and clinimetric testing results. Mov Disord,2008,23:2129-2170.

[47] Berg D,Behnke S,Walter U. Application of transcranial sonography in extrapyramidal disorders:updated recommendations. Ultraschall Med,2006,27:12-19.

[48] Walter U,Behnke S,Eyding J,et al. Transcranial brain parenchyma sonography in movement disorders:state of the art. Ultrasound Med Biol,2007,33:15-25.

[49] Berg D,Godau J,Walter U. Transcranial sonography in movement disorders. Lancet Neurol,2008,7:1044-1055.

[50] Berg D,Becker G,Zeiler B,et al. Vulnerability of the nigrostriatal system as detected by transcranial ultrasound. Neurology,1999,53:1026-1031.

[51] Berg D, Roggendorf W, Schroder U, et al. Echogenicity of the substantia nigra: association with increased iron content and marker for susceptibility to nigrostriatal injury. Arch Neurol, 2002, 59: 999-1005.

[52] Walter U, Krolikowski K, Tarnacka B, et al. Sonographic detection of basal ganglia lesions in asymptomatic and symptomatic Wilson disease. Neurology, 2005, 64: 1726-1732.

[53] Walter U, Dressler D, Lindemann C, et al. Transcranial sonography findings in welding-related Parkinsonism in comparison to Parkinson's disease. Mov Disord, 2008, 23: 141-145.

[54] Walter U. Transcranial sonography in brain disorders with trace metal accumulation. Int Rev Neurobiol, 2010, 90: 166-178.

[55] Walter U, Wagner S, Horowski S, et al. Transcranial brain sonography findings predict disease progression in multiple sclerosis. Neurology, 2009, 73: 1010-1017.

[56] Schocke MF, Seppi K, Esterhammer R, et al. Diusion-weighted MRI differentiates the Parkinson variant of multiple system atrophy from PD. Neurology, 2002, 58: 575-580.

[57] Schocke MF, Seppi K, Esterhammer R, et al. Trace of diffusion tensor differentiates the Parkinson variant of multiple system atrophy and Parkinson's disease. Neuroimage, 2004, 21: 1443-1451.

[58] Seppi K, Schocke MF, Esterhammer R, et al. Diffusion-weighted imaging discriminates progressive supranuclear palsy from PD, but not from the parkinson variant of multiple system atrophy. Neurology, 2003, 60: 922-927.

[59] Seppi K, Schocke MF, Donnemiller E, et al. Comparison of diffusion-weighted imaging and [123I] IBZM-SPECT for the differentiation of patients with the Parkinson variant of multiple system atrophy from those with Parkinson's disease. Mov Disord, 2004, 19: 1438-1445.

[60] Seppi K, Schocke MF, Prennschuetz-Schuetzenau K, et al. Topography of putaminal degeneration in multiple system atrophy: a diffusion magnetic resonance study. Mov Disord, 2006, 21: 847-852.

[61] Nicoletti G, Lodi R, Condino F, et al. Apparent diffusion coeffcient measurements of the middle cerebellar peduncle differentiate the Parkinson variant of MSA from Parkinson's disease and progressive supranuclear palsy. Brain, 2006, 129: 2679-2687.

[62] Kollensperger M, Seppi K, Liener C, et al. Diffusion weighted imaging best discriminates PD from MSA-P: a comparison with tilt table testing and heart MIBG scintigraphy. Mov Disord, 2007, 22: 1771-1776.

[63] Pellecchia MT, Barone P, Mollica C, et al. Diffusion-weighted imaging in multiple system atrophy: a comparison between clinical subtypes. Mov Disord, 2009, 24: 689-696.

[64] Rizzo G, Martinelli P, Manners D, et al. Diffusion-weighted brain imaging study of patients with clinical diagnosis of corticobasal degeneration, progressive supranuclear palsy and Parkinson's disease. Brain, 2008, 131: 2690-2700.

[65] Blain CR, Barker GJ, Jarosz JM, et al. Measuring brain stem and cerebellar damage in parkinsonian syn-dromes using diffusion tensor MRI. Neurology, 2006, 67: 2199-2205.

[66] Nicoletti G, Tonon C, Lodi R, et al. Apparent diffusion coeffcient of the superior cerebellar peduncle differentiates progressive supranuclear palsy from Parkinson's disease. Mov Disord, 2008, 23: 2370-2376.

[67] Mahlknecht P, Hotter A, Hussl A, et al. Significance of MRI in diagnosis and differential diagnosis of Parkinson's disease. Neurodegener Dis, 2010, 7: 300-318.

[68] Antonini A. Imaging for early differential diagnosis of parkinsonism. Lancet Neurol, 2010, 9: 130-131.

[69] Scherfler C, Schwarz J, Antonini A, et al. Role of DAT-SPECT in the diagnostic work up of parkinsonism. Mov Disord, 2007, 22: 1229-1238.

[70] Benamer HTS,Patterson J,Grosset DG. Accurate differentiation of parkinsonism and essential tremor using visual assessment of [123I] FP-CIT SPECT imaging: the [123I] FP-CIT SPECT study group. Mov Disord,2000,15:503-510.

[71] Vlaar AM,de Nijs T,Kessel AG,et al. Diagnostic value of 123I-ioflupane and 123I-iodobenzamide SPECT scans in 248 patients with parkinsonian syndromes. Eur Neurol,2008,59:258-266.

[72] Courbon F,Brefel-Courbon C,Thalamas C,et al. Cardiac MIBG scintigraphy is a sensitive tool for detecting cardiac sympathetic denervation in Parkinson's disease. Mov Disord,2003,18:890-897.

[73] Nagayama H,Hamamoto M,Ueda M,et al. Reliability of MIBG myocardial scintigraphy in the diagnosis of Parkinson's disease. J NeurolNeurosurg Psychiatry,2005,76:249-251.

[74] Brooks DJ. Technology insight: imaging neurodegeneration in Parkinson's disease. Nat Clin Pract Neurol,2008,4:267-277.

[75] Dhawan V,Ma Y,Pillai V,et al. Comparative analysis of striatal FDOPA uptake in Parkinson's disease: ratio method versus graphical approach. J Nucl Med,2002,43:1324-1330.

[76] Nurmi E,Bergman J,Eskola O,et al. Progression of dopaminergic hypofunction in striatal subregions in Parkinson's disease using [18F]CFT PET. Synapse,2003,48:109-115.

[77] Guttman M,Burkholder J,Kish SJ,et al. [11C]RTI-32PET studies of the dopamine transporter in early dopanaive Parkinson's disease: implications for the symptomatic threshold. Neurology,1997,48:1578-1583.

[78] Ishikawa T,Dhawan V,Kazumata K,et al. Comparative nigrostriatal dopaminergic imaging with iodine-123 beta-CIT-FP/SPECT and Fluorine-18 FDOPA/PET. J Nucl Med,1996,37:1760-1765.

[79] Whone AL,Watts RL,Stoessl J,et al. Slower progression of PD with ropinirol versus L-dopa: the REAL-PET study. Ann Neurol,2003,54:93-101.

[80] Bruck A,Aalto S,Rauhala E,Bergman J,Marttila R,Rinne JO. A follow-up study on 6-[18F]fluoro-L-dopa uptake in early Parkinson's disease shows nonlinear progression in the putamen. Mov Disord,2009,24:1009-1015.

[81] Adams JR,van Netten H,Schulzer M,et al. PET in LRRK2 mutations: comparison to sporadic Parkinson's disease and evidence for presymptomatic compensation. Brain,2005,128:2777-2785.

[82] Piccini P,Morrish PK,Turjanski N,et al. Dopaminergic function in familial Parkinson's disease: a clinical and 18F-dopa PET study. Ann Neurol,1997,41:222-229.

[83] Piccini P,Burn DJ,Ceravalo R,et al. The role of inheritance in sporadic Parkinson's disease: evidence from a longitudinal study of dopaminergic function in twins. Ann Neurol,1999,45:577-582.

[84] Eidelberg D,Moeller JR,Dhawan V,et al. The metabolic anatomy of Parkinson's disease: complementary [18F]fluorodeoxyglucose and [18F]fluorodopa positron emission tomographic studies. Mov Disord,1990,5:203-213.

[85] Eidelberg D,Takikawa S,Moeller JR,et al. Striatal hypometabolism distinguishes striatonigral degeneration from Parkinson's disease. Ann Neurol,1993,33:518-527.

第 29 章

阿尔茨海默病规范性诊治原则

（彭丹涛）

阿尔茨海默病（Alzheimer Disease，AD）也称老年性痴呆，是 1907 年德国精神科医生 Alois Alzheimer 描述此病并以其名字命名的。AD 是一种获得性、全面性及进行性中枢神经系统退行性疾病，所谓退行性即神经元萎缩、细胞数量及体积减少；获得性即智能发育到正常水平后，在无意识障碍情况下出现的智能衰退，是后天获得的，而非先天性；全面性即非单一方面，而是认知（记忆、语言、定向、计算、注意力、逻辑思维、判断、视空间觉及执行能力）的综合衰退；进行性即病程持续性和阶梯性进展，不能完全可逆。AD 临床表现为以记忆损害首发的认知功能障碍、日常生活自理能力下降及精神行为异常；病理学上可见老年斑、神经元纤维缠结、颗粒空泡变性、脑淀粉样血管病及神经元缺失；基因学上有 AD 致病基因淀粉样前体蛋白、早老素基因突变及 AD 危险频率相关性基因载脂蛋白 E 基因多态性 ApoE4 的出现；分子生化学上的改变为胆碱、单胺、谷氨酸及神经肽等神经递质变化及脑脊液 β 淀粉样蛋白降低、磷酸化 tau 蛋白的升高。

一、流行病学

随着社会的发展，我国平均预期寿命延长，人口老龄化现象日趋严重。我国 1990 年 60 岁以上老年人大约有 9700 万，占人口总数的 8.58%，1994 年 60 岁以上老年人已达 1.1 亿人，占总人口数量的 9.5%，到 21 世纪末，60 岁以上老年人已增至的 1.32 亿人，占人口总数量的 10.5%，以后仍呈上升趋势。

至今全世界有 1700 万～2500 万 AD 患者，欧美地区有关痴呆的流行病学研究较多，Lobo 等 2000 年报道，欧洲 AD 患病率为 4.4%。Brookmeyer 等 1998 年报道，美国 AD 患病人数已达 232 万人，65 岁以上老年人痴呆患病率为 4%～6%，70 岁以上为 5%～14%。亚洲地区，Yamada 等 2001 年报道，日本 65 岁以上 AD 患病率为 2.1%；Suh 等 2003 年报道韩国 65～94 岁老年人 AD 患病率为 4.2%。我国张明园等报道上海市 65 岁及以上 AD 患病率为 2.90%。85 岁以上老年人 AD 的患病率为 19.30%。张振馨等在北京、上海、成都、西安 4 个城市调查结果显示 65 岁及以上老年人 AD 患病率为 5.9%。新近研究显示，我国 2005 年 AD 患者为 598 万人，到 2020 年将达 1020 万人，到 2040 年达 2250 万人，我国将成为 AD 第一大国。Lancet 2006 年报道一项国际研究认为，AD 随年龄的老化呈增长趋势，年龄每增加 5 岁，痴呆的患病率就增加近 1 倍。全球每 7 秒钟增加 1 个新发痴呆病例。

AD 是最常见的一类痴呆，其次为血管性痴呆（VaD）。欧美国家 AD 占 60%～80%，VaD 占 20%～30%，2006 年 Stroke 杂志显示，脑血管事件后约有 1/3 伴有认知功能的障碍，有 2/3 为血管性痴呆。我国 AD 占 50%，VaD 占 15%～20%，混合型占 15%～20%。

AD 死亡率已位居各种疾病第 4 位，继心脏病、肿瘤、脑卒中之后，美国每年死于 AD 的人数超过 10 万人，经济支出是在癌症和心脏病后的第 3 位花费最大的疾病。

二、临床表现

AD病理从内嗅皮质、海马、内侧颞叶进而蔓延至相关新皮质区。这种病变损害的区域顺序导致典型性AD临床表现一般遵循从海马、颞叶损害的记忆、言语障碍，逐渐发展至顶叶受损的失认、失用等视空间觉障碍，再进一步累及额叶是执行、注意力功能及精神行为障碍的发展规律。强调以情景记忆障碍为主的海马型遗忘为AD首发症状，并是贯穿AD整个病程的主要临床表现。

非典型性AD是指与典型性临床表现不同的亚型。包括非遗忘型局限性皮质萎缩症，如：进展性非流利性失语、命名性失语以及后皮质萎缩和AD额叶变异型。这些疾病症状如有AD样病理生化标识的支持，可诊断为非典型性AD，这种类型的AD可能仅在疾病的晚期才出现记忆缺陷。

（一）AD的临床表现有ABC三大方面

A即日常生活自理能力（activity of daily living，ADL）下降，包括基本生活能力（大小便、吃饭、穿衣、个人卫生、洗澡、步行）和应用日常基本生活工具的能力（打电话、购物、管理钱财、烹调、整理家务、洗衣、吃药、坐车）。

B即精神行为异常（behavioral and psychological symptoms of dementia，BPSD）包括知、情、意三个方面，知即知觉、思维内容的错乱，有妄想、幻觉、错认等。情即情感、情绪症状，有皮质背外侧损害所致的阳性精神症状（激越、焦虑、躁狂）和皮质内侧损害所致的阴性精神症状（抑郁、淡漠）。意即意志力、人格改变，是指攻击、抱怨、脱抑制、侵扰、违拗、漫游等症状。BPSD多以认知损害为基础，如：被窃妄想常因记忆障碍，找不到所放的东西，而怀疑被人偷窃。

C即认知功能障碍（cognitive impairment）是AD的基础症状，包括如下方面：

（1）失忆：指记忆障碍，常为AD的主要首发症状，早期累及近期记忆，表现为学习新知识困难，易忘事，丢三落四，不记得刚做过的事、刚说过的话、刚吃过的饭。逐渐远期记忆受损，不能回忆自己的生活工作经历，严重时记不清家人的名字。

（2）失认：指定向障碍（时间、地点、人物），早期以时间定向障碍为主，不知道年月日，逐渐发展为地点定向障碍，不清楚自己所处的地方，熟悉的地方也迷路。晚期不认识家人甚至自己，面容失认。

（3）失语：指语言障碍（命名、复述、阅读、理解、表达），早期可出现言语空洞，找词困难，继之阅读困难，命名障碍，言语重复，严重时出现流利性失语，丧失语言理解和表达能力。

（4）失用：表现为不能操作连续的动作，不会使用牙刷、筷子等。

（5）失算：指计算能力下降。

（6）视空间能力下降：辨别立体空间的能力下降。分辨不出哪座楼房是自己的家，在自己家中走错房间，不能临摹三维立体图形。

（7）抽象思维障碍：判定、理解、分析能力下降，思维迟钝，反应缓慢。不能胜任已熟悉的工作。

（8）执行功能障碍：指从指令到整个目标完成的控制执行能力下降。

（二）AD的临床特点及病程

AD多起病于65岁以后，女性多于男性，隐袭起病，缓慢进展，一般病程8～12年。根据其病情严重程度可分为轻、中、重度 3 个阶段。

第一阶段(1～3 年):为轻度痴呆期,表现为近期记忆力下降,近事遗忘,思维的敏捷性、分析判断思考及创造力减退,不能很好适应周围环境,学习能力下降,不能掌握新技术,对工作的承受能力下降,复杂视空间能力差,言语词汇少,可伴有情感淡漠,性格改变,社交困难,操作复杂的基本生活工具困难。无运动系统障碍,EEG 检查正常,头颅 CT 检查正常或 MRI 海马及内嗅皮质轻度萎缩。

第二阶段(2～10 年):为中度痴呆期。表现为近远期记忆损害,视空间障碍,时间地点定向障碍,流利性失语,失认、失用,计算能力下降,仪表、个人卫生需要帮助,可有情绪不稳,忧郁,呆滞,易激惹,人格改变。EEG 和 CT 开始有变化。

第三阶段(5～12 年):为重度痴呆期。表现为智能的全面衰退和运动系统障碍。四肢强直或屈曲,括约肌障碍。EEG 弥漫性慢波。头颅 CT/MRI 显示脑明显萎缩。

三、诊断与鉴别诊断

(一) 诊断流程

1. 询问病史　详细询问是否有 AD 的临床表现及临床特征。

2. 神经系统检查　排除是否有锥体系及锥体外系体征。

3. 神经心理量表检测　以判断是否为痴呆及痴呆的程度。主要量表介绍如下:

(1)筛查量表:简易精神智能状态评测量表(MMSE),为痴呆的筛查量表。总分范围 0～30 分。轻度痴呆患者评分为 18～26 分,中度痴呆评分为 10～17 分,重度痴呆评分为<10 分。蒙特利尔认知量评估量表(MoCA),为 MCI 筛查量表,总分为 30 分,≤26 分为可疑 MCI 患者。

(2)认知检测:包括检测情景记忆的加州言语学习测验(California verbal learning test,CVLT)和 Rey 听觉言语学习试验(the Rey auditory verbal learning test,RAVLT),语义记忆的语义流畅性测验、图片命名任务、词语和图片定义测验。检测执行功能的言语流畅性测试、Wisconsin 卡片分类测验中的持续反应、连线测验(trail making test)加工速度。检测言语功能的 Boston 命名测验、SIB-L 测试。还有常用于临床药物观察的阿尔茨海默病评定量表-认知(ADAS-Cog)检测量表及严重损害量表(SIB)。

(3)日常生活活动量表(ADL):痴呆日常生活能力检测量表。共 10 项,每项分 4 级,有两项或两项以上达 3 级(需要帮助)或 4 级(能力丧失)者,或总分≥26 分时,可认为有日常生活能力缺损。

(4)神经精神科问卷(NPI):检测 AD 的精神行为量表。

(5)总体功能的评估:临床医生访谈时对病情变化的印象补充量表(CIBIC-Plus),临床医生访谈时对病情变化的印象补充量表(CIBIC-Plus)。

(6)痴呆分级量表:临床痴呆评定(CDR),痴呆分级量表。0 分为正常,0.5 分为 MCI,1 分为轻度痴呆,2 分为中度痴呆,3 分为重度痴呆。总体衰退量表(GDS),痴呆分级量表。分 7 个等级:①正常;②极轻;③轻度;④中度;⑤中重度;⑥重度;⑦极重度。

(7)Hachinski 量表(HIS):AD 与血管性痴呆的鉴别量表。由 13 项组成。总分≥7 分为血管性痴呆,≤4 分为 AD,4～7 分为混合性痴呆。详见表 29-1。

表 29-1　常用神经心理测验量表分类

临床用途	常用量表
轻度认知障碍筛查(MCI)	蒙特利尔认知评估量表(MoCA)
	临床痴呆评定(CDR)－CDR＝0.5
	总体衰退量表(GDS)－2、3 级
痴呆筛查	简易精神智能状态量表(MMSE 量表)
	画钟测验(CDT)
	认知能力筛查量表(CASI)
	长谷川痴呆量表(HDS)
	简易智力检测量表(abbreviated mental test score，AMTS)
认知功能的评估	
轻中度认知障碍	阿尔茨海默病评定量表-认知(ADAS-Cog)
重度认知障碍	严重损害量表(SIB)
认知功能亚项	
记忆力检测	韦氏记忆
	临床记忆
注意力检测	加州言语学习测验(California verbal learning test，CVLT)
	Rey 听觉言语学习试验(the Rey auditory verbal learning test，RAVLT)
执行功能检测	数字跨度
	连线测试
	画钟测验(CDT)
日常生活能力的评估	日常生活能力量表(ADL)
	日常生活能力问卷(ADCS-ADL)
	社会活动功能量表(FAQ)
	痴呆残疾评估表(DAD)
	进行性病情恶化评分(PDS)
	Alzheimer 病功能评定和变化量表(ADFACS)
	痴呆日常生活能力衰退检查(IDDD)
精神行为	神经精神科问卷(NPI)
	痴呆行为评定量表(BRSD)
总体评定	临床总体印象-变化量表(CGIC)
	临床医生访谈时对病情变化的印象补充量表(CIBIC-Plus)
	Gottfries-Brane-Steen 量表(GBS)
痴呆分级	临床痴呆评定(CDR)
	总体衰退量表(GDS)
	功能评定分期(FAST)
鉴别与排除诊断	Hachinski 缺血量表(HIS)
	HAMD 抑郁量表

4. 辅助检查

(1)血叶酸、维生素 B_{12}、甲状腺功能检测：以排除由于叶酸、维生素 B_{12} 缺乏及甲状腺功能低下导致的痴呆。

(2)基因检测：ApoE4 有利于痴呆的诊断。

(3)脑脊液：近期研究发现，同时检测脑脊液中 β_{1-42} 和 tau 蛋白可能有特殊意义。据报道，AD 患者中约有 96%的患者同时具有脑脊液 tau 蛋白或 p-tau 蛋白水平的增高和 $A\beta_{1-42}$ 的降低。

(4)脑电图(electroencephalogram，EEG)和脑电地形图：AD 的 EEG 无特异性改变，早期可表现为普遍波幅下降和 α 节律变慢。继之可出现低和中波幅不规则活动，额叶 θ 波，渐发展为弥漫性低中波幅 θ 波和阵发中高波幅 δ 活动。其异常程度多和痴呆轻重有关。

长潜伏期事件相关电位(P300 或 P3)：我们的研究发现痴呆病人 P3 潜伏期延长，说明有认知功能障碍。N2-P3 幅度及 P3 面积减小，提示病人有感知能力下降。但 P3 检查不能作为痴呆的病因诊断。

(5)头颅 CT 及 MRI 检查：可显示脑萎缩改变，即皮质萎缩(在先)及脑室扩大(在后)，冠状位显示海马萎缩。还可帮助鉴别血管性痴呆。

(6)单光子发射断层扫描(SPECT)：表现为双侧对称性脑血流灌注量减少，额、颞叶尤明显。

(7)正电子发射断层摄影(PET)：显示额、颞、顶叶代谢率及葡萄糖利用率均显著低下。Aβ 增多。

(二) AD 的诊断标准

老年性痴呆的诊断需要有病理证据，目前尚无确定诊断的生物标识，只能在病人活着时依赖于临床神经心理检测的结果及脑电生理和影像学的辅助检查。其局限性是受检测医师的主观干扰，在痴呆症状出现前不能预测其发病，易忽视早期痴呆病人。目前应用的诊断标准是：

1. 世界卫生组织国际疾病分类的诊断标准(ICD-10)。

2. 美国国立神经病学、语言障碍和卒中老年性痴呆和相关疾病学会诊断标准(NINCDS-ADRDA)，1984 年。

3. 精神障碍诊断和统计工作手册诊断标准(DSM-Ⅲ-R，DSM-Ⅳ-R)。

4. 美国神经病学、语言障碍和卒中老年性痴呆和相关疾病学会研究诊断标准(NINCDS-ADRDA-Research)，美国神经病学、语言障碍和卒中老年性痴呆和相关疾病学会研究小组于 2007 年 8 月 Lancet 发表的最新 AD 诊断标准，强调了 AD 诊断的客观依据。

5. 2011 年美国国立老年研究院及阿尔茨海默病协会(National Institute on Aging and the Alzheimer's Association Workgroup)推出阿尔茨海默病重新定义的诊断标准(NIA-Alzheimer's Association Criteria-Redefining AD)。将 AD 分为了 AD 临床前阶段(the preclinical of AD)、AD 轻度认知功能减退阶段(MCI due to AD)和 AD 的痴呆阶段(the dementia of AD)，在原 2007 年 AD 的诊断标准基础上，增添了 AD 临床前阶段和 AD 轻度认知功能减退阶段的诊断标准。

目前的 AD 诊断标准主要局限于根据患者、家属及知情者提供的学习、记忆及思维障碍等症状，得到相应的临床依据，再做出 AD 临床诊断。但是研究发现，出现 AD 临床症状前的几年、甚至几十年就已有 AD 的改变。因此，建议将 AD 的进程分为三个阶段：

1. AD临床前阶段　AD的生物标志物(脑影像学及脑脊液化学改变)可在AD症状前检测到AD极早期的变化，目前尚无这一阶段的临床诊断标准，但提供这一阶段的检测手段，有利于更好的AD研究。这一阶段又分为3个阶段，其临床特点及生物标志物，见表29-2。

表29-2　AD临床前阶段的生物标志特性

(Biomarker model of the preclinical stage of AD)

类型		Aβ(PET或CSF)	神经损伤标志物(tau,FDG,sMRI)	轻微认知改变的依据
阶段1	无症状脑淀粉样变性	阳性	阴性	阴性
阶段2	无症状脑淀粉样变性 +“下游”神经变性	阳性	阳性	阴性
阶段3	无症状脑淀粉样变性 +“下游”神经变性 +轻微认知/行为下降	阳性	阳性	阳性

2. AD轻度认知功能减退阶段　在记忆及思维能力方面的轻度改变，但未影响到日常生活能力，见表29-3和表29-4。

表29-3　AD轻度认知功能减退阶段(MCI due to AD)的临床及认知评估

建立临床和认知标准
患者或知情者或医生述有认知改变(认知下降病史或被观察到有认知下降)
一个或多个领域认知减退的客观依据。典型的包括记忆(建立认知多领域规范检测)
生活自理能力保留
尚未痴呆
与AD病理改变过程相符的病因学检测
排除血管性、外伤性、药源性认知下降
提供认知纵向下降的依据
有AD相关基因

表29-4　AD轻度认知功能减退阶段(MCI due to AD)的生物标识

(MCI criteria incorporating biomarkers)

诊断类型	AD病因学的可能生物标识	Aβ(PET或CSF)	神经损伤标识(tau,FDG,sMRI)
MCI-核心临床标准	尚不明确	相矛盾/中度/未检测出	相矛盾/中度/未检测出
MCI due to AD-中度可能	中度	阳性 未检测出	未检测出 阳性
MCI due to AD-高度可能	高度	阳性	阳性
MCI-不似由于AD	低度	阴性	阴性

3. AD的痴呆阶段　有记忆、思维及行为障碍的症状，已影响到日常生活能力，见表29-5。

表 29-5　AD 的临床诊断标准

痴呆的诊断标准，具备以下认知或行为（神经-精神）症状时可以诊断

1. 日常生活工作能力受损，且

2. 生活能力和执行能力较先前水平降低，且

3. 无法用谵妄或其他严重精神疾病来解释

4. 认知损害可由以下方式发现或诊断：①病史采集（患者及知情者）。②客观认知评价（神经心理、精神状态测试，神经心理测试应在常规病史采集及精神状态检查不能提供确信诊断时进行）

5. 认知或行为受损至少包括以下中的 2 项：①学习记忆新信息功能受损，症状包括：重复的发问或话语、乱放个人物品、忘记重要事件或约会、在熟悉的地方迷路。②推理及处理复杂任务的能力受损、判断力受损，症状包括：对危险缺乏理解、不能胜任财务管理、决断力差、不能计划复杂的活及一连串的活动。③视空间能力受损，症状包括：无法识别面孔或常见物品、视力良好不能发现正前方物品、不能使用简单的工具或衣物与躯体关系定向困难。④语言功能受损（说、读、写）。症状包括：说话时找词困难、犹豫，说话、拼写和书写错误。⑤人格或行为举止改变，症状包括：非特异的情绪波动，比如激越、动机受损、主动性丧失、淡漠、动力缺乏、社会退缩、对先前所从事活动兴趣降低、悟性丧失、强迫行为、出现社会不当行为

熟练的临床医生根据患者和知情者所提供的日常生活事件的描述做出诊断

很可能 AD 痴呆的核心临床诊断标准，符合以上痴呆诊断标准，并具以下特点：

1. 隐匿起病，缓慢进展，数月至数年，并非数小时或数天

2. 报告或观察到明确的认知功能恶化，且

3. 病史及体检发现早期显著的认知障碍如下分类

（1）遗忘表现：AD 最常见症状，学习、回忆新近习得的知识功能受损，及至少一项认知功能受损证据

（2）非遗忘表现：①语言障碍：最突出的缺损是找词困难，同时存在其他认知功能缺损。②视空间障碍：最突出的缺损是空间认知受损，包括：物体、面容、动作失认、失读，同时还表现其他认知区域受损。③执行功能障碍：最突出的缺损是推理、判断及解决问题能力受损，同时还表现其他认知区域受损

四、治疗与预防

（一）预防

1. 控制危险因素　如控制血压、血糖、血脂等血管因素，避免独居、吸烟、饮酒等不良生活方式，加强锻炼、提高受教育程度、保持良好心理状态。

2. 雌激素（ERT）　美国曾作过一项研究，随访了 1124 名老年妇女 1～5 年，其中从未服过雌激素 968 名中，发生 AD 158 名，约占 16.3%，而服用雌激素 156 名中，发生 AD 9 名，占 5%～8%。此项研究显示，雌激素替代疗法有可能延缓 AD 的发生。这可能与雌激素能增强胆碱能效应及神经对神经生长因子敏感性，防止海马神经元萎缩有关。近期一项研究，针对 210 例女性痴呆患者应用低剂量 ERT 与安慰剂无差异，高剂量应用 ERT 短期内可改善注意力和执行功能，但长时间后消失，对记忆、语言痴呆分级评分和抑郁无益处。这项研究显示 ERT 对维持和改善女性 AD 的认知功能无明显效果，且有可能增加生殖系统肿瘤风险。

3. 非甾体抗炎药　慢性炎症可能是 AD 发病的必备条件。病理显示，正常老年人脑中也可出现老年斑，但 AD 患者脑内主要为炎性淀粉样斑，Aβ 可使小胶质细胞活性反应增高，小胶质细胞是脑组织中的炎症反应细胞，能分泌补体蛋白，产生细胞因子并释放蛋白酶和自由基，杀伤神经细胞，导致神经变性。因此，有学者提出，利用抗炎药物来达到预防和治疗老年性痴呆的目的。迄今为止的研究未发现服用阿司匹林药物能预防和治疗 AD，但对有高

血压、动脉粥样斑块及心脑血管疾病等AD危险因素患者应服用阿司匹林。

（二）AD多靶点治疗原则

根据国际新近AD治疗指南：①2010年由欧洲神经病学联盟（EFNS）发布的阿尔茨海默病诊疗指南（EFNS guidelines for the diagnosis and management of Alzheimer's Disease, *European Journal of Neurology*, 2010）。②2008年发表在*Annals of Internal Medicine*上由美国医师学会（ACP）和美国家庭医师协会（AAFP）发布的痴呆最新药物治疗临床操作指南（Current pharmacologic treatment of dementia: a clinical practice guideline from the American College of Physicians and the American Academy of Family Physicians, *Annals of Internal Medicine*, 2008）。③2007年由美国精神病学会（APA）发布的阿尔茨海默病及其他痴呆诊疗指南（Practice Guideline for the Treatment of Patients With Alzheimer's Disease and Other Dementias, *American Journal of Psychiatry*, 2007）。建议AD治疗应注意如下原则：

1. AD认知症状的治疗

（1）应用抗AD一线治疗药物：乙酰胆碱酯酶抑制剂（ChEI）及美金刚。EFNS及APA指南均一致推荐FDA批准的ChEI（多奈哌齐、卡巴拉汀和加兰他敏）及谷氨酸NMDA受体拮抗剂（美金刚）为AD的一线治疗药物，无论是从病理机制还是临床大量的研究均验证了疗效的有效性和安全性。ChEIs治疗轻度、中度AD患者的认知和非认知症状有效（Level A），也有研究支持ChEIs用于重度AD患者的治疗。美金刚治疗中、重度AD患者认知和非认知症状有效（Level A），非认知症状（激越、妄想）的治疗效果优于其他症状（Level B），指南指出有研究显示美金刚也可用于轻度AD患者的治疗。

（2）联合用药获益更大：2008年ACP和AAFP的指南明确指出，虽然目前的治疗药。物能有效控制病情的进展，但很难让患者及家属感觉到症状的显著改善。EFNS及APA指南指出，联合ChEI和美金刚治疗比单独应用ChEI可让患者更有效获益，两者联合有相互增效的作用。有研究显示，2种ChEIs适当剂量的联合应用也较单独使用1种ChEI疗效更好。

（3）应交代药物治疗的受益期望，以确保长期治疗：临床目前面临的问题在于，医生未与患者和家属详尽探讨患者的受益限于延缓疾病的发展或轻度好转，不能完全逆转或治愈疾病，致使许多患者在用药2～3个月后因感觉不到治疗效果而停药，以致疾病逐渐加重。

（4）注意药物的不良反应：APA指南提醒医生应用ChEI时，由于乙酰胆碱（ACh）外周M受体有降低血压、减慢心率、增加腺体分泌等作用，患有病窦或严重房室传导阻滞、急性胃炎、胃溃疡、严重哮喘或慢性阻塞性肺病的患者，应谨慎使用，ACh较轻微的一些头晕、恶心等不良反应在用药2～4天后会逐渐减轻，如能忍受开始几天的不适，以后可能无不适症状。

（5）坚持随访，对疗效进行评估：EFNS指南建议，应至少每3～6个月随访1次，对治疗进行评估，如使用简易智能状态检查表（MMSE），以根据评估结果调整药物的剂量及治疗方案，确保疗效的有效性。

2. AD精神行为异常症状的处理

（1）寻找精神行为异常症状（BPSD）的病因，予非药物治疗。EFNS及APA指南建议针对AD患者BPSD寻找诱因，如是否有生活、环境及躯体的不适，纠正其潜在的病因，采取非药物管理（Level C）。

(2)择性 5-羟色胺(5-HT)重摄取抑制剂(SSRIs)而不是三环类抗抑郁药治疗 AD 伴发的抑郁、焦虑等 BPSD(Level B)。SSRIs 类药物能补充 AD 病理所致的 5-HT 降低,改善抑郁相关的神经精神症状,如攻击、焦虑、情感淡漠和精神病症,传统三环类抗抑郁药(如阿米替林、丙咪嗪)有抗胆碱能不良反应,应该避免使用。

(3)抗精神病药仅用于 AD 患者 ChEIs 治疗或非药物管理无效的中重度 BPSD 的治疗(Level A)。抗精神病药物能控制 AD 患者的 BPSD,但其不良反应大,应在不得不应用时少量短期使用,非典型抗精神病药如阿立哌唑、奎硫平、奥氮平和利哌酮的不良反应包括:增加死亡风险、心脑血管意外、迟发性运动障碍、体重增加、糖尿病、过度镇静、意识模糊和认知功能的恶化,因此,必须谨慎使用这类药物,应予最低有效剂量,还应告知患者和家属抗精神病药潜在的效益和风险,特别是死亡的风险。没有证据表明传统抗精神病药在卒中或死亡危险上比非典型抗精神病药更加安全,传统药物缺乏确定的证据而且不良反应更大(Level B)。

(4)苯二氮䓬类药可能对 AD 患者的焦虑症状有一定作用。APA 指南认为,苯二氮䓬类药比抗精神病药有更多的不良反应和更少的益处,只偶尔用于有些激惹或焦虑较突出的患者,应该避免长期使用,苯二氮䓬类药物的不良反应包括过度镇静、增加跌倒、呼吸抑制、认知功能恶化、谵妄及增加情绪低落的风险,劳拉西泮和奥沙西泮没有活性代谢产物,其作用优于半衰期较长的药物(地西泮或氯硝西泮),而短效药物更易出现跌倒和髋关节骨折,苯二氮䓬类药物依赖也是一个值得关注的风险。

(5)应用情感稳定剂。APA 指南指出,使用低剂量的卡马西平对 AD 激惹症状有中度受益,卡马西平没有被推荐为痴呆患者激惹症状的常规药物,使用抗精神病药物无效时,可以考虑使用卡马西平、丙戊酸盐。EFNS 指南认为,卡马西平可能对攻击性行为有帮助,但多数丙戊酸试验结果阴性。在我们的临床实践中发现,某些 AD 患者有颞叶癫痫,很可能被误认为精神行为症状,抗癫痫药物很可能不仅对激惹、攻击精神症状有帮助,而是控制了癫痫所致的精神行为异常。

(6)睡眠障碍的治疗。指南认为,包括曲唑酮、唑吡坦或扎来普隆等非苯二氮䓬类药物治疗 AD 患者睡眠障碍疗效的数据很少,可结合患者的临床效果个体化治疗。而苯二氮䓬类药物因其不良反应不推荐使用或仅短期使用。苯海拉明因其抗胆碱能作用不推荐使用。不应该只为治疗睡眠障碍而使用抗精神病药。

3. 其他辅助手段

(1)非甾体类抗炎药(NSAIDs)如阿司匹林不用于 AD 的治疗(Level A),但可用于伴有其他适应证的 AD 患者(如预防心血管事件)。AD 患者老年斑周围有明显的免疫炎性反应,T 淋巴细胞浸润,细胞因子、补体及与免疫反应相关蛋白的存在,而在年龄相匹配的健康对照组中则未发现此种现象。APA 指南指出,单独应用 NSAIDs,如阿司匹林,其临床研究未显示其有治疗 AD 的依据,但在控制 AD 的危险因素,如高血压、高脂血症、卒中时,建议应用阿司匹林。

(2)抗氧化剂单独使用无治疗 AD 的有效依据。氧化应激反应增加 Aβ 神经毒性作用,抗氧化剂可以保护神经元免受 Aβ 诱导的神经毒性作用。如银杏叶制剂、维生素 E 和司来吉兰,各指南指出,尚无依据显示抗氧化剂单独使用能使 AD 患者获益,目前对维生素 E 临床试验安全性的 meta 分析发现,有提高剂量依赖的死亡率,建议维生素 E 不应用于 AD 的治疗(Level A)。

(3)促智药物治疗 AD 的有效性和安全性还不确定(Level A)。脑代谢活化剂(甲磺酰麦角碱混合物,如脑通、二氢麦角碱、尼麦角林等)及吡咯烷酮衍生物(吡拉西坦、茴拉西坦、奈非西坦、奥拉西坦)。麦角碱类通过增强脑细胞的新陈代谢增加脑细胞摄氧和葡萄糖的作用,营养神经细胞促进神经递质传递,从而改善认知功能。吡咯烷酮衍生物能增加脑代谢功能,其主要机制是作用于神经传递中的突触前膜离子通道。通过增强神经细胞的电位依赖性钙通道的电流,增强了钙离子的摄入,从而促进神经递质的释放。各指南未推荐此类药物常规使用,但指南亦指出,因其有效性和安全性还不确定,临床医生常用于有选择的患者或辅助性治疗。

(4)改善脑血液循环药物的辅助治疗。AD 患者脑中存在明显的脑血管淀粉样变(CAA)及脑动脉粥样硬化,可使脑血管狭窄,脑组织缺血,正电子发射断层成像术(PET)及单光子发射计算机断层成像术(SPECT)验证了脑血流灌注减少现象,虽然各指南均未涉及中医领域,但目前我国中医界对中医药治疗 AD 正在进行大量研究,改善脑血液循环,从机制上可减少继发性脑缺血导致的神经细胞功能损害,尚需临床验证研究。

(5)轻度到中度 AD 患者可使用认知刺激或康复治疗(好的实践参考)。专业性认知康复治疗可提高患者的功能并减少照料的需求(Level B)指南建议应辅以康复治疗,包括刺激导向疗法(如娱乐活动)、艺术疗法、音乐疗法和宠物疗法。情感导向疗法,予支持性心理治疗,以解决患者早期的功能丧失。回忆性治疗,在改善情绪和行为症状方面有适度的研究支持。认知导向疗法,如针对特殊认知缺陷的本体定位,认知再训练和技能训练,但尚不能让患者持久受益。

4. 控制 AD 危险因素　包括血压(高/低)、血脂、血糖、脑缺血及营养状态等。改善脑血液循环药:AD 脑中有着明显的脑血管淀粉样变(CAA)及动脉粥样硬化,可使脑血管狭窄,脑血流减少,脑影像学可见脑白质疏松及 SPECT 验证了脑血流灌注减少现象,因此,改善脑血液循环,可减少继发性脑缺血导致的神经细胞功能损害。

5. AD 治疗前景　国际上正在积极从事针对 AD 病因、病理机制药物的研究,以期治愈 AD,但尚处于研究中,还未上市。

(1)抗 Aβ 治疗:针对 AD 老年斑及其形成的治疗研究。

1)β-、γ-水解酶抑制剂:APP 剪切主要经过两个途径,即 α-途径、β-途径。①α-途径:APP 经 α-水解酶降解为含 N 端和 C 端的 2 个 APP 片段(α-APP),其中,含 N 端的 α-APP 是水溶性 $A\beta_{1-16}$ 肽段,不发生 Aβ 沉淀,含 C 端的 APP 片段经 γ-水解酶继续降解为 P_3。②β-途径:降解为 Aβ。因此,β-、γ-水解酶抑制剂可抑制 Aβ 沉淀。近期研究证明,早老素(PS)实际上就是一种 γ-水解酶,或者是 γ-水解酶的部分成分。γ-水解酶除参与 APP 剪接,也参与 Notch 蛋白的加工。γ-水解酶能抑制 Notch 信号传导,影响正常的细胞代谢,γ-水解酶抑制剂动物实验效果确切,但并没有进行临床实验。

BACE/Asp2 是一种 β-水解酶抑制剂,应用 BACE/Asp2 可以阻止脑中沉淀,已在转 APP 突变基因动物模型中得到证实。

2)AD 疫苗:应用 $A\beta_{1-42}$(AN21792)免疫具有人类突变基因 APP 鼠能产生抗 Aβ 抗体,阻止淀粉样斑块的形成,甚至能溶解已存在的斑块,同时在斑块周围出现包含 Aβ 的小胶质细胞,表明抗体介导的吞噬作用也可能是一种重要的清除机制。

AN-1792 是现已制备的 AD 疫苗,Ⅰ期临床试验接种给健康志愿者,没有发现明显的副作用。Ⅱ期临床试验接种给了 360 例 AD 患者,15 例患者出现中枢神经系统的免疫炎性反应，随即试验被停止。

3）金属转运螯合物：AD 患者脑内许多区域金属离子非正常升高，金属离子参与氧化应激，并可加剧 Aβ 聚集及其神经毒性作用。Aβ 可以选择性与 Zn^{2+}、Cu^{2+} 结合，以调节 Aβ 沉淀、H_2O_2 的产量及相应的细胞毒性，Zn^{2+}、Cu^{2+} 主要集中于 AD 患者大脑新皮质，尤其是 Aβ 沉淀区，高选择性转运金属螯合物可清运 Aβ 沉淀区的 Zn^{2+}、Cu^{2+}，使 Aβ 沉淀易于水解，并能缓解氧化应激反应的压力。

clioquinol（5-chloro-7-iodo-8-hydroxyquinoline）是一种疏水性药物，它可以自由透过血脑屏障，并具有 Zn^{2+}、Cu^{2+} 螯合物的特性，clioquinol 作为一种抗生素被应用了 20 年，由于诱发视神经脊髓炎而被停用，现已知道通过补充维生素 B_{12} 可防止其发生，转基因 AD 小鼠动物模型，服用 clioquinol 9 周，脑内 Aβ 沉淀可减少 49%。目前正应用 clioquinol 和维生素 B_{12} 进行Ⅰ期临床试验。去铁胺（desferrioxamine，DFO）是铝离子螯合剂，链霉菌属（*Streptomyces pilosus*）中分离的一种离子特殊结合单位，可减慢或阻止 Aβ 聚集过程，对 AD 病人临床症状起到缓解作用。

4）caspase-3 的特异抑制剂：caspase-3 是半胱天冬酶家族中的成员，能直接剪切 APP 生成 Aβ。在转染 APP770 的 NT2 神经元细胞培养液加入 caspase-3 的特异抑制剂 Z-DEVD-CHO 能有效阻止 APP 降解为 Aβ。caspase-3 在 AD 发病过程中还参与 PS、p-tau 蛋白调节及与神经元凋亡。Z-DEVD-CHO 是 caspase-3 的特异抑制剂，可能是治疗 AD 的一个新药物。

（2）抗 NFT 治疗：神经元纤维缠结是由成股螺旋丝（PHF）组成，PHF 主要成分是过度磷酸化 tau（p-tau）蛋白。Aβ 通过激活糖原合成激酶 3β（GSK-3β）使 tau 蛋白过度磷酸化，损坏微管稳定性，造成神经元死亡。

IC_{50} 是一种 p-tau 蛋白抑制剂，是在微分子水平合成的一种具有选择性、竞争性 GSK-3β 抑制剂，能防止 tau 蛋白过度磷酸化，很可能成为一种治疗 AD 的新药。

（3）基因治疗：目前基因水平治疗 AD 尚处于探索阶段，研究发现激活即刻早期基因（IEGs），可以诱导 LTP 增强效应，可以改善 AD 患者的学习记忆及认知能力。另报道反义磷硫醇盐低聚核苷酸（antisense phosphorothiolate oligonucleotides）能通过血脑屏障，改善 SAMP8 鼠学习记忆。

（三）疗效评估

AD 治疗效果的判定较为特殊，目前国际上应用的指标为：

1. 显著临床恶化（同时满足下列 3 项）　ADAS-Cog 评分上升≥4，或 SIB 评分下降≥5。加上 ADCS-ADL 23/19 和 CIBIC-Plus 评分下降。

2. 临床恶化　ADAS-Cog 评分上升或 SIB 评分下降。加上 ADCS-ADL 23/19 和 CIBIC-Plus 评分下降。

参考文献

[1] Zhang ZX, Zahner GE, Roman GC, et al. Dementia subtypes in China: prevalence in Beijing, Xian, Shanghai, and Chengdu. Arch Neurol, 2005, 62: 447-453

[2] Bird TD. Genetic factors in Alzheimer's disease. N Engl J Med, 2005, 352: 862-864.

[3] Walsh DM, Klyubin I, Fadeeva JV, et al . Naturally secreted oligomers of amyloidβprotein potently in-

hibit hippocampal long-term potentiation in vivo. Nature,2002,416:535-539

[4] Yan XX,Li T,Rominger MC,et al. Binding sites of gamma-secretase inhibitors in rodent brain:distribution,postnatal development,and effect of deafferentation. J Neurosci,2004,24(12):2942-2952

[5] 盛树力. 老年性痴呆发病机制研究进展和药物治疗未来战略. 中国医学科学院学报,2006,26(2):101-105

[6] Delacourte A,David JP,Sergeant N et al. The biochemical pathway of neurofibrillary degeneration in aging and Alzheimer's disease. Neurology,1999,52:1158-1165

[7] 彭丹涛,许贤豪,刘江红,等. 简易智能精神状态检查量表检测老年期痴呆患者的应用探讨. 中国神经免疫学和神经病学杂志,2005,12:187-190

[8] 许贤豪. 神经心理量表检测指南. 北京:中国协和医科大学出版社,2007

[9] Hulstaert F,Blennow K,Ivanoiu A,et al. Improved discrimination of AD patients using beta-amyloid (1-42)and tau levels in CSF. Neurology,1999,52:1555-1562

[10] Coleman RE. Positron emission tomography diagnosis of Alzheimer's disease. Neuroimaging Clin N Am,2005,15:837-846

[11] McKhann G,Drachman DA,Folstein M,et al. Clinical diagnosis of Alzheimer's disease～report of the NINCDS-ADRDA work group under the auspices of Department of Health and Human Services Task Force on Alzheimer's disease. Neurology,1984,34:939-944

[12] Bruno Dubois,Howard H Feldman,Claudia Jacova,et al. Research criteria for the diagnosis of Alzheimer's disease:revising the NINCDS-ADRDA criteria. Lancet Neurol,2007,6:734-746

[13] Neary D,Snowden J,Mann D. Frontotemporal dementia. Lancet Neurol,2005,4:771-780

[14] McKeith IG,Galasko D,Kosaka K,et al. Consensus guidelines for the clinical and pathological diagnosis of dementia with Lewy bodies(DLB): report of the consortium on DLB international workshop. Neurology,1996,47:1113-1124

[15] Roman GC,Tatemichi TK,Erkinjuntti T,et al. Vascular dementia:diagnostic criteria for research studies:report of the NINDS-AIREN international workshop. Neurology,1993,43:250-260

[16] Greig NH,Lahiri DK,Giacobini E. Editorial:advances in Alzheimer therapy:something old,something new,something borrowed,something blue . Curr Alzheimer Res,2005,2:275-279

[17] Dewachter I,Van Leuven F. Secretases as targets for the treatment of Alzheimer's disease:the prospects. Lancet Neurol,2002,1:409-416

[18] McLaurin J,Cecal R,Kierstead ME,et al. Therapeutically effective antibodies against amyloid-beta peptide target amyloid-beta residues 42 and inhibit cytotoxicity and fibrillogenesis. Nature Med,2002,8:1263-1269

[19] McGeer PL,McGeer EG. Local neuroinflammation and the progression of Alzheimer's disease. Neurovirol,2002,8:529-538

[20] 彭丹涛,许贤豪. 轻度认知损害向老年性痴呆转化的临床研究. 中华神经科杂志,2007,40(6):418-421

[21] Degerman GM,Kilander L,Basun H,Lannfelt L. Reduction of Phosphorylated Tau during Memantine Treatment of Alzheimer's Disease . Dement Geriatr Cogn Disord,2007,24(4):247-252

[22] de la Monte SM,Wands JR Review of insulin and insulin-like growth factor expression,signaling,and malfunction in the central nervous system:relevance to Alzheimer's disease. J Alzheimers Dis,2005,7(1):45-61

[23] Hort J,Brien JT,Gainotti G,et al. EFNS guidelines for the diagnosis and management of Alzheimer's disease. European Journal of Neurology,2010.

[24] Peter VR,Deborah B,Barry W,et al. Practice Guideline for the Treatment of Patients With Alzheimer's

Disease and Other Dementias. This practice guideline was approved in July 2007 and published in October, 2007.

[25] McKhann GM, David S, et al. The diagnosis of dementia due to Alzheimer's disease: Recommendations from the National Institute on Aging and the Alzheimer's Association workgroup. Alzheimer's & Dementia, 2011.

第 30 章

老年内科住院患者静脉血栓栓塞症的预防

(蒲娟娟)

深静脉血栓(DVT)和肺栓塞(PE)统称为静脉血栓栓塞症(VTE)。有资料表明 10%的院内死亡与 VTE 相关,而有 1/2 或 3/4 院内发生 VTE 的患者是内科住院患者,70%～80%由 PE 所致的院内死亡发生于内科住院患者。老年患者 VTE 发生率很高,每年超过 0.6%,大于 80 岁的老年人患 VTE 的风险尤其高。

就内科患者 VTE 预防而言,美国胸科医师学会第 9 版抗栓及预防血栓实践指南(ACCP-9)内容充实、证据充分,值得我们学习和借鉴。

一、内科住院患者 VTE 风险及出血评估

ACCP-9 提出内科住院患者 VTE 危险因素的 Padua 评分系统:进展期肿瘤、有 VTE 既往史、活动量减少、存在已知的易栓因素的分值均计 3 分,近 1 个月内有过外伤和(或)接受过手术计 2 分,年龄≥70 岁、心功能和(或)肺功能衰竭、急性心肌梗死或缺血性卒中、肥胖(BMI>30)、正在接受激素治疗各计 1 分。累计积分≥4 为高危,VTE 的发生率约 11.0%。累计积分<4 为低危,VTE 的发生率仅为 0.3%。所有 VTE 高危患者如果不具有出血高风险,均应接受预防性抗血栓治疗。

具有 VTE 高风险的内科住院患者在接受预防性抗血栓治疗之前还需权衡接受治疗可能带来的出血风险。出血高风险系指活动性胃十二指肠溃疡、入院前 3 个月内有过各种出血、血小板计数少于 50×10^9/L,以上 3 种因素之一;或者年龄≥85 岁、男性、肝衰竭[国际标准化比值(1NR)>1.5]、肾功能衰竭[肾小球滤过率<$30ml\cdot min^{-1}\cdot m^{-2}$]、需住 ICU 或 CCU、中心静脉置管、风湿免疫病、肿瘤,以上 8 种因素具备 2 种或 2 种以上。

VTE 高危患者达到高出血风险标准的绝非少见,即使是在美国,真正能按各种指南进行 VTE 预防性抗凝治疗的比例也不足 30%。VTE 高风险的老年内科患者预防性抗凝的比例实际上更低,原因可能有以下三点:第一,老年内科住院患者病情复杂多变,难以及时识别可能发生 VTE 的高危患者。第二,现有内科住院患者 VTE 风险评估系统中指标较多,对 VTE 的风险评估略显复杂,临床可操作性较差。第三,对出血风险的过度担心。

二、内科住院患者 VTE 的预防

ACCP-9 推荐具有血栓高风险的内科急性疾病的患者采用低分子肝素(LMWH)、低剂量普通肝素(LDUH)或磺达肝癸钠进行预防性抗凝治疗(1B)。血栓低风险的患者不推荐任何抗血栓预防治疗(1B),已有出血或具有出血高风险者也不推荐药物性血栓预防(1B)。血栓高风险者若已有出血或具有大出血高风险,推荐采用穿弹力袜或下肢间歇气压泵等机械性血栓预防措施(2C),待到出血风险降低,若 VTE 风险依然存在,则改换为药物性血栓预防(2B)。

ACCP-9建议，入住各种监护病房（ICU和CCU等）的所有内科重症患者，采用LMWH、LDUH优于不预防（2C）。不建议对于危重症患者常规超声筛查DVT（2C），对于有出血或具有大出血性高风险的重症患者即使不能给予抗血栓药物，也应采用机械性血栓预防措施（2C），待出血风险降低而VTE风险仍存在，及时更换为药物性血栓预防（2C）。

ACCP-9对于接受初始血栓预防的内科急性疾病的住院患者，不建议在恢复下床活动或出院后继续给予预防性抗凝治疗（2B）。

抗凝药物是预防VTE的主要措施。LMWH基于其疗效、安全性、价效比和每日一次给药方案，应作为首选预防药物。严重肾功能不全患者首选LDUH。磺达肝癸钠应作为有肝素诱导的血小板减少症病史患者的首要选择。对于老年人、衰弱、营养不良、充血性心力衰竭、肝脏疾病，近期做过手术或服用过增加华法林（VKA）敏感性的药物患者，ACCP建议起始低剂量VKA使用，同时加强国际标准化比率（INR）监测。新型抗凝药物因其应用方便、起效快，无须监测和剂量调节、不受食物及代谢机制影响、具有很好的生物利用度及耐受性良好等优点，对于老年患者尤其适宜，其代表药物包括直接凝血酶抑制剂（达比加群）以及直接Ⅹa因子抑制剂（利伐沙班、阿哌沙班）。

三、特殊内科患者的VTE预防

1. 急性心肌梗死（AMI）　①AMI的常规治疗中已经包括充分的抗凝治疗，因此VTE高危的AMI患者不需要常规用药预防VTE。②经评估VTE高危的AMI患者，如无禁忌证，可延长LMWH治疗时间至2周，延长治疗期间改为预防剂量，也可联合使用机械性预防措施。

2. 急性脑卒中　①缺血性脑卒中患者如无禁忌证，应给予LDUH或LMWH，但用药前必须仔细权衡血栓和出血的风险，并建议联合机械性预防措施预防VTE。②出血性脑卒中患者如无禁忌证，应使用机械性预防措施预防VTE。

3. 恶性肿瘤　①对于因内科急症住院的VTE高危恶性肿瘤患者，建议常规给予血栓预防性治疗，如无禁忌证，建议应用LMWH或LDUH，并建议与机械性预防措施联合应用。②对于行化疗或糖皮质激素治疗的恶性肿瘤患者，不建议常规使用血栓预防性治疗；进展期乳腺癌接受化疗者，可考虑应用低剂量华法林钠（使INR维持在1.3～1.9）。③置有中心静脉导管的恶性肿瘤患者，不推荐常规使用药物预防血栓形成。

4. 肾功能不全　①对严重肾功能不全的患者，建议选择LDUH作为预防性抗凝治疗的药物。②对肌酐清除率＜30ml/min的患者，如选择LMWH或磺达肝癸钠，建议减量使用。③对肾功能不全的患者应用LMWH，如有条件，建议每1～2天监测凝血因子Ⅹa水平，据此调整剂量。

在预防住院患者发生VTE方面，外科系统远远走在了内科系统前面。事实上，内科住院患者，尤其是内科急性疾病（充血性心力衰竭、严重呼吸疾病、急性感染、风湿免疫病等）和重症患者（入住任何一种重症监护病房＞3天），VTE的危险度和发生率并不亚于外伤和手术的患者。老年人心、肺功能储备差，一旦合并PE，即使是小面积的PE，也容易导致严重的后果。因此随着全球老龄化，具备VTE高风险因素的老年内科住院患者的VTE预防需要得到足够的关注。

参考文献

[1] Stevens SM, Douketis JD. Deep vein thrombosis prophylaxis in hospitalized medical patients: current recommendations, general rates of implementation, and initiatives for improvement. Chin chest Med, 2010, 31: 675-689.

[2] Kwork MHo, Edward Litton. Venous thromboembolism prophylaxis in hospitalized elderly patients: Time to consider a 'MUST' strategy. Journal of Geriatric Cardiology, 2011, 8: 114-120.

[3] Girard P, Sanchez 0, Leroyer C, et a1. Deep venous thrombosis in patients with acute pulmonary embolism: prevalence, risk factors, and clinical significance. Chest. 2005. 128: 1593-1600.

[4] Barbar S, Noventa F, Rossetto V, et al. A risk assessment model for the identification of hospitalized medical patients at risk for venous thromboembolism: the Padua Prediction Score. J Thromb Haemost, 2010, 8: 2450-2457.

[5] Decousus H, Tapson VF, Bergmann JF, et al. IMPROVE Investigators. Factors at admission associated with bleeding risk in medical patients: findings from the IMPROVE Investigators. Chest, 2011, 139: 69-79.

[6] Kahn S, Lim W, Dunn AS, et al. Prevention of VTE in nonsurgical patients. Antithrombolic therapy and prevention of thrombosis, 9th ed: American college of chest physicians evidence-based clinical practice guidlines. Chest, 2012, 141: e195s-e226s.

[7] Hull RD, Schellong SM, Tapson VF et al. EXCLAIM(Extended Prophylaxis for Venous ThromboEmbolism in Acutely Ill Medical Patients with Prolonged Immobilization) study. Extended duration venous thromboembolism prophylaxis in acutely ill medical patients with recently reduced mobility: a randomized trial. Ann Intern Med, 2010, 153: 8-18.

[8] Geets WH, Bergqvist D, Pineo GF, et al. Prevention of venous thromboembolism: American College of Chest Physicians Evidence-Based Clinical Practice Guidelines(8th Edition). Chest, 2008, 133(6 Suppl): 381s-453s.

[9] Ansell J, Hirsh J, Hylek E, et al. Pharmacology and management of the vitamin K antagonists: American College of chest physicians Evidence-based clinical practice guidelines(8th Edition). Chest, 2008, 133: 160s-198s.

[10] Weitz JI, Eikelboom JW, Samama MM. American College of Chest.

[11] Physicians. New antithrombotic drugs: antithrombotic therapy and prevention of thrombosis, 9th ed: American College of Chest Physicians Evidence-Based Clinical Practice Guidelines. Chest, 2012, 141: e120-51S.

[12] Schulman S, Kearon C, Kakkar AK, et al. Dabigatran versus warfarin in the treatment of acute venous thromboembolism. NEJM, 2009, 361: 2342-2352.

[13] Fox BD, Kahn SR, Langleben D, et al. Efficacy and safety of novel oral anticoagulants for treatment of acute venous thromboembolism: direct and adjusted indirect meta-analysis of randomised controlled trials. BMJ, 2012, 345: e7498.

[14] Buller HR, Prins MH, Lensin AW, et al. Oral rivaroxaban for the treatment of symptomatic pulmonary embolism. NEJM, 2012, 366: 1287-1297.

第31章

老年骨质疏松症及脆性骨折

（施慧鹏　徐周伟）

2001年美国国立卫生研究院(NIH)提出骨质疏松症是以骨强度下降、骨折风险增加为特征的骨骼系统疾病，骨强度反映了骨骼的两个主要方面，包括骨质量(bone quality)和骨密度(bone mineral density，BMD)。所以骨质疏松症是一种以骨量减少和骨微结构破坏为特征，导致骨强度下降，脆性增加和易于骨折的代谢性骨病综合征，临床上骨质疏松症可分为两大类：原发性和继发性，原发性骨质疏松症可分为绝经后骨质疏松和老年性骨质疏松。其中，老年性骨质疏松症占了大多数。

骨骼在人体内是有活性的组织，内有血管可以自主生长和修复。蛋白质、矿物质和维生素组成了我们的骨骼系统。人类出生时有300块软骨，在青春期的时候，软骨逐渐生长并被硬骨替代，他们中的一部分随后融合在一起——成年人骨骼共有206块。骨的主要功能是为人体提供整体结构支撑、为重要脏器提供保护、为骨髓提供稳定的内环境和为矿物质提供存储介质。

组成骨骼的骨细胞有各自的生理作用。骨骼由成骨细胞、破骨细胞、非矿物盐基质和非胶质性蛋白质等组成。成骨细胞是由间充质干细胞转化而来，它负责骨基质的形成和后续的矿化，成骨细胞最终形成新生钙化骨。破骨细胞是多核细胞，像巨噬细胞一样，它是由造血干细胞系转化而来的，边缘呈褶皱样改变，分泌骨吸收酶进行骨吸收过程，对骨的基质进行消化。骨基质中的沉积矿物盐决定了骨骼的强度和坚固度，它由羟磷灰石组成。钙化的骨基质中含有25%的有机骨基质，5%的水以及70%的无机矿物质。

骨骼生长和塑形的主角就是成骨细胞和破骨细胞。骨骼长度的增长主要在于骨之软骨下成骨，骨塑形是指骨的吸收和骨的形成发生在不同部位，而骨的重塑主要是新的组织代替旧的组织。骨的吸收和形成发生在同一个部位，这种过程分可以为4个步骤：①原始破骨细胞被激活，在很多生长因子和细胞因子的作用下，原始破骨细胞转化为成熟的有活力的破骨细胞；②破骨细胞消化吸收矿物盐基质；③成骨细胞被激活合成新的骨基质；④成骨细胞失活，进入休眠状态。下面我们具体描述一下骨质疏松症在流行病学、临床症状方面的特点及其治疗和预防的手段。

一、老年骨质疏松症的流行病学表现

骨质疏松症是中老年人的常见病及多发病，目前全球约200 000 000人患有骨质疏松症，美国骨质疏松性骨折发病人数已超过心肌梗死、脑卒中和乳腺癌发病人数的总和。国际骨质疏松基金会(IOF)的统计数据显示，骨质疏松症目前危害范围波及全球约1/3的50岁以上女性和1/5的50岁以上男性，他们的骨骼变脆，轻微的碰撞或跌倒也可能导致骨折(脆性骨折，fragile fracture)。骨质疏松症在骨折发生之前没有迹象或症状，常被称为“寂静的疾病”(silent disease)。保守估计全世界每3秒就发生一次脆性骨折。50%的女性和20%

的男性将在50岁之后的生活中遭遇一次骨折。对女性而言，脆性骨折的风险比乳腺癌、卵巢癌和子宫癌的风险之和还要大。对于男性，这种风险比前列腺癌的风险更大。大约50%的人在遭受一次脆性骨折后还会再发生第二次骨折，每次骨折之后，再次骨折的风险以指数律的方式增长。世界卫生组织2000年统计的各区域及各部骨折情况详见表31-1。

表31-1 2000年世界卫生组织各区域估计50岁或50岁以上男性和女性各部位的骨折次数(单位：千次)

地区	髋部	脊柱	前臂	肱部	其他	所有部位	比例
非洲	8	12	16	6	33	75	0.8
美洲	311	214	248	111	521	1406	15.7
东南亚	221	253	306	121	660	1562	17.4
欧洲	620	490	574	250	119	3119	34.8
东地中海	35	43	52	21	109	261	2.9
西太平洋	432	405	464	197	1039	2536	28.6
合计	1627	1416	1660	706	3550	8959	100

目前，我国至少有2.1亿人存在低骨量，6900多万人患有骨质疏松症，50岁以上的人群中骨质疏松症总患病率为15.7%，而且随中国人均寿命的延长，这一比例还在逐步增加。在50岁以上的人群中，女性的发病率为1/3，男性为1/5。为了减少骨折的发生，最近，世界卫生组织已将具有20%的骨折风险的患者列入治疗范围，我国中老年骨折的70%～80%是因骨质疏松症引起的，其中，每年新发椎体骨折和髋部骨折分别为181万人和23万人。

脆性骨折给人们带来巨大痛苦并导致惊人的经济成本。欧洲每年用在老年骨质疏松性骨折治疗上的医疗费用达到320亿欧元，而美国每年则要花费200亿美元。而这仅仅是目前的状况。中国2006年用于髋部骨折医疗的费用是16亿美元，随着人口年龄的增长，预计到2020年将升至125亿美元，2050年可达2650亿美元。亚洲、拉丁美洲和中东地区都将发生类似变化。

二、老年骨质疏松症的发病机制

1. 影响破骨细胞和成骨细胞活动的因素 激素及营养因素在骨的形成过程中起到了至关重要的作用，雌激素、雄激素、甲状旁腺素等对骨的维持和生长起着关键性作用。雌激素在这里面被认为与骨的形成有直接的关联，雌激素能与特定的蛋白受体结合发挥效用——这些特有的受体存在于破骨和成骨细胞的表面。

雌激素及前列腺素：雌激素对子宫与乳腺产生重要的作用，但是雌激素对骨的塑形有着巨大的生理调节能力，雌激素的分泌对维持骨质稳定是最关键的，它能刺激成骨细胞增加骨形成，抑制破骨细胞，减少骨吸收，雌激素还能调节其他激素及活性物质共同维护骨骼系统的平衡。雌激素可以通过结合到成骨细胞表面的细胞受体(ER受体)，从而直接进入细胞核，影响相关基因的转录。前列腺素在骨骼的生成和吸收中也发挥关键性的作用，尤其是环氧化酶-2(PGE-2)。有证据表明使用非甾体类抗炎药的患者其骨质疏松症的危险将成倍增加。白三烯同样也可以调节骨骼的重塑，它能够减少骨密度。

其他激素：甲状旁腺激素(PTH)、双羟维生素 D_3[$1.25\text{-}(OH)_2D_3$]和降钙素等激素的分泌有着密切的关联，PTH促使血浆钙离子浓度升高，其作用的主要靶器官是骨骼和肾脏。

PTH动员骨钙入血，促进肾小管对钙离子(Ca^{2+})的重吸收和磷酸盐的排泄，使血钙浓度增加，使血磷浓度下降。此外，PTH还间接促进肠道对Ca^{2+}的吸收。双羟维生素D_3能提高机体对钙、磷的吸收，使血钙和血磷的水平达到饱和程度。促进肾脏对钙磷的吸收，随着年龄的增长，双羟维生素D_3生成下降，PTH相对增多，最终效应是骨吸收得到促进。雄激素参与成骨细胞的一系列功能，包括骨细胞的增殖、分化、合成及分泌各种生长因子，形成的各种局部生长因子在骨代谢中起到调节和平衡的作用。动物实验证实，雄性大鼠去睾丸后血中睾酮浓度迅速降低，导致骨密度和骨质量显著降低。骨骼中的Ⅰ型胶原是促成骨细胞分化和增强成骨细胞黏附能力的主要因素，是成骨细胞表型成熟和钙结节形成骨机械力量的基本保障，是组成骨构架的基质蛋白。研究表明，降钙素还能作用于成骨细胞，刺激成骨细胞增殖和分化，促进护骨素基因表达，也可阻止成骨细胞的凋亡。

营养因素及其他因素：在营养方面，钙是骨矿物质中最主要的，增加钙摄入可以纠正负钙平衡，抑制骨吸收，有利于骨的重建。钙不足会影响骨的矿化。尤其在骨的生长发育期和钙需要量增加时，钙的摄入不足，或钙的吸收不足均可诱发骨质疏松症。这些激素及营养因素最终是要通过细胞信息通道来影响成骨和破骨细胞的活动，RANK是破骨细胞上的一个受体蛋白，它的受体激动物为NFkB，它的激活可以刺激原始细胞转化为成熟破骨细胞，过度激活RANK，有可能就会直接导致骨质疏松症的发生，RANK通路已经成为治疗骨质疏松症的药物新靶点。

2. 环境及遗传因素的作用　基因的细微不同也可能会影响破骨细胞和成骨细胞的活性，环境同样也在骨生理中起重要作用。足够的负重活动有助于提高骨强度，减少骨丢失，成骨细胞和骨细胞具有接受应力，负重等力学机械刺激的受体，成年后的体力活动是刺激骨形成的基本方式，而负重活动过少会引发骨丢失——空间站的宇航员在长期的失重条件下就会产生骨丢失。酗酒、抽烟、喝过浓咖啡等不良生活习惯都会影响调节骨代谢的内分泌系统紊乱，过量饮茶、饮用碳酸饮料等均能促使尿钙排泄，导致骨钙溶出，骨量降低，这些因素都会使峰值骨量减少，最终引发骨质疏松症。

三、老年骨质疏松症起病的危险因素

危险因素指的是这种因素可以增加患病的概率，危险因素越多，越容易骨质疏松。骨质疏松症的危险可分为固定危险因素及人为可改变因素，固定危险因素是人为无法改变的，包括年龄、性别、骨质疏松症家族史、既往骨折史、种族、绝经、长期糖皮质激素治疗史和风湿性关节炎等。人为可改变因素是指患者可以通过生活习惯的改变而调控的危险因素，包括饮酒、吸烟、低BMI、营养不良、维生素D_3的缺乏、饮食不规律、没有充分的锻炼和日常钙摄取减少等。

四、老年骨质疏松症的临床表现

轻者无明显骨痛和肌无力，较重患者常常会出现腰背酸痛或全身骨痛，骨痛通常为弥漫性无固定部位，常在劳累或活动后加重，负重能力下降或无法负重。老年性骨质疏松症中最常见的临床表现为脆性骨折，由于骨质疏松症早期常无疼痛感，也没有症状，而患者的内在骨骼却在慢慢疏松变脆，轻微的外力就可能导致严重骨折，出现严重的并发症。椎体压缩性骨折在老年骨质疏松症患者中最常见，他们常出现身材变矮，可伴有驼背、胸廓畸形，出现胸闷、气促、呼吸困难等，会诱发呼吸道和肺部感染。长骨的骨折，常因轻微活动(弯腰，负重，挤压或跌倒后）诱发，多发部位为髋部和前臂、肋骨、腕部和肱骨等部位。临床表现有形、骨擦感、反常活动。老年脆性骨折最严重的是髋部骨折，因为长期卧床会减少应力刺激，增加骨质疏松的程度，同时可并发坠积性肺炎，还有会引起压疮、深静脉血栓及肺栓塞等并发症。这些并发症会导致慢性衰竭死亡。骨折部位随年龄变化分布图见图 31-1，全球各年龄段脆性骨折部位分布参见图 31-2。

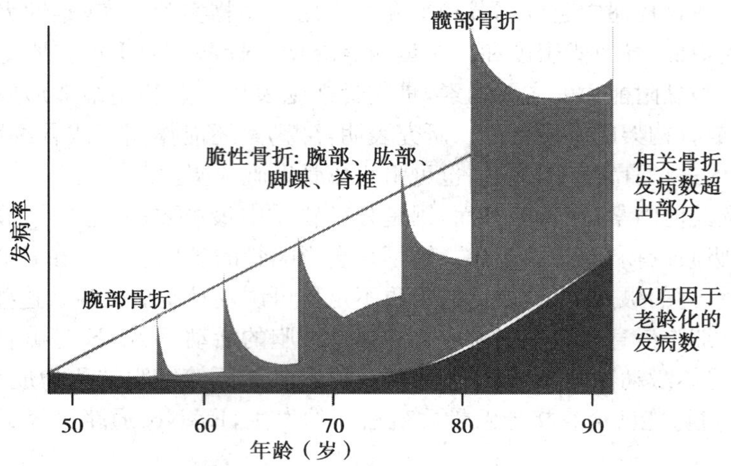

图 31-1　“骨质疏松症历程”骨折及生命周期中的相关发病率

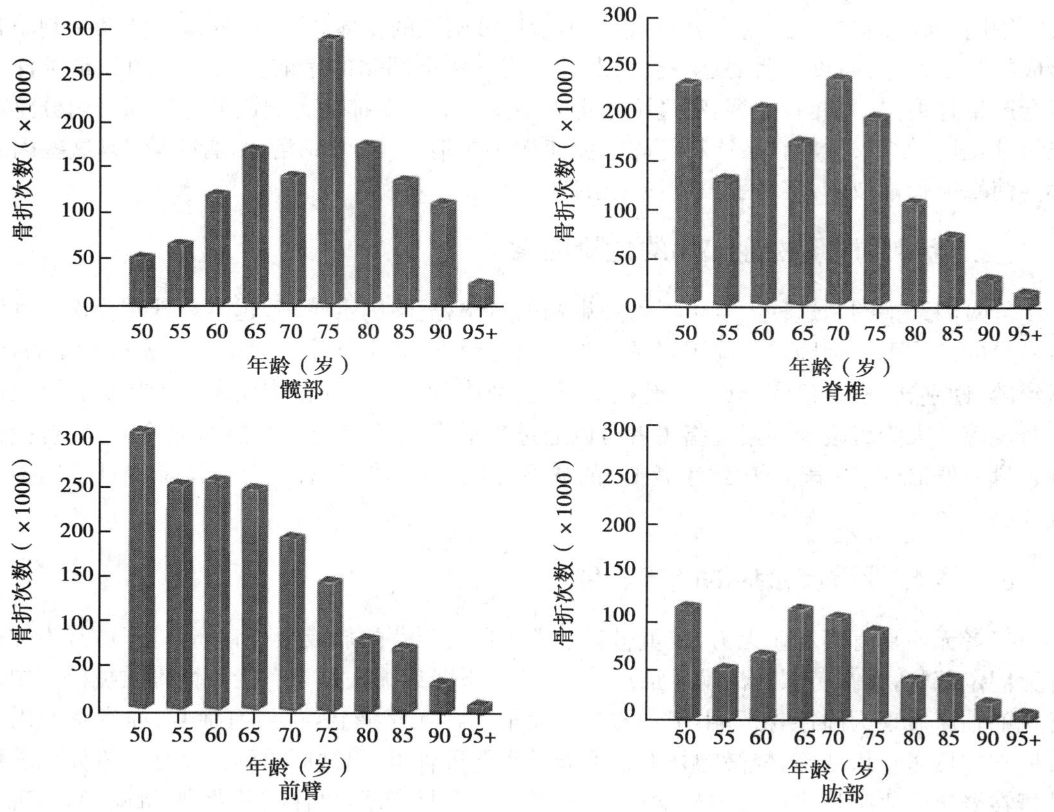

图 31-2　全球典型脆性骨折患者按年龄的分布（千人/年）

五、老年骨质疏松症的诊断

运用骨密度测量方法来判定骨质疏松程度：双能 X 线吸收法（DXA）是目前学术界公认的最佳骨密度检查方法，采用双能 X 线骨密度仪测量骨密度对骨质疏松症的诊断和监测是非常重要的。DXA 可以测定出极少的骨量丢失，其测定值目前被作为骨质疏松症的诊断金标准。基于 DXA 测定的值，骨密度值同性别、同种族健康成人的骨峰值比较，低于峰值骨量不足 1 个标准差属正常；降低 1～2.5 个标准差之间为骨量减少（osteopenia）；降低程度等于和大于 2.5 个标准差为骨质疏松症（osteoporosis）；骨密度降低程度符合骨质疏松症诊断标准同时伴有一处或多处骨折时为严重骨质疏松症。任何老年脆性骨折如果排除了其他疾病引起的继发骨折，可以诊断为骨质疏松症。

一般骨量降低 30％以上，X 线片就能够分辨出来，包括骨密度降低、骨小梁稀疏、骨皮质变薄、骨髓腔扩大等。摄片范围应包括损伤部位的上、下邻近关节，髋部骨折应包括双侧髋关节。CT 三维成像技术能清晰显示关节周围骨折和关节内碎骨片，量化计算机断层扫描（QCT）可以测量脊柱和髋关节的 BMD，外周 QCT 可以测量前臂 BMD，在磁共振影像上能够发现隐匿性骨折，也能鉴别新鲜或陈旧性骨折（图 31-3）。

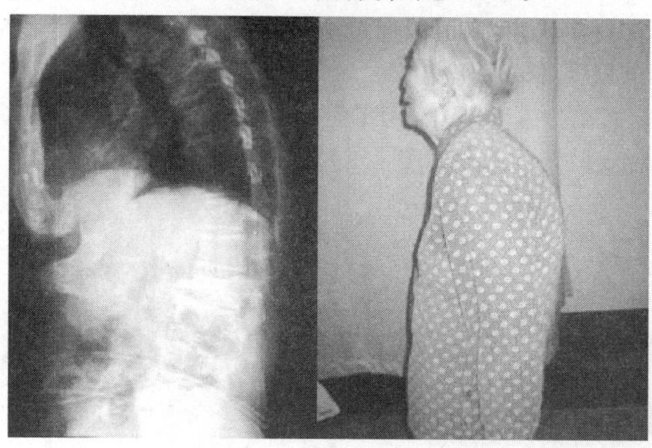

A

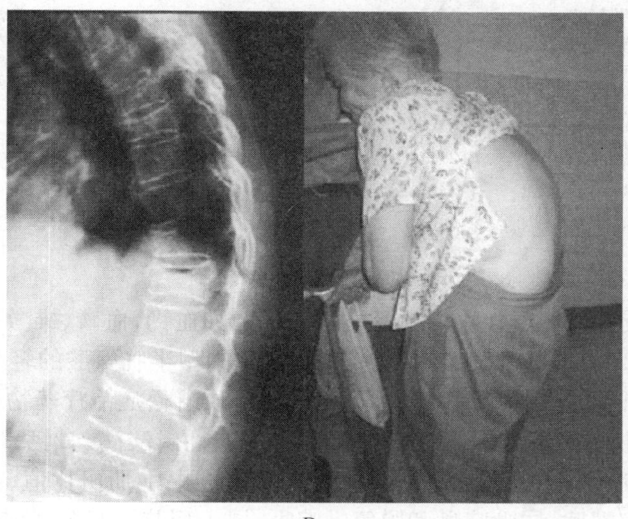

B

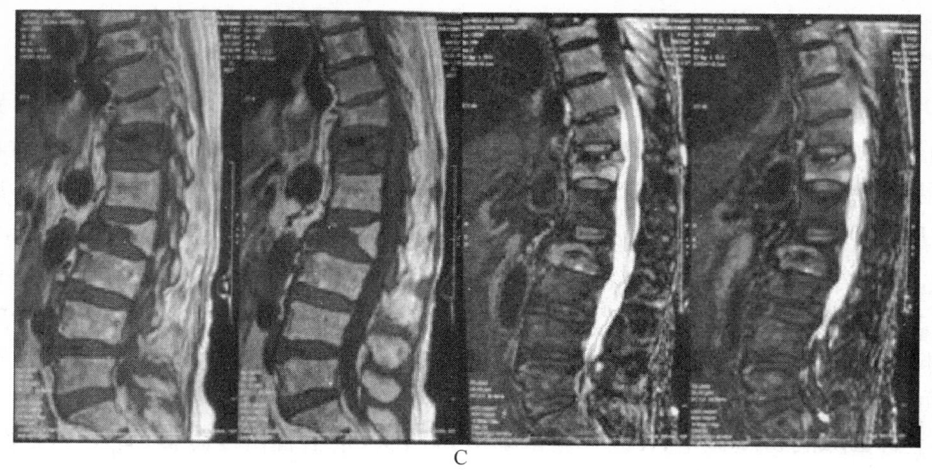

C

图 31-3　两年后脆性骨折节段增加，MRI 可以鉴别新鲜或陈旧的脆性骨折

量化超声（QUS）可以通过骨骼对超声波的传导速率来演算测量跟骨及指骨的骨密度。因为其简便性，平时在社区可用来筛选骨质疏松症患者。后背疼痛及身高缩短是骨质疏松性椎体压缩性骨折的首发症状，我们可以通过测量脊柱高度压缩程度和形态的改变来判定脊柱压缩性骨折的严重程度（图 31-4）。

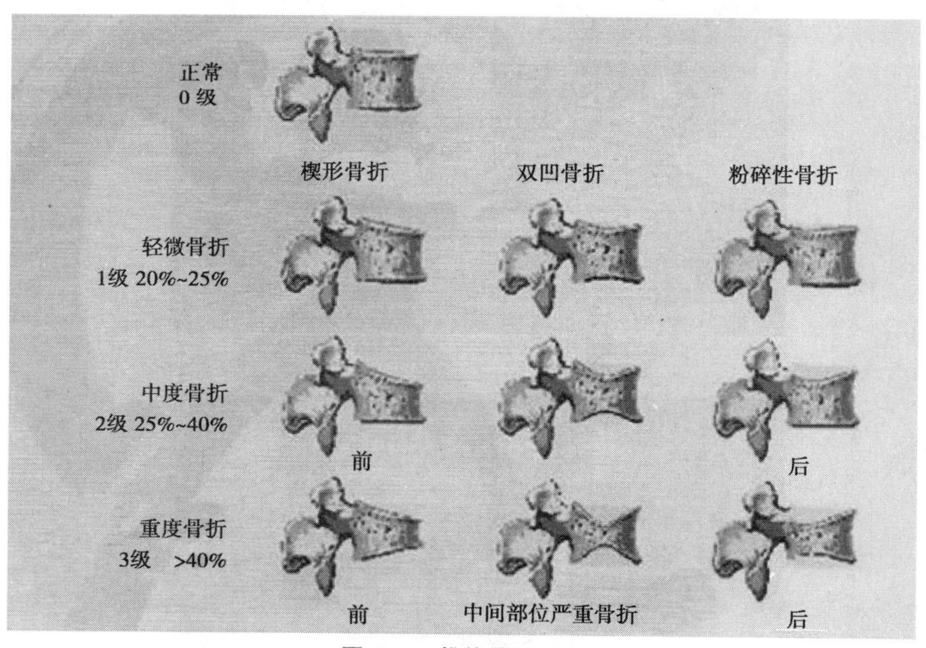

图 31-4　椎体骨折分类

一些特定的血液指标可以独立诊断骨质疏松症。如血钙，血磷、雄激素、雌激素、甲状旁腺激素（PTH）及 1.25-$(OH)_2D_3$。最新研究显示血浆同型半胱氨酸的轻度升高也是未来发生骨折的一个预测因子。一些骨代谢指标还可用于骨质疏松症治疗药物选择和评估药物疗效，预测未来发生骨折的风险。骨形成指标包括血清碱性磷酸酶、骨钙素、骨源性碱性磷酸酶、Ⅰ型前胶原 C 端肽和 N 端肽。骨吸收指标包括空腹尿钙/肌酐比值、血浆抗酒石酸酸性磷酸酶及Ⅰ型胶原 C 端肽、尿吡啶啉和脱氧吡啶啉、尿Ⅰ型胶原 C 端肽和 N 端肽等。

六、老年骨质疏松症的鉴别诊断

老年人骨折并不都是骨质疏松症引发的，所以脆性骨折同样需要鉴别起因。

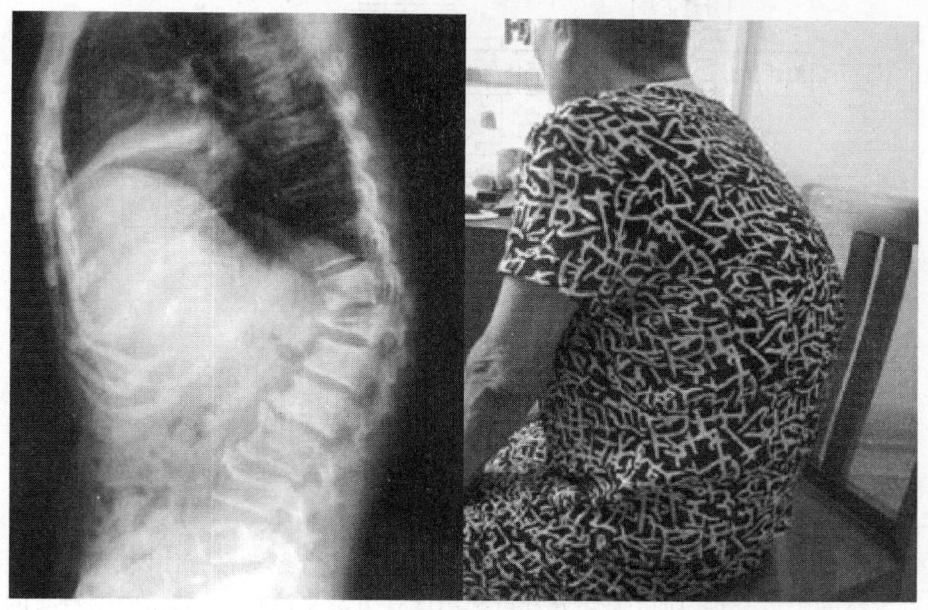

在鉴别脆性骨折病因时，我们经常需要几个步骤对脆性骨折的病因进行分析：通过询问药物服用史，我们可以排除药物性骨质疏松，通过询问营养史来排除维生素 D 缺乏引起的骨质疏松，通过测量血钙的水平排除甲旁亢引起的继发性骨质疏松，而测定血磷可以排除低磷性佝偻病，最后也是非常重要的一项就是必须要排除肿瘤导致的继发性骨质疏松，通常可以采用测量骨转化水平（表 31-2）。

表 31-2　各类型骨质疏松检测指标的变化

	原发性甲旁亢	继发性甲旁亢	旁癌综合征	一般代谢性骨病	原发性骨质疏松
PTH	↑↑	↑	↓↓	↓	正常
血钙	↑↑	正常	↑↑	正常	正常
血磷	↓↓	↓或↑	↓	正常	正常
生化指标	↑↑	↑↑	↑↑	↑	正常或↑

骨质疏松症诊疗流程见图 31-5。

七、老年脆性骨折的临床治疗

对老年人来说，随着年龄增长，骨质疏松就像头发变白或者变得稀疏那样，不可避免，而且因为骨质疏松症是静悄悄的疾病，起初没有典型症状，老人如果不太关注自己的骨骼健康就容易发生脆性骨折。老年人的脆性骨折是低能量骨折，或者叫轻微暴力骨折，一般是在低于身高的高度非自主性地跌落或者坐下导致的骨折。这是骨质疏松症最严重的并发症，也是引发老年人死亡率增高的重要因素。老年脆性骨折的治疗包括保守治疗、手术治疗、康复

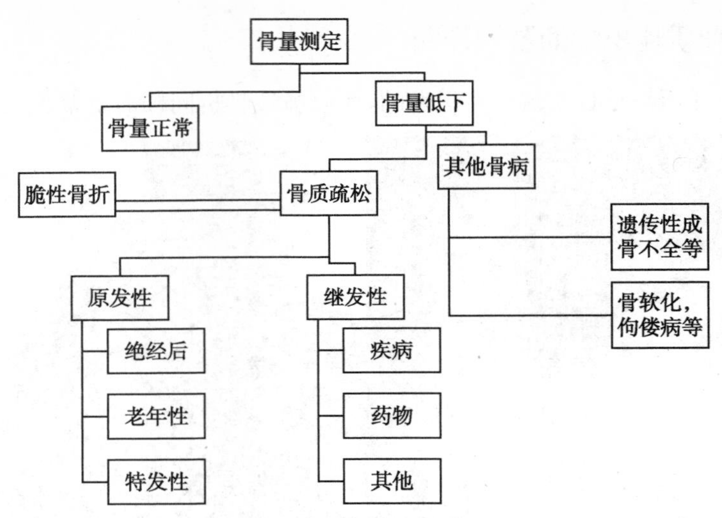

图 31-5　骨质疏松症诊疗流程示意图

治疗和药物治疗。

（一）保守治疗

老年骨折往往会选择保守治疗的方案，一方面是高龄者经常会有伴发疾病，加上老人对于手术有天然的恐惧心理，所以大部分骨折都用保守方案来治疗。同时，中国特有的中医正骨技术既让患者有骨折复位的可能，又不必付出高昂的治疗费用，避免手术引起的一系列风险，使得保守治疗有相当高的成功率。骨折治疗的原则是复位、固定和功能锻炼。保守治疗用牵引、夹板（或石膏）、支具等固定骨折部位和邻近关节，通过定期复查 X 线片来评估骨折对位及愈合状况。

脊柱和髋部的骨折因为需要平卧硬板床相当一段时间，除关注骨折本身外，还应对并发症和伴随疾病进行处理。需要指出的是，髋部脆性骨折预示着全身状况的衰弱，65 岁以上患者股骨近端骨折后 6～12 个月的死亡率是 25%～30%，这不是因为骨折引起了其他系统的并发症，而是脆性骨折本身昭示了全身状况衰弱到可能无法支持更久远的生命活动。椎体骨折的患者过去往往被要求卧床 6～8 周，但最新的研究表明，相比较卧床更久骨折愈合更牢固的安全性，卧床引发的骨量丢失更具风险，所以现在的共识是椎体骨折急性疼痛期平卧硬板床 2～3 周，而后开始在康复师的指导下逐步恢复腰背肌肉的功能操练，逐渐延长坐位和直立行走的时间。早期锻炼方式可能是从半卧、床沿到助行器的辅助锻炼，一般 6 周可以独自拄拐步行，这对于增强全身代谢能力，增加老人恢复健康的信心有很大作用。

（二）手术治疗

1. 椎体骨折　是脆性骨折最多发也是最易漏诊的部位。发生过椎体骨折的患者其再次发生新的脊柱骨折或非脊柱骨折的危险性明显增加。微创手术方法主要包括椎体成形术及经皮脊柱后凸成形术（图 31-6，图 31-7），这两种术式的目标是为了减少脊柱压缩性骨折引起的一系列症状，帮助患者尽早恢复脊柱的支撑和活动功能，尽快回复到日常生活中去。具体方法是在 X 线的指引下，将一根针经皮插入到压缩的椎体，通过注入骨水泥来稳定椎体，从而可以恢复患者脊柱的生理曲度，但是它极少的副作用有相当的危害性，包括骨水泥漏、肺部水肿、心肌梗死等。椎弓根螺钉复位固定是常规的椎体切开复位内固定术（图31-8）。

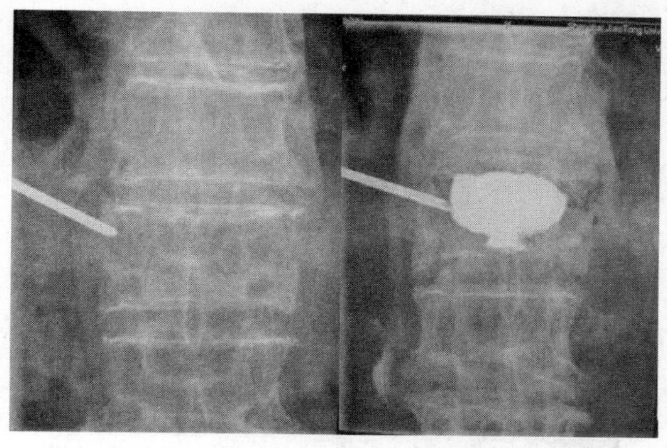

图 31-6 正位显示 T_{12} 椎体成形术前、术后,骨水泥充填良好无外漏

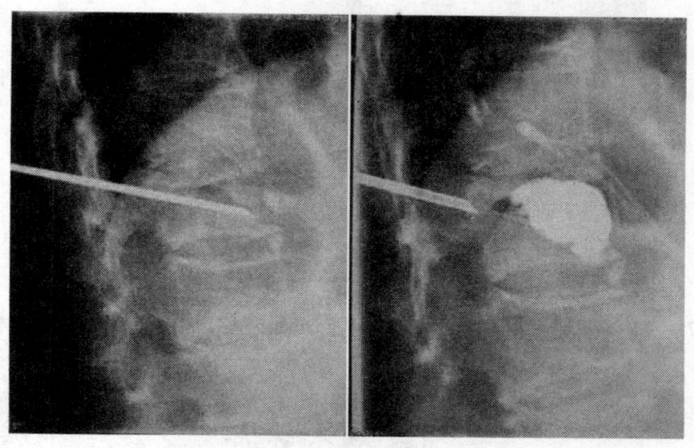

图 31-7 侧位显示 T_{12} 成形术前后,骨水泥无外漏,椎体高度恢复

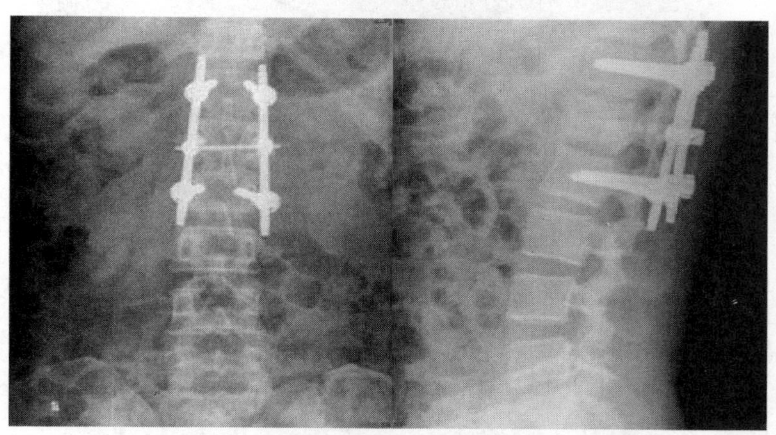

图 31-8 腰 1 脆性骨折,椎弓根螺钉复位固定后正侧位

2. 髋部骨折 是最严重的脆性骨折,因为一般不超过身高的距离跌地不会引发髋部骨折,一旦骨折就说明全身衰弱到达了一定程度,未来无论手术与否,预期寿命都会下降。髋部骨折常见的是股骨颈骨折和粗隆间骨折。治疗方案包括闭合复位、切开复位内、外固定术。内固定方案有空心钉、髓内钉或者锁定钉板系统等(图 31-9,图 31-10),外固定包括骨牵引和外支架固定术。

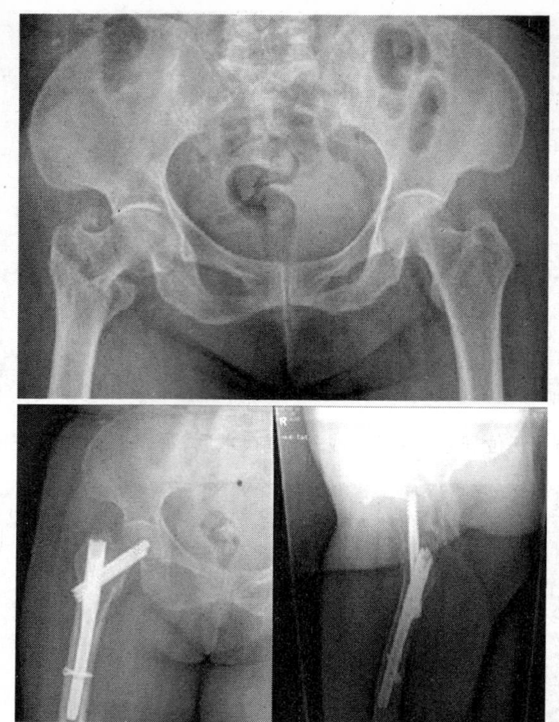

图 31-9 女性 78 岁右侧转子间骨折，牵引复位 Inter-TAN 内固定。术前和术后 3 个月摄片

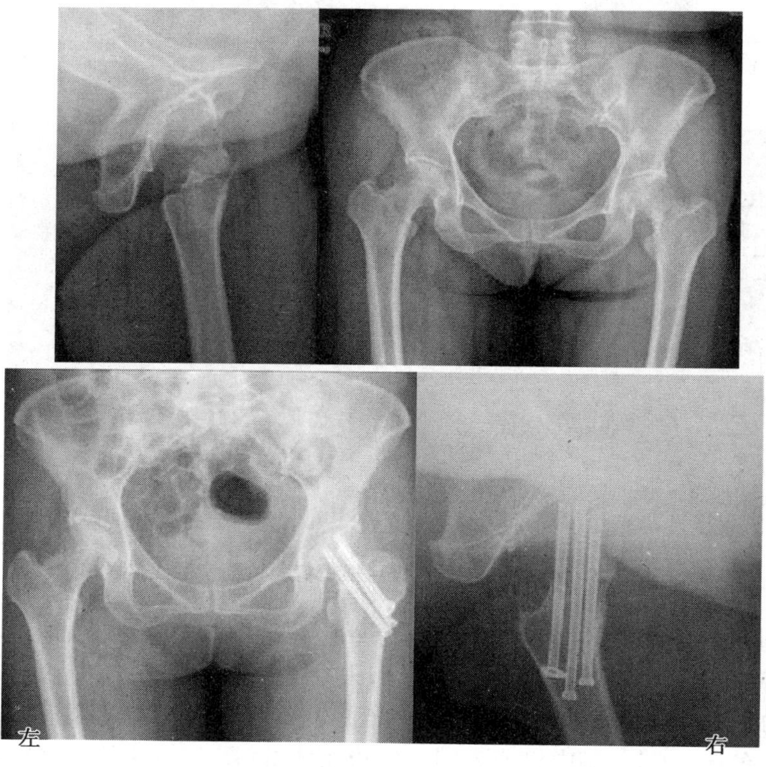

图 31-10 股骨颈骨折，空心钉内固定术前、术后摄片

3. 腕部骨折　尺、桡骨骨折被认为是关节内骨折，如果不解剖复位，邻近的关节功能会受较大程度影响或者出现剧烈、持久的疼痛(图 31-11)。但是老年人对于疼痛的耐受性相对较好，同时也能够接受一定程度的功能丧失。所以如果不是本人或者家属接受手术的愿望非常强烈，可以考虑保守治疗。有些独居老人因为生活自理要求高，希望缩短康复期限，就比较倾向于施行手术。对老年痴呆或人格障碍的老人，不能够配合保守治疗，经常擅自拆除石膏或外固定器具，有的甚至早期完全负重——骨折端有很大风险会再次移位，这些病人的手术指征就更加明显。希望接诊的骨科医师，充分了解患者及其家属的立场，在充分沟通的基础上共同选择恰当的治疗方式。

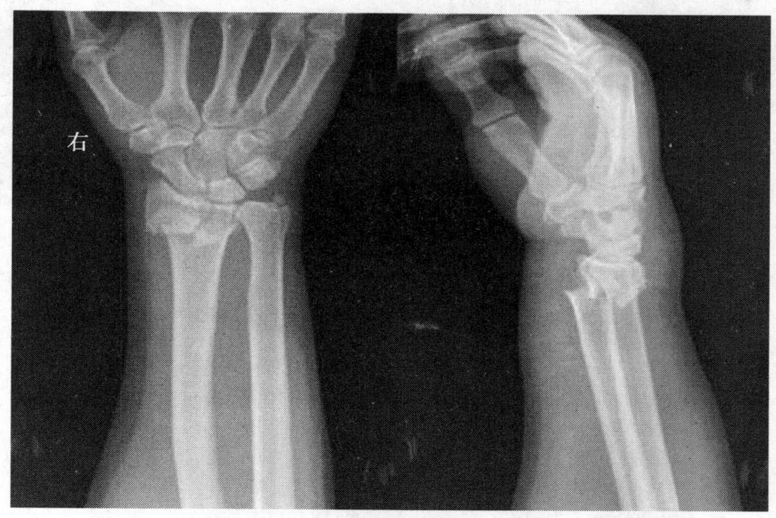

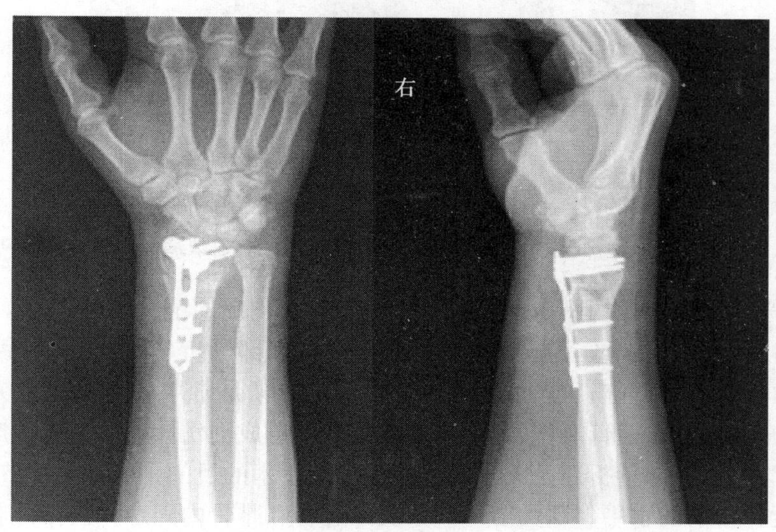

图 31-11　桡骨远端骨折，钢板内固定术前和术后 8 周

4. 肩部骨折　老年人生活质量的提高伴随着运动锻炼时间和幅度的增加，不可避免会发生肩部的扭伤和骨折，随着我国老龄化程度日益严重，肱骨近端骨折的发病率逐年上升(图 31-12)。肩关节是一个全轴活动的关节，如果骨折没有充分复位，未来功能是一定有影响的。所以目前的技术以锁定钢板和肩关节置换为主(图 31-13)。如果术中发现骨质疏松情况很严重，内固定术后可以加用相应的支具、吊带维持患肢稳定。

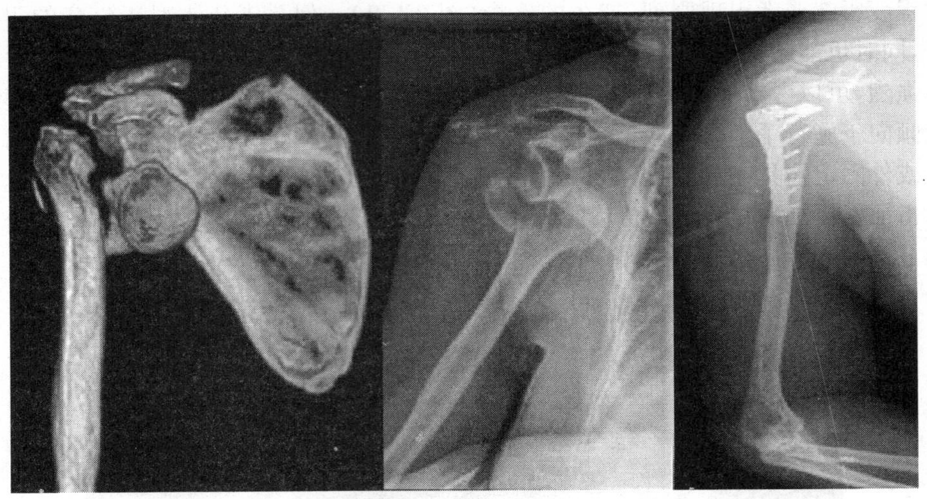

图 31-12　肱骨近端骨折伴脱位

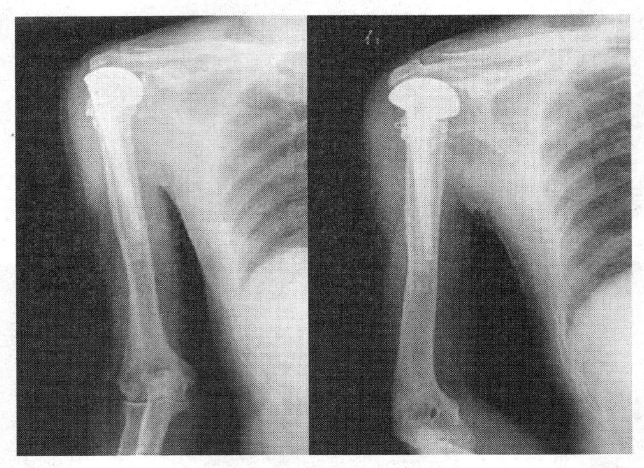

图 31-13　粉碎的肱骨头骨折无法满意复原的，建议肩关节置换

5. 踝部骨折　老年人的平衡能力、肌力和神经-肌肉反应能力都会减弱，很容易跌倒。有时环境中各种台阶、电线或者湿滑的因素均会引发踝部骨折（图 31-14）。踝关节骨折常常会伴有开放性骨折的可能，所以清创手术后外固定支架是常用的技术。踝关节的面积很小，却要承受全身的体重，所以累及关节面的骨折极易造成创伤性关节炎导致疼痛——所以如果没有手术禁忌，踝部骨折还是以手术治疗为上。手术的目的是恢复踝关节的功能，尽可能恢复到接近骨折前的水平。踝关节骨折累及的胫骨和腓骨内固定，既有解剖钉板系统，也有髓内钉系统，而且分左右腿设计，尽可能根据内外侧和前后解剖位置来选择个性化适当的固定物。如果踝部骨折所致创伤性关节炎引发的疼痛和跛行严重影响到生活质量，后期可能需要做踝关节融合等手术。目前踝关节置换技术尚不如膝关节和髋关节置换术那样成熟。

6. 假体周围骨折　老年人的骨关节炎发生率逐年上升，更换假体的病人也越来越多，发生假体周围脆性骨折的人群，将会逐渐增加。假体如果稳定，仅需要固定破裂的皮质，可以用钢缆、夹块和平头钉来固定（图 31-15）。如果假体有松动，则需要考虑更换假体，或同时用钉板系统等固定断端。

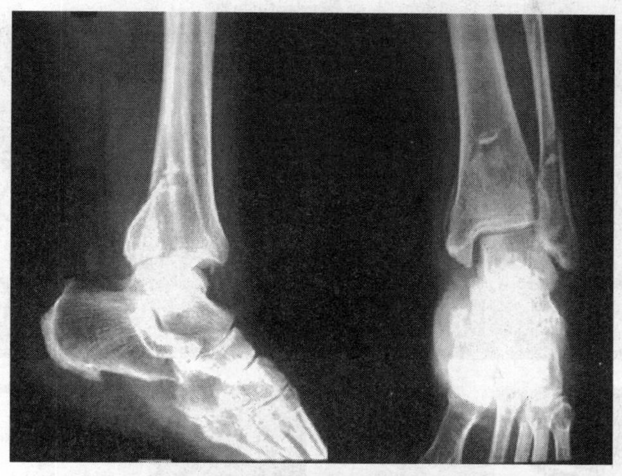

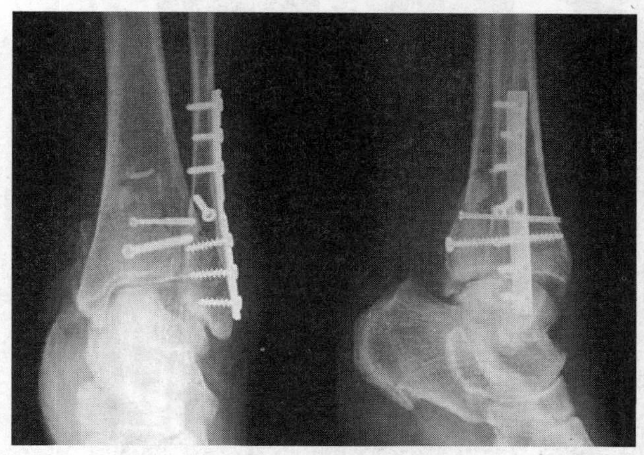

图 31-14　老年踝部脆性骨折术前、术后

（三）康复治疗

康复治疗是骨科复位固定后的守门员，也是贯穿在整个骨折治疗过程中的主旋律。优良的治疗结果，必定是从复位固定开始就考虑到后期康复的需要，选择有利于肢体功能康复的固定范围和固定方式。既要维持断端的稳定，又要给肢体一定程度的舒展空间，使邻近肌肉的舒张和收缩能够改善局部血液循环、促进肿胀的消退。中医的小夹板技术是非常个性化的治疗手段，它要求根据患者的肿胀程度经常调整夹板的位置和松紧度，有利于维持肢体可靠地稳定和相对的舒缩余地之动态平衡。目前有许多带限制性铰链的支具，可以让骨折肢体在某一个维度保持一定可调整幅度的运动，这对于老年骨折来讲是可以选择的获得尽快康复的固定方式。任何一种康复都离不开有一定强度的骨质和平衡协调的肌肉，建议在康复师的指导下兼顾骨折愈合进程和软组织的恢复程度开展功能康复操练。

（四）药物治疗

很多药物治疗及生活方式的改变被证实能够预防和治疗骨质疏松症引起的脆性骨折。

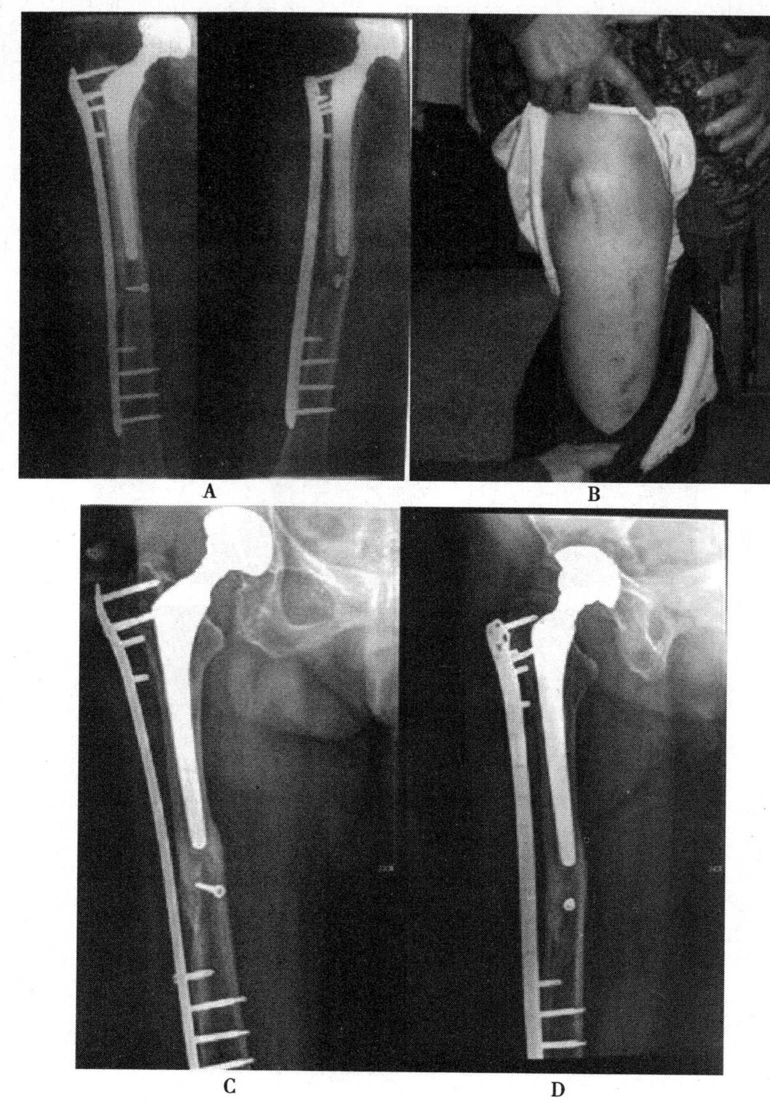

图 31-15　假体周围骨折术后

A. 假体周围骨折应用 LISS 固定；B. 固定后一年骨折完全愈合，皮下肿块；C、D. 近端螺钉松动，取出 LISS 后肿块消失

有些药物可以将椎体压缩骨折的危险程度减少 30％～70％，减少 15％～20％非椎体骨折，另外一些药物治疗髋关节骨折后，可以减少 40％的髋部危险风险。

药物治疗主要分为两种，抑制骨吸收药物和促进骨合成药物。

1. 双膦酸盐　是一种可以与钙有高度亲和力的人工合成化合物，有强烈的骨吸收抑制作用，常用的有阿仑膦酸钠、利塞膦酸钠和依替膦酸钠等。双膦酸盐是骨吸收潜在性抑制剂，它能够抑制破骨细胞的活动，所有的双膦酸盐都被证实具有减少椎体骨折的风险和减少髋关节骨折的风险。双膦酸盐有多种剂型，包括口服和静脉用药，有些制剂消化道吸收率极低，可导致浅表性消化道溃疡的发生。使用阿仑膦酸钠 3 年以上能降低有椎体骨折史患者脊柱、髋部和腕部骨折发生风险约 50％，降低有非椎体骨折史患者的椎体骨折发生风险

48%。研究证实，绝经妇女早期使用低剂量的阿仑膦酸可有效降低骨量丢失。同样，在接受抗雄激素治疗的前列腺癌的男性患者中，阿仑膦酸可以有效防止骨量流失。对长期使用糖皮质激素进行治疗的患者，阿仑膦酸同样有这种效果。服用本类药物的同时需要口服钙剂和维生素D。有文献指出双磷酸盐服用7年会引起一定比例的非典型性骨折，所以目前骨科医师一般建议其连续服用期限设为5年。

2. 降钙素　为骨吸收抑制剂，可抑制破骨细胞活性，提高骨的生物力学性能。它是由甲状腺C细胞分泌的32个氨基酸肽链。研究表明，降钙素能促进成骨细胞Ⅰ型胶原mRNA的表达，抑制Ⅱ型胶原mRNA表达，从而促进软骨性骨痂向骨性骨痂转换，促进骨形成。表明降钙素在体内能作用于成骨细胞，影响胶原mRNA的表达，对骨质疏松性骨折愈合早期和骨折后期的骨修复均有重要促进作用。降钙素可以明显减少椎骨骨折引起的后背疼痛，通常是注射或者鼻喷剂型。但近期欧洲的临床观察表明，降钙素会引起某些肿瘤发病率的上升，所以取消了它治疗骨质疏松症的适应证，只允许降钙素用于治疗各种骨痛。中国和美国的食品药品监督管理局目前在密切监测该药物的临床应用。

3. 狄诺塞麦(denosumab)　可以防止细胞核因子κB递质与其受体结合，细胞核因子κB可以激活RANK信号传导，RANK信号传导可以激活破骨细胞的分化，使其活动加强，有研究显示狄诺塞麦可以减少脊柱骨折70%，非脊柱骨折40%。一项meta分析研究发现，接受抗雄激素治疗的前列腺癌的男性患者中，狄诺塞麦可以减少脊柱骨折60%，可以减少多发性骨折70%。

4. 雷尼酸锶　短期小剂量可以抑制破骨细胞的活性，长期治疗能够刺激骨形成。有研究显示，长期服用雷尼酸锶可以减少老年女性脊柱骨折32%，可以减少非脊柱骨折15%，在一些有多种危险因素的老年女性中可以减少40%的髋关节骨折。但目前因为存在用药后血栓形成等并发症，我们必须关注其使用指征的变换。

5. 特立帕肽　是一种重组的人甲状旁腺激素(PTH)，它能够有效刺激骨形成，它能够快速刺激骨吸收之后的骨形成，可以用于高危的绝经后妇女骨质疏松症，骨质疏松症患者经过甲状旁腺激素治疗18个月后，能减少腰椎骨折风险65%和非脊椎骨折风险53%。一般剂量为400～800U/d，给药1周至1个月或数月。但鉴于动物实验的风险预测结果，中国食品药品监督局规定：PTH一生累积用量不能超过24个月。

6. 激素替代疗法(HRT)　激素替代疗法主要是应用雌激素。多项meta分析及随机临床中心显示激素替代疗法可以减少脆性骨折20%～35%，但有些专家认为它的副作用超过了它的益处。激素替代疗法能够引起乳腺癌、肠癌、子宫内膜癌和卵巢癌等，尤其是在绝经后老年女性，激素替代疗法可以引起许多血管事件的发生，包括不稳定心绞痛、心肌梗死、脑梗死和肺栓塞等。现今主流观点认为：激素替代疗法只适用于其他治疗方法都无效的情况下。而且其危险性要充分交代给患者。

7. 选择性雌激素受体调节剂(selective estrogen-receptor modulator，SERM)　这是HRT后演化出来的治疗骨质疏松症的方法，其原理是SERM能像雌激素那样作用于骨骼的雌激素受体产生作用，而在乳腺、子宫等组织中产生与雌激素相反作用的物质。这样不仅能调节骨转换，提高骨密度和骨量，明显降低脆性骨折发生率，同时对乳腺癌和心血管病有预防作用。SERM能增加椎体和髋部骨密度1%～3%，减少脊椎骨折30%～50%。令血中骨转换标志物浓度下降，降低椎体骨折风险(对髋部和非椎体骨折风险的疗效尚未被证实)。SERM的骨外作用包括降低乳腺癌风险、不刺激子宫内膜，但不能减少潮热和深静脉血栓

(VTE)风险。SERM有时会引起患者小腿痉挛。

8. 其他　包括雄激素、维生素K、细胞核因子κB活化因子受体配体的人完整单克隆抗体(又称骨硬化素单抗)、植物雌激素、国家批准的中成药等等。

八、骨质疏松症及脆性骨折的预防

(一) 营养、锻炼及防跌倒建议

1. 运动锻炼治疗　运动可以增加和保持骨量,可以使老年人的应变能力增强,降低骨折的风险。大负重、爆发力的运动对骨骼的应力刺激大于有氧运动,因而,这些运动方式在维持和提高骨强度上有优势,但单纯采用此方式会对患者循环系统不利。美国运动医学会所推荐的预防骨质疏松症运动方案是力量训练、健身跑或快速跑和行走。在身体功能状况允许的前提下,适当采用大负荷、爆发性训练方式,如跑步时,可采用负重跑或快速跑。如登楼梯可预防股骨和髋骨因骨质疏松症造成的骨折,体操训练可预防腰椎因骨质疏松症造成的骨折。有研究显示对于已经行髋关节置换术的老年患者,密集的运动可以提高骨骼的功能和强度,与对照组相比,他们行走的速度要快50%,爬楼梯速度可以提高30%。

2. 营养建议　营养与骨骼、肌肉及关节的健康有着密切的关系。1份很好的饮食计划可以帮助你防止和处理骨质疏松症。什么是饮食中最为关键的营养物质?最为重要的两样东西是钙剂和维生素D,骨骼是钙的主要储存地点,而维生素D可以帮助我们的肠道更好地吸收钙,两者是相辅相成的。老年性的骨质疏松症患者应补充适量的钙,例如食用奶制品或豆制品,进食虾皮等含钙量较多的食物,使每日钙的摄入量达到1000mg。补充维生素D有利于钙在胃肠道的吸收,而维生素D缺乏可导致继发性甲状旁腺功能亢进,增加骨的吸收,从而引起或加重骨质疏松。成年人每天应当摄入维生素D 5μg(200IU),活性维生素D主要有骨化三醇和阿尔法骨化醇,推荐剂量为每天0.25～0.5μg,有些鱼肝油也含有较多的维生素D。还有其他的营养物质可以帮助我们恢复良好的骨骼、肌肉及关节的健康,其中包括蛋白质,水果蔬菜及其他维生素及矿物质等。缺乏蛋白质会减少肌肉的强度,会增加意外跌倒的可能,增加脆性骨折的发病率,蛋白质缺乏还会使一些脆性骨折患者的恢复相对减慢。瘦肉、鱼肉及鸡蛋等是重要的蛋白来源,植物蛋白包括大豆,豆腐,谷物等。水果及蔬菜还有大量维生素,抗氧化物质及碱盐,这些对骨质疏松症患者预防脆性骨折都有重要的意义。一些研究表明同型半胱氨酸可以增加老年女性患者的髋关节骨折危险程度,而维生素B_6及维生素B_{12}以及叶酸,能够降低患者的同型半胱氨酸的含量。维生素K是骨头正常矿物化的重要辅助因子,有证据显示缺乏维生素K可以增加老年性脆性骨折的危险程度。绿色蔬菜中包括菠菜,卷心菜等还有大量的维生素K。锌是骨骼更新及矿化的必要元素,海产品、肉类和坚果中锌的含量比较高。

3. 防止跌倒　65岁以上的患者将近有三分之一的患者每年有一次跌倒,而且跌倒的次数会随着年龄的增长而增长。数据表明9%的跌倒需要进急诊室检查,而5%～6%的跌倒会导致骨折。跌倒引起的继发性脆性骨折可以致患者残疾,从而有可能引起患者心理上的孤单和死亡,所以预防跌倒有重要的意义。有证据显示一次摔倒可以使患者的死亡率从12%提高到20%。防跌倒首先需要知道跌倒的危险因素,包括视力的减退、认知能力的下降、肌肉的力量、平衡力的缺失和行走减慢,某些常用的老年病药物能够引起嗜睡和眩晕等等。防护措施如下:在家里的易滑倒地方如浴室、厨房、厕所等处安装防护垫、扶手等,及时除去一些潜在性引起滑倒的危险因素。也可以穿戴髋关节保护装置，可以帮助患者在跌倒的时候吸收一部分冲击波，减少跌倒的伤害。

4. 患者药物的依从性　有研究表明将近有一半的骨质疏松症患者在接受药物治疗后的一年自行停药。与坚持服药的患者相比，中期停药的患者会有许多反弹症状发生，骨密度增加程度减少，甚至出现负增长——对骨吸收的抑制作用减少会增加再次骨折的风险。

(二) 脆性骨折的预防网络建立

经过数个随机、多中心试验及meta分析显示，曾经受过老年脆性骨折的患者中，很大可能会在未来的某个时间段再次发生骨折。国际骨测量学会(International Society for Clinical Densitometry，ISCD)用危险指数来表示这种趋势(表31-3)。

表31-3　有骨折史的患者未来骨折风险更高

	未来骨折的相对风险		
骨折史	手腕	椎体	髋部
手腕	3.3	1.7	1.9
椎体	1.4	4.4	2.5
髋部	无	2.5	2.3

从以往的研究数据我们可以知道，髋部骨折的患者先前大都有其他部位的相似的脆性骨折的发生。可惜许多国家并没有采取积极有效的措施应对二次骨折的风险，而且许多患者都不曾了解骨折深层次的原因，在接受了传统的手术治疗之后，并没有接受进一步的抗骨质疏松治疗及预防跌倒的医疗服务，导致许多老年脆性骨折患者骨折反复发生，造成更多的医疗保健的投入，增加了社会的医疗负担。2011年的一项研究计算了二次骨折给美国医疗保健系统带来的财政负担：预计全国每年的成本将近20亿美元；8.34亿美元用于有商业保险的患者，11.3亿美元用于有国家老年人医疗保险的患者。因此，建立一个脆性骨折预防网络，将患者，医疗保健专家，以及医疗政策制定者及政府联动起来，是迫在眉睫的。必须敦促老年性骨质疏松症的患者下定决心预防继发性骨折，尤其是髋部骨折。在非脊柱性骨折中，髋部骨折是他们第一次临床表现最为明显的骨折，这些人群是预防二次骨折的重要人群，也是使用二级预防脆性骨折——口服抗骨质疏松药物治疗的重点对象。

英国的一项研究揭示了对于不同部位的老年脆性骨折，医务人员的诊治倾向是有差别的。如果是前臂骨折，大部分骨科医生(56%)会让患者出院，不要求患者做骨质疏松症检测；而全科医生面对前臂骨折，都认为骨科医生会进行研究，他们不需要采取任何措施(45%)，也有一部分会在骨科医生指导和提示后检测患者的骨密度等(19%)。仅7%的骨科医生和32%的全科医生会主动开始评估脆性骨折患者；如果是髋部骨折的话，将近有66%的骨科医生会在没有测定骨健康程度的情况下让患者出院，40%的全科医生会将出院证明书归档，另有19%的全科医生仅在骨科医生推荐的情况下开始评估患者的骨健康。值得注意的是，若发生椎体压缩性骨折，仅有少数骨科医生(29%)会让患者出院而不采取任何措施推动评定，同时多数全科医生(58%)会主动定期评估患者骨质疏松的严重，进而进行口服药物的治疗。这项研究表明现实状况不容乐观，如何打破脆性骨折循环是摆在各国政府面前最为重要的课题(图31-16)。

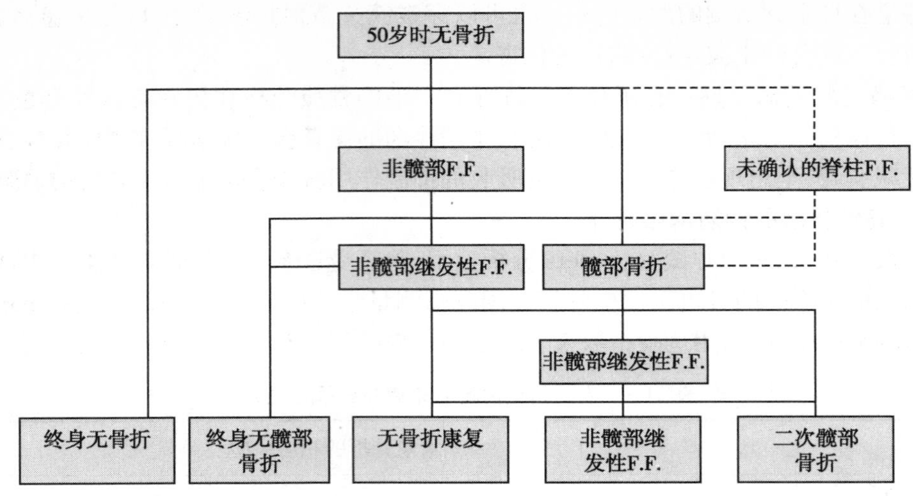

图 31-16 脆性骨折循环

如何采用一种机制，能够将患者与骨科医生，全科医生进行有效的互动，从而可以使将骨科团队、骨质疏松症和跌倒医疗服务，患者的家庭医生有机联动来？协调员系统是最近几年国外学者提出的最新一种联动机制（图 31-17），这种联动模型的中心原则是以协调员为基础的骨折后综合医疗服务的目标，主要是能够系统地确保特定地区或医疗机构的所有脆性骨折患者都接受骨折风险评定与适当的治疗服务。根据病例发现并对骨折患者进行评定。服务可以各级医疗系统为基础，通过协调员对各级医疗机构的有机协调，使患者在各级的医疗机构都能够接受到全面而完善的脆性骨折的评估及医疗干预，能够有效缩减各级医疗机构的医疗差距。并且大大降低潜在的医疗费用。

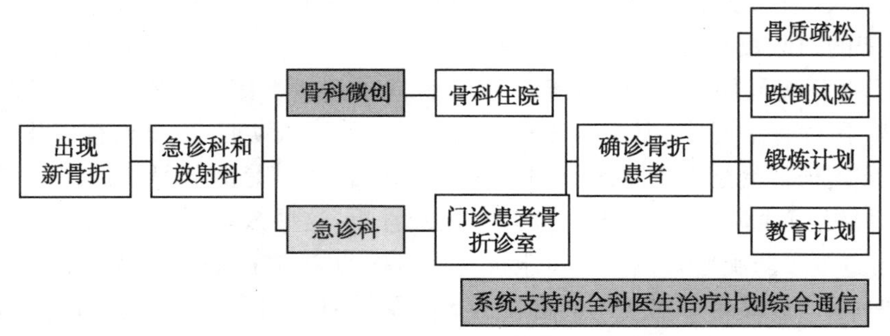

图 31-17 英国骨折联络服务

除医疗机构的作用之外，如何从国家层面推动脆性骨折的基础预防作用也显得尤为重要，加拿大骨质疏松协会提出了战略性拆除骨折金字塔计划（图 31-18），他们在此方面做了大量的工作。针对髋部和椎体骨折，目标主要是改善骨折治疗结果和骨折后随访医疗，对于其他脆性骨折，主要是识别骨折复发的风险。对于第一次脆性骨折的高风险人群，实施干预促进骨骼健康并预防跌倒伤害，对于金字塔最底端的中老年人群，强化身体活动能力、培养健康生活方式，英国也在国家层面，提出了防跌倒的金字塔计划（图 31-19）。

借鉴世界其他先进入老龄化的国家经验，中国还有许多其他问题亟待进一步研究。如何制定中国特色的国家层面的防治骨质疏松症的计划，是中华医学会老年学会的专家们近

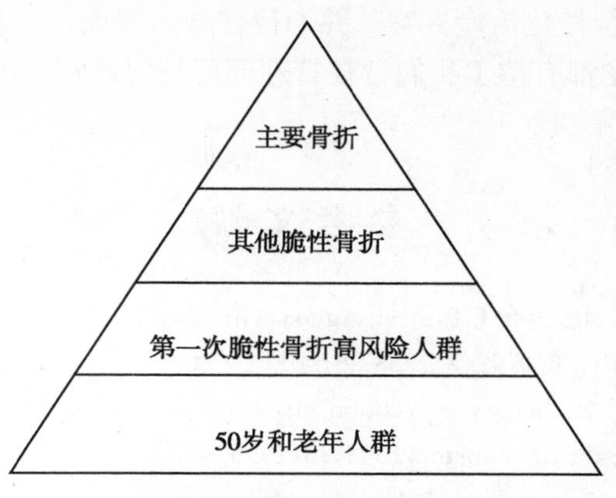

图 31-18 加拿大战略预防性骨折金字塔计划

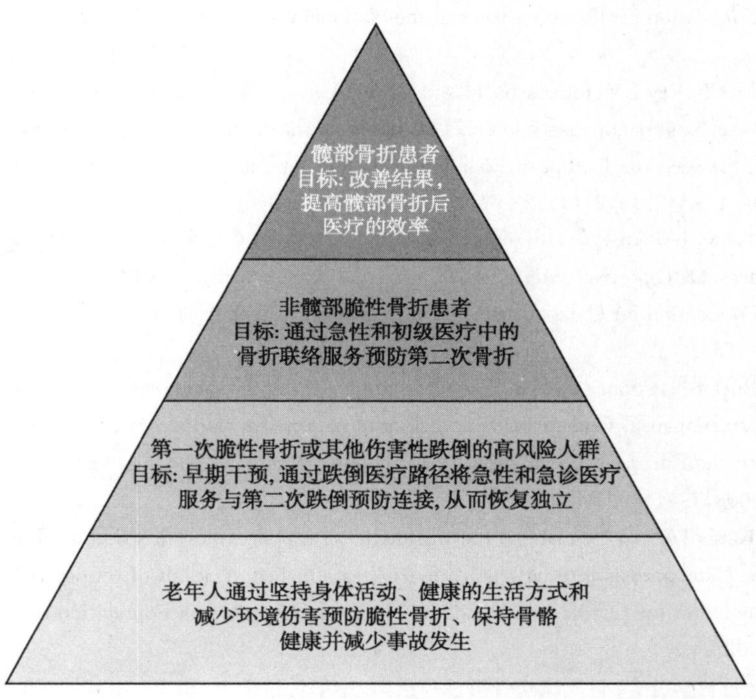

图 31-19 英国系统性跌倒和骨折预防方法

期主要研讨的领域之一。中国是发展中国家，人口众多，健康理念的传播不够充分，公民关注骨健康的意识不够主动，医疗保障和卫生健康宣传模式未能有效覆盖到全体国民，国家在短期内又不能投入大量的医疗资源来满足老龄化人口日益快速增长的需求。所以中国目前的老年骨质疏松症及脆性骨折防治战略主要考虑以下三个层面：

1. 如何能更好地评估骨强度，从而提高识别骨折高危人群的筛查。通过加强对高危人群的初级预防，能够使更多的骨质疏松症前期患者尽早接受药物的治疗，从而减少脆性骨折的发生几率。

2. 如何让公立医院、医师和个人通过建立协调-随访-咨询制度，创建中国的骨质疏松防治战略。

3. 找到一种合理的个性化治疗方案。并期待在基因层面，对每位病人制定个性化的治疗及风险评估。这些问题都有待于我们行政管理部门、医师协会和医生个体，医疗机构及公民、政府间的紧密合作来解决。

参考文献

[1] Lawrence TM, Wenn R, Boulton CT, et al. Age-specific incidence of first and second fractures of the hip. J Bone Joint Surg Br, 2010, 92(2): 258-261.

[2] Kurup HV, Andrew JG. Secondary prevention of osteoporosis after Colles fracture: Current practice. Joint, bone, spine: revue du rhumatisme, 2008, 75(1): 50-52.

[3] Bessette L, Ste-Marie LG, Jean S, et al. The care gap in diagnosis and treatment of women with a fragility fracture. Osteoporosis international: a journal established as result of cooperation between the European Foundation for Osteoporosis and the National Osteoporosis Foundation of the USA, 2008, 19(1): 79-86.

[4] Kanis JA, McCloskey EV, Johansson H, et al. European guidance for the diagnosis and management of osteoporosis in postmenopausal women. Osteoporosis international: a journal established as result of cooperation between the European Foundation for Osteoporosis and the National Osteoporosis Foundation of the USA, 2013, 24(1): 23-57.

[5] Johnell O, Kanis JA. An estimate of the worldwide prevalence and disability associated with osteoporotic fractures. Osteoporosis international: a journal established as result of cooperation between the European Foundation for Osteoporosis and the National Osteoporosis Foundation of the USA, 2006, 17(12): 1726-1733.

[6] Kanis JA, Burlet N, Cooper C, et al. European guidance for the diagnosis and management of osteoporosis in postmenopausal women. Osteoporosis international: a journal established as result of cooperation between the European Foundation for Osteoporosis and the National Osteoporosis Foundation of the USA, 2008, 19(4): 399-428.

[7] Johnell O, Kanis JA. An estimate of the worldwide prevalence, mortality and disability associated with hip fracture. Osteoporosis international: a journal established as result of cooperation between the European Foundation for Osteoporosis and the National Osteoporosis Foundation of the USA, 2004, 15(11): 897-902.

[8] 中华医学会骨科学分会. 骨质疏松骨折诊疗指南. 中华骨科杂志, 2008, 28(10): 875-878.

[9] 于博文，吴云峰. 男性骨质疏松指南(NOF). 中国骨质疏松杂志, 2012, 18(4): 387-389.

[10] Osborne V, Layton D, Perrio M, et al. Incidence of venous thromboembolism in users of strontium ranelate: an analysis of data from a prescription-event monitoring study in England. Drug safety: an international journal of medical toxicology and drug experience, 2010, 33(7): 579-591.

[11] Lonnroos E, Kautiainen H, Karppi P, et al. Incidence of second hip fractures. A population-based study. Osteoporosis international: a journal established as result of cooperation between the European Foundation for Osteoporosis and the National Osteoporosis Foundation of the USA, 2007, 18(9): 1279-1285.

[12] 欧阳钢，唐曦，葛伟. 维生素 D 对骨质疏松相关性因素——肠钙吸收影响的研究进展. 中国老年学杂志, 2013, 33(7): 1707-1709.

[13] Zallone A. Direct and indirect estrogen actions on osteoblasts and osteoclasts. Annals of the New York Academy of Sciences, 2006, 1068: 173-179.

[14] Bonnelye E, Aubin JE. Estrogen receptor-related receptor alpha: a mediator of estrogen response in bone. The Journal of clinical endocrinology and metabolism, 2005, 90(5): 3115-3121.

[15] Forwood MR. Inducible cyclo-oxygenase(COX-2) mediates the induction of bone formation by mechanical loading in vivo. Journal of bone and mineral research: the official journal of the American Society for Bone and Mineral Research, 1996, 11(11): 1688-1693.

[16] Agarwal S, Agarwal S, Gupta P, et al. Risk of atypical femoral fracture with long-term use of alendronate(bisphosphonates): a systemic review of literature. Acta Orthopaedica Belgica, 2010, 76(5): 567-571.

[17] Mbalaviele G, Sheikh S, Stains JP, et al. Beta-catenin and BMP-2 synergize to promote osteoblast differentiation and new bone formation. Journal of cellular biochemistry, 2005, 94(2): 403-418.

[18] 代洪宾，张伟滨. 雄激素、雌激素与男性骨质疏松症. 国际骨科学杂志，2009，30(2)：121-123.

[19] Ruppel ME, Miller LM, Burr DB. The effect of the microscopic and nanoscale structure on bone fragility. Osteoporos Int, 2008, 19(9): 1251-1265.

[20] 肖强，刘静莉，漆启华，等. 降钙素对骨质疏松性骨折修复过程胶原基因表达的影响. 中国骨质疏松杂志，2013，(11)：1170-1173.

[21] 李朦. 血清 25-羟维生素 D 和雌激素水平与骨密度相关性的临床研究. 国际检验医学杂志，2013，34(22)：3043-3045，3054.

[22] Theill LE, Boyle WJ, Penninger JM. RANK-L and RANK: T cells, bone loss, and mammalian evolution. Annual review of immunology, 2002, 20: 795-823.

[23] Kanis JA, Johnell O, Oden A, et al. Ten year probabilities of osteoporotic fractures according to BMD and diagnostic thresholds. Osteoporos Int, 2001, 12(12): 989-995.

[24] 何丽. 由航天员失重导致骨质疏松说起. 健康向导，2013，19(5)：8-9.

[25] Kanis JA, Johansson H, Oden A, et al. A meta-analysis of prior corticosteroid use and fracture risk. J Bone Miner Res, 2004, 19(6): 893-899.

[26] Kanis JA, Johnell O, Oden A, et al. Smoking and fracture risk: a meta-analysis. Osteoporos Int, 2005, 16(2): 155-162.

[27] Kanis JA, Johansson H, Johnell O, et al. Alcohol intake as a risk factor for fracture. Osteoporos Int, 2005, 16(7): 737-742.

[28] 10 月 20 日世界骨质疏松日/10 月 28 日全国男性健康日. 解放军健康，2009(5)：39.

[29] M M, H G, S H, et al. The future of rheumatoid arthritis and hand surgery -combining evolutionary pharmacology and surgical technique. Open Orthop J, 2012, 6: 88-94.

[30] 张萌萌，毛未贤，马倩倩，等. 骨代谢标志物在骨质疏松诊疗中的应用指南(2012 年版)(日本骨质疏松症学会制定). 中国骨质疏松杂志，2013，19(7)：645-657.

[31] Reginster JY, Adami S, Lakatos P, et al. Efficacy and tolerability of once-monthly oral ibandronate in postmenopausal osteoporosis: 2 year results from the MOBILE study. Ann Rheum Dis, 2006, 65(5): 654-661.

[32] Chesnut IC, Skag A, Christiansen C, et al. Effects of oral ibandronate administered daily or intermittently on fracture risk in postmenopausal osteoporosis. J Bone Miner Res, 2004, 19(8): 1241-1249.

[33] Greenspan SL, Nelson JB, Trump DL, et al. Effect of once-weekly oral alendronate on bone loss in men receiving androgen deprivation therapy for prostate cancer: a randomized trial. Annals of internal medicine, 2007, 146(6): 416-424.

[34] Saag KG, Emkey R, Schnitzer TJ, et al. Alendronate for the prevention and treatment of glucocorticoid-induced osteoporosis. Glucocorticoid-Induced Osteoporosis Intervention Study Group. NEJM, 1998, 339(5): 292-299.

[35] In brief:cancer risk with salmon calcitonin. The Medical letter on drugs and therapeutics,2013,55(1414):29.

[36] Cummings SR,San Martin J,McClung MR,et al. Denosumab for prevention of fractures in postmenopausal women with osteoporosis. N Engl J Med,2009,361(8):756-765.

[37] Meunier PJ,Roux C,Ortolani S,et al. Effects of long-term strontium ranelate treatment on vertebral fracture risk in postmenopausal women with osteoporosis. Osteoporos Int,2009,20(10):1663-1673.

[38] Black DM,Greenspan SL,Ensrud KE,et al. The effects of parathyroid hormone and alendronate alone or in combination in postmenopausal osteoporosis. N Engl J Med,2003,349(13):1207-1215.

[39] Hulley S,Furberg C,Barrett-Connor E,et al. Noncardiovascular disease outcomes during 6. 8 years of hormone therapy:Heart and Estrogen/progestin Replacement Study follow-up(HERS II). JAMA,2002,288(1):58-66.

[40] 王春燕,何成奇. 骨质疏松症治疗中的运动疗法. 中国组织工程研究,2013,(37):6657-6663.

[41] Hauer K,Specht N,Schuler M,et al. Intensive physical training in geriatric patients after severe falls and hip surgery. Age and Ageing,2002,31(1):49-57.

[42] Rizzoli R,Bonjour JP. Dietary protein and bone health. J Bone Miner Res,2004,19(4):527-531.

[43] Lin PH,Ginty F,Appel LJ,et al. The DASH diet and sodium reduction improve markers of bone turnover and calcium metabolism in adults. The Journal of nutrition,2003,133(10):3130-3136.

[44] Kannus P,Uusi-Rasi K,Palvanen M,et al. Non-pharmacological means to prevent fractures among older adults. Annals of medicine,2005,37(4):303-310.

[45] Tosteson AN,Grove MR,Hammond CS,et al. Early discontinuation of treatment for osteoporosis. The American Journal of Medicine,2003,115(3):209-216.

[46] Edwards BJ,Bunta AD,Simonelli C,et al. Prior fractures are common in patients with subsequent hip fractures. Clinical Orthopaedics and Related Research,2007,461:226-230.

[47] Sale JE,Beaton D,Posen J,et al. Systematic review on interventions to improve osteoporosis investigation and treatment in fragility fracture patients. Osteoporos Int,2011,22(7):2067-2082.

[48] Bogoch ER,Elliot-Gibson V,Beaton DE,et al. Effective initiation of osteoporosis diagnosis and treatment for patients with a fragility fracture in an orthopaedic environment. J Bone Joint Surg Am,2006,88(1):25-34.

[49] Klotzbuecher CM,Ross PD,Landsman PB,et al. Patients with prior fractures have an increased risk of future fractures:a summary of the literature and statistical synthesis. J Bone Miner Res,2000,15(4):721-739.

第三篇

老年预防医学研究

第32章

中国老年预防医学发展现状

（王　超）

老年预防医学是老年医学的一个重要分支，亦是预防医学领域的新兴学科，其研究目的是如何预防老年病、保证老年人群的生活质量；了解老年人常见病病因、危险因素和保护因素，加强卫生宣传并采取有效预防措施，进行合理的生活方式干预。

我国在20世纪50年代中期即提出振兴老年医学事业。1980年，卫生部成立了老年医学专题委员会，1981年中华医学会老年医学分会成立。到目前为止，国家自然科学基金、"973"计划、"十五"、"十一五"攻关课题都列入了老年医学项目，极大地推动了我国老年医学的发展。

一、中国老年人现状

目前，国际上对老年人年龄的划分尚无统一标准。发达国家一般将大于65岁者定义为老年人；而在我国以及其他发展中国家多以60岁作为老年的起始年龄，我国自1999年底，60岁以上人口比例为10.09%，开始进入老龄化社会。中国老年人口以每年3%的速度增长，是同期人口增长速度的5倍。从2011年到2015年，全国60岁以上老年人将从1.78亿人增加到2.21亿人；老年人口比重将由13.3%增加到16%，预测到2050年，城市和农村65岁及以上人口比例分别为22%和26%，西部地区将是我国老龄化速度最快的地区。随着第一个老年人口增长高峰的到来，我国人口老龄化进程进一步加快，高龄老人和丧失生活自理能力的老人大幅增加，空巢化趋势日益突出，呈现出"银发中国，浪潮汹涌"的局面，而伴随迅速膨胀的老龄群体同时出现的却是青壮年群体的缩减。

二、国际老年医学发展现状

人口老龄化是一个严峻的世界性问题。20世纪60年代美国老年医学协会成立时，被寄望于能够领导美国应对一场空前的老龄人口战，到90年代，美国已经有了1万名经过认证的老年医学工作者、120个老年医学培训计划以及300多个伙伴关系点。现在美国老年预防医学已经建立了包括社区全方位教育到医院内老年患者紧急治疗在内的规划，致力于老年医学派生出来的分支学科的发展以及家庭医学护理知识和技巧的推广。然而，近些年美国老年医学的发展也达到了一个停滞期，从事老年医学工作的内科医生可能不愿意给老年患者提供医护服务，一方面是由于报酬制度不能与医护人员的付出相匹配；另一方面缘于政府和保险公司的基金不能够及时解决这一问题。然而我们还是要看到老年医学学科所取得的许多成绩，如果我们要去建立并维持一个既要成本效益又要以人为本的老年健康医疗体系，首先要关注老年人的健康，同时改变关注的焦点，从疾病治疗转到二级预防上来，并且需要改良现有的体系，健全金融交换系统及预防模式。

三、国内老年预防医学的研究现状

老年预防医学的努力目标不仅是延长生命，更要重视老年人生活质量的提高，其研究成果，已逐渐应用于指导临床实践。目前，老年人中高血压患者约 8700 万人，血脂紊乱约 8000 万人，糖尿病 5000 万人，骨质疏松 5000 万人，老年性痴呆 800 万人，脑卒中 700 万人。多种慢性病共存是老年人的患病特点，社区老年人患有 2 种及以上疾病者占 67.1%，其中心血管系统疾病占 65.3%，老年冠心病患者中合并高血压、糖尿病和血脂紊乱的比率分别为 67.6%、23.4%和 34.3%。我国老年人常见疾病前 5 位依次为：高血压、冠心病、脑血管病、恶性肿瘤和呼吸道感染；最常见死亡原因分别为：恶性肿瘤、心脑血管病和感染，尤其是肺部感染。以上 4 类疾病约占总死亡人数的 70%，但是存在年龄变异和地区差异。随着老龄化加剧，临床医疗中主要影响老年人生活质量及致残的是痴呆、老年骨关节病、视力老化、前列腺肥大、围绝经期综合征以及糖尿病等。如果这些患者同时患有心、脑血管疾病或阻塞性肺病，其生活质量更差。研究表明增龄老化性失能会直接影响老年人生活质量，必须采取有效的防治措施推迟和延缓增龄老化性失能的发生。

（一）关注亚健康

目前，人们对疾病的认识也在发生变化，医务工作者已开始将工作的重点从单纯的防病、治病转到关注健康和亚健康上来，把 70%的亚健康人群争取到健康队伍中来。如果重视早期去除一些不良生活方式（包括吸烟、酗酒、营养失调等）和精神紧张等致病因素，可以降低和延缓慢性疾病的发生，直接影响老年期的生活质量。

（二）早期预警或关口前移

事实上许多衰老和疾病前的信号在年轻的时期就会出现，我们将这种现象定义为“早期预警”，或者“关口前移”。“关口”是我们疾病诊断的标准，我们现在提出“关口前移”的概念，就是要把诊断标准向前移到健康与亚健康之间，而不是健康与疾病之间，提高年轻人对自己健康的重视。如高血压诊断的标准下降至 140/90mmHg，根据危险度分层后血糖、血压、血脂等诊断的标准又有进一步的下调，都是“关口前移”或者“早期预警”概念的体现，也就是只有终生健康，才会有健康老年。延长健康期，缩短带病期和伤残期，并尽可能提高老年人的自理能力是老年医学事业长期奋斗的目标。

（三）重视保健以及抗衰老

老年预防医学研究如何预防老年病；老年保健工作是通过各种努力尽量保持老年人身体各器官的正常功能，维护老年人身心健康。普及卫生知识，对已患的疾病，即使不能治愈亦要争取减少病残。许多老年病是中年患病延续下来的，而多病的中年也难能有健康的老年，所以老年预防医学和老年保健研究都要涉及到中年的防病和中年的保健。重视人类衰老机制的研究，寻找延缓衰老以及推迟器官功能受损的方法是医学界的重要课题，在此方面，我国传统医药做出了巨大贡献。

（四）老年社区医疗

伴随着人口老龄化进程，老年医学正在形成一个系统的社会服务体系，从医院模式转向综合性三级医疗网络监控服务模式；老年护理模式由个别护理转向持续护理。在欧美、日本等人口老龄化较突出的国家，老年病康复医院、老年社区医院较为普遍，为老年人医疗保健提供了全方位服务。我国正在参照这些成功经验，根据经济发展水平和老龄化程度，分期分批地在社区建立具有医疗和保健双重功能的老年病服务机构，培养具备老年病防治知识的专业队伍，满足日益增长的老龄化需求。同时积极开展社区综合防治试点研究，对老年人主要的常见慢性病进行监测，规范预防和治疗，以获得较准确的发病率、致残率、致死率和有关预后影响因素等资料，延缓常见慢性疾病的发展，提高老年人的生活质量，构建医疗保健和生活服务一体化的社区服务综合体。

四、小结

展望21世纪，为提高老年人生活质量，还需要我们开阔视野，运用高新科学技术领域的研究成果，多学科融合，为人类长寿和健康造福。不断开展大规模的流行病调查，加强健康教育宣传，使更多的老年人由被动接受健康管理转化为主动要求。加大力度构建医疗保健和生活服务一体化的社区服务综合体，提高卫生院和社区卫生服务中心基本设备配备和工作人员能力和管理水平。创建健康老龄化社会，不仅使老年医学在理论上得到发展，更使不久以后步入老年期的广大人群受益，从而真正实现和谐健康老龄化。

参考文献

[1] 李小鹰，王建业，于普林. 中国老年医学面临的严峻挑战与应对策略. 中华老年医学杂志，2013，32(1)：1-2.

[2] 王紫玉，叶溶江. 浅谈公共卫生服务体系中老年人健康教育与健康管理. 第四届健康教育与健康促进大会论文集，2012，338-359.

[3] Libow LS. Geriatrics in the United States--baby boomers' boon. The New England journal of medicine, 2005, 352(8): 750-752.

[4] Pariel S, Boissieres A, Delamare D, et al. Patient education in geriatrics: which specificities? Presse medicale, 2013, 42(2): 217-223.

[5] Vedel I, Akhlaghpour S, Vaghefi I, et al. Health information technologies in geriatrics and gerontology: a mixed systematic review. Journal of the American Medical Informatics Association. JAMIA, 2013, 20(6): 1109-1119.

[6] 陆惠华，方宁远，范关荣. 老龄化时代老年医学发展的展望. 上海交通大学学报，2008，28(5)：485-496.

[7] 陆惠华，高天，虞华英，等. 现代老年医学研究的现状与展望. 中国老年保健医学，2009，7(3)：5-7.

[8] 赵玉生. 老年医学发展现状及展望. 解放军医学杂志，2010，35(5)：488-491.

第33章

我国老年人健康促进现状及对策

（刘　虹）

我国的人口金字塔已由20世纪90年代的年轻型逐渐转变为年老型。截至2013年底，我国60岁及以上的老人已超过2亿人。增龄使其各器官系统退化，适应力和免疫力下降，糖尿病、高血压、冠心病、肿瘤等疾病增多。生活方式与这些慢性非传染性疾病发生密切相关。本文旨在通过综合分析近年来我国老年人群健康促进现状以探索相关解决对策，为老年人健康管理提供参考。

一、健康促进的重要性

健康促进是帮助人们改变其生活方式以实现最佳健康状况的科学(和艺术)。最佳健康被界定为身体、情绪、社会适应性、精神和智力健康。世界卫生组织(WHO)认为健康长寿60%取决于生活行为方式。资料表明，因不良生活方式及行为所致疾病占老年人死因的50%以上，通过调整生活方式可以使危害老年人的主要慢性疾病减少一半以上。健康促进不仅能减少和延缓老年人疾病的发生，还能减轻症状，缓解病情，提高老年人生命质量，减轻社会养老负担。

二、现状

(一) 我国的成就

我国自20世纪90年代以来健康教育和健康促进工作成绩显著。健康促进工作在全社会广泛开展，成立各级社区卫生服务中心和地方健康教育中心，开展不同程度的卫生宣传与健康教育。提高中小学学生和居民健康教育的普及率。健康教育和健康促进的工作模式由最初利用展板、宣传栏以及各种纸媒如海报、宣传册等发展至利用多媒体设备举办健康知识系列讲座，创办“老年人健康促进网”宣传膳食、保健、心理平衡等知识。健康教育形式较前更加直观化、形象化。

(二) 我国目前存在的问题

1. 社会政策有待完善　我国在开展老年人健康促进项目时主要侧重健康教育，忽视了法律法规、规范、订约等可能起到的作用。事实证明，针对性的政策规范能有效地促进行为改变并维持之。

2. 健康教育工作存在缺陷　健康教育体系不健全，缺乏工作、技术规范和考核评价体系。健康促进人员专业技术力量单薄，不能完全适应工作的要求。社区健康教育缺乏统一的教材作参考，对不同需求的老年人缺乏系统性、个性化内容。健康教育中较少包含健康观念和自我观念这些对健康促进有的重要影响内容。

3. 专业经费不到位，筹资渠道单一　目前我国健康促进人均经费较少，所占卫生事业总经费比重偏低。例如，2010年江西省健康教育专项工作经费投入人均仅0.10元左右。

4. 各地健康促进发展不平衡　在经济落后和偏远地区，老年人健康意识模糊，求知欲低，对健康促进和预防知之甚少，部分老人甚至崇尚迷信，企图以求神拜佛的形式驱走疾病，加之文化水平不均衡、理解能力差、记忆力不好。而且，政府财力投入不足，健康促进工作成效不显著。

（三）对策

为了改善我国老年人健康水平，我们需要尽快改进和完善老年人健康教育和健康促进工作以满足时代的要求。

1. 尽快完善健康促进相关公共政策　中国应以当前国情为前提，借鉴西方发达国家的健康促进立法经验，把优先发展健康促进事业作为一项基本国策，尽快出台一部完整且切实可行的老年健康教育法。公共政策的制定必须强调考虑老年人的需求，必须强调伦理学问题，使健康、收入和社会政策更趋平等。

2. 加强人员培训，完善健康教育　加强健康教育体系建设，完善工作和技术规范，重视效果评价，建立健全的健康促进效果评价体系。制订全国统一的老年人健康教育教材。健康教育形式宜多样化，建立社区家政服务中心，开办敬老院、老年公寓、老年活动中心、福利机构等中间保健设施为老年人提供一般医疗保健。定期对从事老年健康促进的专业人员进行集中培训。

3. 多方融资　我国健康促进项目主要资金来源于政府。地方和社区可面向社会宣传健康促进的意义和重要性，进行多方筹款。强调健康促进的效果关系着后续医疗费用，使政府和社会重视健康促进，加大成本投入。

4. 健康促进应因地制宜　经济较发达省市的老年人群较关注健康和营养膳食，但自我护理意识相对薄弱；经济欠发达地区的老年人健康意识相对薄弱，对营养膳食关注较少。专业人员在进行健康教育指导时应根据当地和老年人实际情况制订相应策略，争取使服务人群学有所用。

参考文献

[1] 丁可，张庆远，毛宗福. 南阳市城区老年人健康促进生活方式的调查. 现代预防医学，2010，27(6)：1086-1088

[2] 曹育玲. 人口老龄化与老年保健需求. 护士进修杂志，2002，10(17)：10.

[3] 黄金花，雷小华. 浅谈闽北地区老年人健康教育难点与策略. 健康教育与健康促进，2010，5(4)：315-316.

[4] 魏咏兰，贾勇，王琼. 健康促进对社区老年人生命质量的影响. 中国慢性病预防和控制，2006，14(2)：119-120.

[5] 安力彬，郑昊. 中国健康教育与健康促进发展现状与对策. 现代预防医学，2008，35(21)：4203-4204.

[6] 姜莹，丁辉. 我国健康教育现状与发展展望. 实用预防医学，2007，14(6)：1956-1958.

[7] 姜宏，王志红. 从发表文献看中国社区老年人健康促进. 护理研究，2004，12(18)：2155-2156.

[8] 庄岩，吕琳. 社区健康教育对老年健康促进的方式探讨. 中国老年保健医学．2012，10(2)：61-63.

[9] 杨虹，苏莉，吕炜. 广西城市慢性病社区健康教育与健康促进现状调查. 应用预防医学，2007，13(6)：347-349.

[10] 周玲玲. 从健康老龄化看健康促进. 中国热带医学，2007，7(9)：1698-1699.

[11] 卢玉贞，刘和菊，潘丽芬. 老年人健康状况与健康促进策略. 中国健康教育，2007，3(23)：238-239.

第34章

老年人膳食

（罗　瑛）

中国已经成为一个老龄化国家，而以高血压、心脑血管疾病、糖尿病、肥胖、痛风、高脂血症、肿瘤等为主要代表的慢性非传染性疾病(简称慢性病)成为了我国重要的公共卫生问题。而大量的研究表明，不良的生活方式，包括膳食结构不合理、酗酒、吸烟、体力活动减少、生活不规律等与慢性病的发生发展有十分密切的关系。

随着经济条件的快速发展，人们的物质生活水平普遍较过去有了很大的提高，但由于营养知识相对匮乏，特别是老年人的知识来源有限及既往形成的固有饮食习惯等限制，膳食结构不合理导致的营养过剩和营养不良状况在社会上屡见不鲜。而因此老年人患慢性病的风险大大增加。

(一) 膳食营养因素与慢性病的发生

1. 肥胖是多种慢性病的起源

(1)腹型肥胖糖尿病患病率高，腰围可很好地反映局部脂肪堆积情况，能否控制腹部肥胖，对于防止糖代谢异常疾病至关重要。男性腰围≥85cm，女性≥80cm，糖尿病患病风险相当高。

(2)超重与预期寿命：《今日美国报》刊登的研究报告称，一个人若超出其标准体重15kg以上，那么将导致其受命缩短7年左右。同时，那些超重范围在5～15kg的人也可能会“折寿”大约3年。超重同人类预期寿命之间存在密切关系。

(3)肥胖是高血压的高危因素：超重肥胖和中心性肥胖与高血压患病有关，超重肥胖者和中心性肥胖者患高血压危险增加。且肥胖对于诱发高血压病的风险高于吸烟、饮酒的风险。

(4)肥胖与冠心病的关系非常密切：肥胖者冠心病发病率比正常体重者高，尤其是短期内发胖或重度肥胖。专家以超重35%为标准比较发现，冠心病中肥胖者和体瘦者分别占49.2%、10.1%。BMI≥25是冠心病的危险因素，中心性肥胖成为冠心病的重要危险因素。

(5)体重超重的人更容易患癌症：肥胖者的癌症患病率远远高于体重正常者的癌症患病率，尤其是女性。女性肥胖病人患乳腺癌、子宫癌和宫颈癌的危险性增加了3倍，患子宫内膜癌的危险性增加了7倍。男性肥胖病人患结肠癌和前列腺癌的危险性也明显增加。

2. 高盐饮食与高血压病　研究表明，高盐饮食是高血压患病和影响血压水平的重要因素之一。高血压人群的食盐量和食盐超标率均显著高于非高血压人群，正常高值和高血压人群中，随着食盐量的增加，高血压的比率也逐渐递增，高盐饮食可引起血压升高。

3. 偏食挑食与慢性病　偏食、挑食，特别是高嘌呤、高胆固醇的动物内脏、软体动物如鱿鱼、墨鱼、章鱼、贝类、鱼子、蟹黄等的长期、大量食用，可造成嘌呤、胆固醇积蓄，从而引发高尿酸血症、痛风及动脉硬化等多种慢性病。

4. 饮食不当致癌　常吃含有致癌物质的食物可致癌，如摄入黄曲霉菌污染的食品可致肝癌，经常进食高温油炸、煤炭烧烤及盐腌制的食品，因含有较多的苯并芘及亚硝酸胺可致胃癌，另外，长期食用经沥青、松香、石蜡加工的食品，也有致癌作用。

5. 酗酒　长期大量酗酒是导致代谢综合征的主要因素之一。饮酒后体内的肾上腺皮质激素及儿茶酚胺等内分泌激素升高，通过肾素-血管紧张素系统等使血压升高。长期饮酒可诱发酒精性肝硬化，并加速全身性动脉硬化，从而诱发多种慢性病的发生发展。

6. 钙摄入不足　研究显示人群平均钙摄入量和血压均值呈显著负关联，即钙摄入量高的人群的平均血压较钙摄入量低的人群低。奶类、豆类及其制品摄入普遍偏低是导致国人心脑血管疾病增加及普遍缺钙的原因之一。

7. 脂类摄入不当　含饱和脂肪酸、低密度脂蛋白-胆固醇、反式脂肪酸等对人体不利成分的食物，如动物油、氢化植物油、奶油糕点、高温煎炸食品、肥肉等食物摄入过多，使得血液黏稠度增加，促使胆固醇沉积在血管壁上，导致血管腔变窄变小，血流不畅，甚至堵塞，从而引起动脉粥样硬化，进一步引发高血压、冠心病、脑血管意外等一系列慢性疾病。

8. 膳食纤维摄入不足　膳食纤维可延缓碳水化合物的吸收，部分阻断胆汁和胆固醇的肝肠循环，可防治糖尿病和降低血脂胆固醇的作用；膳食纤维还能促进肠道蠕动，减少有害物质与肠黏膜接触的时间，从而起到预防肠癌及其他消化道肿瘤的作用。膳食纤维摄入不足是导致高脂血症、糖尿病、肿瘤等多种慢性病的原因之一。

9. 营养失调　高同型半胱氨酸水平是引起心血管疾病的一个独立因素，而人体内维生素 B_6、维生素 B_{12} 及叶酸缺乏会导致同型半胱氨酸水平升高，从而增加罹患心血管疾病的可能性。维生素 C、E 具有抗氧化功能，可防止动脉粥样硬化，维护血管的完整性，而起到预防心血管疾病的作用。研究表明在维生素 D 缺乏的人群中，心血管疾病危险因素发生率明显升高，补充维生素 D 后能够防止或延缓心血管疾病危险因素的发生。维生素摄入不足是心血管疾病的诱因。

食物营养是维持生命不可或缺的基本条件，合理的营养摄入是老年人保持身心健康及优质生活的物质基础及途径。然而，各种食物所含的营养素不同，营养价值各异，为了全面地吸收营养，保证机体健康，必须强调互补调和、科学搭配。

（二）老年人应当遵循的膳食原则

1. 控制总热量的摄入。

随着年龄的增长，老年人的体力活动逐渐减少，基础代谢率比青壮年时期明显下降，老年人所需要的能量应相应的减少，这要求老年人的总能量摄入较青壮年适当减少（表34-1）。

表 34-1　世界卫生组织（WHO）推荐的老年人能量供给量标准

年龄（岁）	能量（kcal/d）	
	男性	女性
60～64	2380	1900
65～74	2330	1900
≥75	2100	1810

注：1cal＝4.184J

2. 饮食尽量清淡、低盐少调料，尽量少吃或不吃腌菜、熏肉及油炸烧烤食品。

WHO 建议每人每天食盐的摄入量不要超过 6g，糖尿病非高血压患者不超过 5g，高血压患者不超过 3g，高血压合并糖尿病患者不超过 2g。烹调方法应选拌、炖、蒸、焖方法，忌煎、炸、烧、烤、熏等。

3. 养成按时良好进食习惯，避免偏食挑食、暴饮暴食、过量进食，三餐合理分配。

老年人一日三餐一般要遵循“早吃好、午吃饱、晚吃少”的基本原则。能量的比例分配最好是：早餐 30%，午餐 40%，晚餐 30%。供能营养素的能量分配比例，三大供能营养素的分配原则是蛋白质占总热量的 20%、脂肪占的 20%、碳水化合物占 60%。

4. 戒酒或限酒。

建议不饮酒，如为了应酬必须喝酒，最好限制在葡萄酒每日 100ml 或啤酒 250ml，如须喝白酒，应控制在每日 25ml 以下。

5. 保证维生素、矿物质、膳食纤维的摄入，必要时服用制剂。

多吃蔬菜和水果，每天食用不少于 500g 蔬菜和 200g 水果，每天不少于 250ml 的奶制品。注意粮食的荤素搭配及粗细搭配。

6. 控制脂肪及油脂的摄入，必要时减重。

减少脂肪摄入量，减少食用烹调油，尽量不食用动物油、动物内脏、肥肉、咖啡伴侣、奶油糕点、巧克力派等富含反式脂肪酸、饱和脂肪酸及胆固醇的食物，体重最好维持在理想体重：

理想体重（kg）＝身高（cm）－100（如身高＞165cm）

理想体重（kg）＝身高（cm）－105（如身高＜165cm）

7. 丰富知识，认识疾病，战胜疾病。

行为学中有一个专有名词为 KAP，K＝知识，A＝态度，P＝行为，简单概括起来为“知行信”，在老年人的膳食自我调控中仍然适用：首先，老年人应积极拓宽自己的社交圈子，多与亲朋、专业人士等交流，或者通过看书、读报、上网查获更多的与老年人常见慢性病相关的危险因素及发生发展影响因素，对自身情况及疾病有科学的认识，以知识来武装自己，“知己知彼，百战不殆”。其次，要有战胜一切困难的信心。最后，能把计划付诸实际。

健康人群应通过积极调整饮食、均衡营养、加强锻炼、戒烟限酒等有效的方式进行预防慢性病的发生及发展，而已经患有慢性疾病的人群，更应该在积极进行药物治疗的同时，从可以自己调控的方面管理好自己的身体，为获得健康、快乐、幸福的老年生活而积极向上。

参考文献

[1] 张翠改，吴惠珍，高海燕．河北省 3753 例公务员腹型肥胖与糖尿病的相关性研究．中国慢性病预防与控制，2011，(03)：255-256.

[2] 李龙心、何森等．成都地区老年人群体质指数及腹型肥胖对糖尿病患病率及空腹血糖水平的影响．华西医学，2012(4)：35-42

[3] 贾俊婷，徐忠良，井淑英，等．天津市某区农村中老年人群肥胖与高血压病的关系．天津医科大学学报，2012(01)：122-124.

[4] 宋秀华，陈会波，贺圣文．肥胖与冠心病关系的 Meta 分析．中国慢性病预防与控制，2011(04)：348-350.

[5] 彭慧，黄芳，张一英，等．上海市嘉定区胃癌危险因素的病例对照研究．中国慢性病预防与控制．2012，20(6)：668-671.

[6] 卓家同．饮酒与健康危害及其干预的研究进展．中国慢性病预防与控制，2010(04)：431-432.

[7] 刘琰，金英玉，马红梅，等．维生素 B_{12} 缺乏与高同型半胱氨酸对心血管疾病的长期影响．实用医学杂

志,2010,26(21):3899-3901.

[8] Meertens L,Díaz N,Solano L,et al. Serum homocysteine,folate and vitamin B12 in venezuelan elderly. Archivos Latinoamericanos de Nutricion,2007,57(1):26-32.

[9] van Oijen M G,,Vlemmix F,Laheij R J,et al. Hyperhomocy-steinaemia and vitamin B12 deficiency: the long-term effects in cardiovascular disease. Cardiology,2007,107(1):57-62.

[10] 彭建柳,曾妙姗. 主要营养素对心血管疾病影响的研究进展. 广东教育学院学报,2010(03):60-67.

[11] 王天宝,都健. 维生素 D 与心血管疾病危险因素. 国际心血管杂志,2012(03):164-166.

第 35 章

老年人运动须知

（罗　瑛）

“流水不腐，户枢不蠹”，生命在于运动，经常运动有益于身体健康，且可以缓解许多慢性疾病。老年人参加运动锻炼的好处具体表现在：①长期规律的有氧运动，可减缓衰老引起的人的心肺功能下降速度，提升老年人的心脑血管弹性，增大肺活量，增强老年人的体质，预防心脑血管疾病的发生发展。②运动能改善并提高老年人的肌肉力量、耐力、灵活性和准确性等；科学的训练还能使老年人的肌腱、韧带和骨都得到加强，使其关节更加稳定。③合理的运动能增加老年人能量的消耗，降低体内多余脂肪含量，减少体质指数 BMI 值（body mass index）与腰臀比 WHR 值（waist-hip ratio），以维持健康正常体型。④体育运动能改善老年人的韧带、肌肉等的伸展性，从而提高老年人的柔韧性，预防拉伤及动作不协调造成的身体伤害。⑤运动可以增强老年人的平衡能力，减少跌倒和骨折的风险。⑥长期的运动锻炼使得机体新陈代谢旺盛，好的矿物质及无机盐易于在体内蓄积，而使得有毒有害物质排出体外。⑦运动还可刺激生长激素的释放，延缓衰老。⑧放松，适当降低焦虑、抑郁，增强老年人自信心。

老年人想要获得健康的体魄，需要通过科学合理的运动获得，美国运动医学会提出了体适能（physical fitness）的概念：“机体在不过度疲劳状态下，能以最大的活力从事体育休闲活动的能力，以及应付不可预测紧急情况的能力和从事日常工作的能力”。体适能又可以分为竞技体适能与健康体适能。对于老年人来说，健康体适能即促进健康、预防疾病并增进日常生活及工作效率所需的体适能是获得健康的基础，也是预防慢性疾病的重要途径。

目前老年人健身的误区主要表现在以下方面：

首先，是健身方式不合理。一些老年人不够了解自身的体质状况和身体功能，认为运动幅度越大，时间越长，效果就越好；力量锻炼过多，没有注意肌肉锻炼与柔韧性缓和运动相结合；没有考虑生物钟对生理功能的影响，而在错误的时间选择了错误的健身方式。

其次，忽略运动前的准备工作，缺少自我检查和自我监督。

再次，膳食不平衡，营养不充分，每日的用餐和健身运动量没有合理的搭配。

最后，健身计划没有考虑个体的年龄差异、疾病的有无、工作性质的不同等因素。

老年人运动的注意事项：

一、长期的运动

“绳锯木断、滴水石穿”，持之以恒的运动是获得良好结果的前提与保障。

二、合理的运动

1. 运动强度　美国运动医学会认为，一个健康且血压正常的老年人运动强度的限度是极限心率（Hrmax）60％，但因人而异，且要遵循循序渐进的原则。检测所做的运动是否在靶心率范围内，测量运动停止后 10 秒的脉搏，如果脉搏低于靶范围，应增加运动量，如果脉搏高于靶范围，应降低运动(表 35-1)。

表 35-1　美国心脏协会推荐的不同年龄靶心率范围

年龄(岁)	靶心率范围(次/分)	极限心率(次/分)
45	88～131	175
50	85～127	170
55	83～123	165
60	80～120	160
65	78～116	155
70	75～113	150

2. 运动持续时间　每天持续时间 30～60 分钟，每周 3 次，天天锻炼更好。

3. 运动时间　以往人们认为早晨锻炼越早越好，其实不然，上午 9 时以后人体生理功能才逐渐提升，每天运动的最佳时间应是下午 4～7 时，因为这时人体生理功能，调节能力均较好，而且环境温度较高，湿度降低，避免老年人受凉感冒，尤其是自然环境中因光合作用空气中氧气浓度增加，给锻炼者提供了较好环境。

4. 运动方式　选择低强度、低冲击度的运动。有氧运动为宜，如快走、慢跑、骑自行车、太极拳、扇子舞、游泳等。力量运动和有氧运动要间隔开来，另运动前不可忽视热身，缓和运动及有关柔韧性锻炼。较好的柔韧性锻炼能减少肩、膝、腰等关节的扭伤。有条件和有锻炼基础的老年人可适当提高运动的强度，有规律地安排一些肌肉锻炼，但仍应循序渐进，适可而止。

5. 运动环境　选择安静、安全、负离子多的水边，以及有阳光、树木的自然环境。

6. 量力而行　锻炼提倡持之以恒但要量力而行，如果出现精神不佳、软弱无力、失眠、心悸、食欲不振，说明机体健康水平在下降，尤其在冬季又身患心血管疾病的老年人，不适宜坚持外出运动，否则适得其反，甚至发生意外。最好结伴一起运动，互相照应，避免发生意外。

7. 准备活动和整理活动　这是老年人易忽视的但又非常重要的方面。老年人因为生理功能惰性较大，调节能力又差、反应迟钝，各器官出现退行性变化，适应能力、应变能力都较差，更要重视准备活动，以减少不同程度的运动损伤和心血管疾病的突发事件。老年人一般可选择快走，慢跑，徒手操，10 分钟左右的准备活动。而整理活动有利于消除和防止肌肉的延迟性酸痛，可采用步行、慢跑、按摩，拍打自我、抖动肌肉等进行 10 分钟左右时间。

8. 运动后的营养：运动后老年人需要及时补充营养素，平衡膳食有利于物质合成和能量储存，尤其要注重蛋白质(以植物蛋白为主)、糖、矿物质(Ca^{2+}、Fe^{2+}、Na^{+})、维生素(维生素 B、维生素 C、维生素 E)、水(以绿茶、水为主)的摄入。少量多次饮水有利于酸性产物的排出，可以保持内环境的相对稳定，使机体的 pH 恢复弱碱性的健康水平。

9. 年龄的差异：由于年龄不同，身体健康状况也不同，生理功能、调节能力各异，健身的方式方法均不同，随着年龄增长，中老年人以上的运动强度与运动时间都应减少。

10. 疾病的有无：长期进行有规律的体育锻炼固然可以延缓衰老，但运动强度要根据健康水平和患病类型来区分。患高血压、心脏病者应避免肌肉力量较大的、反应能力要求较高的运动项目，如羽毛球、网球、篮球、投掷等。这些人的运动强度宜小，多进行柔韧性的锻炼，尽可能避免剧烈的、快节奏的运动。患糖尿病者需留意是否出现心慌、出冷汗等不适，避免出现低血糖，需随身携带糖果、巧克力或饼干等以备不时之需。

11. 工作性质的差异：脑力劳动者和体力劳动者健身有异。脑力劳动者常有三高症状、颈推病、心血管疾病等。他们的运动目的是消除心理疲劳，减轻症状，所以他们适宜在自然环境中减压，做一些促进血液循环，降脂降压的有氧耐力运动，如快走、慢跑、按摩、跳舞、摇头操，上下楼梯等。而体力劳动者易患肌肉劳损，静脉曲张等疾病，宜进行一些体力能耗量较少的运动，如老年健身操、气功、太极拳、按摩、负离子吸入等健身方法；在空闲时间尽可能不要采取直立姿势，多抬高下肢，促进血液循环。

12. 专业咨询：有条件的老年人可以可在开始长期规律运动前先做健康检查，根据老年人目前的年龄、健康状况、疾病的有无、依从性及通过运动所期望达到的健康收益等与医师共同制定运动处方并定期回访。

老年人要重视身体活动的重要性，建立正确的运动观念，培养规律的运动行为，增进运动能力的信心，并将规律性的运动行为落实于日常生活中，使老年本重拾健康运动的活力，提升生活质量，生活得更有尊严，生活得更快乐。

参考文献

[1] 邓树勋等. 运动生理学. 北京：高教出版社，2005.

[2] 蒋正亮. 人体生理学. 北京：科学出版社，2005.

[3] 杨锡让. 实用运动性理学. 北京：北京体育大学出版社，1994.

[4] Powers SK，等，运动生理学. 林正了，等译. 台北：麦格罗希尔公司，2002.

[5] 于桂兰，崔会娣，胡国薇. 80 岁以上老年人 259 例运动现状的调查. 中华老年医学杂志，2005，7(24)：543-546.

[6] 方慧. 有氧健身操锻炼对老年人身心健康影响的研究. 河南教育学院学报：自然科学版，2011，20(2)：75-77.

[7] 李爱菊，涂金龙. 运动与老年人健康体适能的研究进展. 哈尔滨体育学院学报 2012，4(30)：10-13.

[8] Brown M，Holloszy Jo. Effects of walking，joggingand cycling on strenghth，flexibility，speed and balance in 60 to 72 year olds. Aging(Milano). 1993，5(6)：427-434.

[9] 王洁，喻聪，高红英，等. 体育运动对老年人幸福感的影响. 中国老年学杂志，2011，12(31)：4644-4645.

[10] 李年红. 体育锻炼对老年人自测健康和体质状况的影响. 体育与科学，2010，1(31)：84-87.

[11] Heart & Vascular institude. published at http://www. clevelandclinic. org /heartcenter/pub/guide/prevention/exercise/pulsethr. htm.

[12] 林恬，张秀华. 合理的运动及营养处方对老年人体成分的影响. 上海体育学院学报，2007，31(3)：81-86.

[13] 周淑新，刘景昌. 老年人运动处方指南. 世界全科医学瞭望，2006，4(20)：1692-1694.

第36章

老年人的四季保健

（吴锦晖）

一、老年人春季保健常识

春季老年人应特别注意预防慢性支气管炎、冠心病、肺心病、消化道疾病等病症的复发、加重或恶化。切不可过早脱掉棉衣，要注意随天气变化增减衣服，以防伤风感冒等病症的侵袭。

（一）老年人春季保健要注意睡眠要充足

春季，老人常有困倦之感，早晨不易睡醒，白天则昏昏欲睡。这是因为春季气温回升，人体活动量增加，体表末梢血管开始舒张，体表血流量增大，使脑部的供氧量显得不足，从而产生“春困”现象。为此，老年人要积极做好身体的协调适应工作，每天中午最好午睡一个小时左右，以补春季睡眠之不足。下午则安排适量的体育活动，如散步、打太极拳、做健身操等。

（二）老年人春季养生要保持良好心情和精神状态

春季应特别重视精神调养，既要力戒暴怒、肝火大动，更忌情志忧郁不舒。要做到心胸开阔，心情开朗，乐观愉快，而悲忧或思虑过度等都会伤及身体，老年人可乘着春天的大好春光结伴外出踏青，以保持良好的心情和饱满的精神状态，这样也可保持人的体力充沛，达到祛病延年的效果。

（三）老年人春天保健需注意合理调节膳食结构

春季饮食品种宜多样，宜清淡，易消化，饭菜温热；食味宜减酸亦甘，以养脾气。不过食油腻煎炸食物，不吃或尽量少吃生冷食品，多食些鸡、鱼、蛋、瘦肉、猪肝、豆制品及新鲜蔬菜、野菜、水果、红枣等，以增强体质，提高抗病能力。脾胃虚弱者，少量吃点姜，蜂蜜性味甘平，营养成分相对全面，具有补中益气、健脾益胃、缓中止痛的功效，年老体弱及脾胃不足者可经常适量饮用蜂蜜水；慢性气管炎患者应禁食或少食辛辣、高盐食物，并戒烟和酒。

（四）老人春季保健要重视加强体育锻炼，增强机体免疫力

春天阳光明媚，室外空气新鲜、宜人，是锻炼身体的最好时节。老年人应走出家门，多到户外活动，如到公园、景区，那里花草树木繁多、空气新鲜，拥有温煦的阳光，丰富的负氧离子，在这些地方做运动，如散步、慢跑、打拳、做操等能够改善机体免疫力，增加新陈代谢、血液循环等，从而可达到舒展筋骨、畅通气血、强身健体、增加机体抵抗力的目的。除了适度地参加劳动之外，学习一些健身的方法对老年人的健康也是极为有利的，一旦形成习惯，更是可以受益无穷。

二、老年人夏季保健常识

夏季天气炎热、酷暑难耐，易发生中暑、中风、胃肠道疾病，特别是老年人因机体的冷热调节能力下降，如不能保证充足的睡眠、合理膳食并及时补充体液，容易诱发多种疾病。老

年人在夏季更要注重养生与保健。

(一) 保持神清气爽

盛夏阳光强烈、天气酷热，加上人体阳气旺盛，容易使人心烦急躁，老年人在酷热的天气里，一定要让情绪处于平静状态，不可过度劳累、激动。良好的心态是身体最好的调节剂，可防止“五脏内火”的滋生。

(二) 防中暑

夏季要避免在烈日下长时间劳作或奔走。居室内要通风，保持空气清新。室内经常洒些清水，或用湿拖把拖地，既降温又能调节湿度。使用空调降温时，勿使室内外温差太大，否则易诱发上呼吸道感染和干燥综合征。夏季宜勤洗澡，保持皮肤清洁。穿衣宜选择轻、薄的棉纺织品。在出汗过多的情况下，要及时补充机体水分，如喝淡盐水、绿豆水、清茶水等，从而避免因体内体液大量流失而造成的虚脱、休克、中暑等现象。

(三) 谨防胃肠道疾病发生

湿热的环境为各种细菌生长繁殖提供了好的条件，由于老年人胃肠功能弱，夏季饮食一定要讲究卫生，不可吃腐烂变质食品，冰箱内食物必须经高温加热后方可食用。食物要以温、软、清淡为宜，不可过多地吃冷、肥、腻的食品，不可饮食过量。若出现由于饮食不当引起的呕吐腹泻，应立即到医院治疗。

(四) 慎起居

夏季是人体心火旺、肺气衰的季节，起居方面要适当地晚些睡觉、早些起床。清晨空气新鲜，起床后可到户外参加一些适当的体育活动，对增强体质颇有益处。中午要适当睡眠，保持精力，但由于天热出汗毛孔扩张，机体易受风寒侵袭，所以不可露天或在树下睡眠。

(五) 注意科学饮食

一要多喝清凉解暑的饮品，如淡盐水、绿豆水、酸梅汤、菊花茶等，以补充因身体出汗造成的消耗，但不要贪食冷饮。二要常吃凉性蔬菜瓜果，如苦瓜、冬瓜、西瓜、豆芽、银耳、香蕉等，以增强体内抗毒能力，减少暑气及热毒对人体的伤害。三要讲究营养，夏季老年人需多吃富含蛋白质、维生素、无机盐和粗纤维食物，如瘦肉、牛奶、蛋品、豆腐等，以补充人体消耗。

(六) 生活中应处处谨慎

这样可防止一切可能发生的意外，如开水烫伤、蚊虫叮咬、皮肤受损感染化脓等。家中应常备风油精、清凉油、人丹、藿香正气水等以备不时之需。如果因高温、多汗，出现乏力、体虚、头晕、胸闷、心悸等不适感觉时，应立即到医院诊治，以免延误时机，发生意外。

三、老年人秋季保健常识

进入秋季，天气日趋凉爽，气温开始下降，气候变得干燥，人体由夏湿变为秋燥。从寒露到霜降，气温骤降。人们因一时不能适应而容易感受风寒，引发疾病。尤其是老年人代谢能力较差，既怕热又怕冷，对剧烈变化的气候往往难以适应，病邪极易侵入肌体，从而导致燥咳、气喘、胸痛等疾病。平素就患有慢性支气管炎或哮喘的老人，此时容易旧病复发。此外像风湿病、胃病、心血管病等疾病，也极易在这一季节诱发或使病情加重。因此，做好秋季的养生保健工作，对老年人的身体健康是十分重要的。为此要做好以下几点：

(一) 在生活起居和精神情绪方面，要与自然界秋收潜藏的气候变化相协调

此时老人们应早起早卧，适当进行体育活动。由于气候干燥，老人们以少洗澡为宜，以防止皮肤干燥发生皮肤瘙痒症。在精神情绪方面，要安宁平静，如果过度兴奋激动，会使阳气浮动，从而可能引起疾病。深秋时节，阴气骤降，老人要格外注意保暖，衣被要随季节随时增减，以避免外邪侵袭，阳气外泄。

（二）饮食方面不要贪凉喜冷，尤其是平素阳虚有寒者更应谨慎

老年人既勿贪凉喜冷，又不宜多食过热之物，如羊肉、鳝鱼，辣椒、生蒜、酒类等。因过多的热性食物容易使体内阳气大动而不能潜藏，久而久之易生阴虚之病。入秋后，大量瓜果上市，这些水果大都是有益身体健康的。

（三）闭目养神，收聚精锐

秋季阳光和煦，原野金黄，秋高气爽，是老年人闭目养神、收聚精锐的大好时光，此时老年人宜到公园、郊野、山林等林木繁荣、宁静优雅之地，做做闭幕养神的气功。闭目，先眼肌放松，再面部放松，心胸喷涌而出，眼睛也即会有神。许多名人学士在繁忙紧张的脑力劳动之余，做做闭幕养神功，即可收到养精蓄锐之奇效。

四、老年人冬季保健常识

在冬季老年人抗病能力低下而易患感冒、流感等疾病，一旦患了感冒又会并发肺炎，还可诱发心绞痛、心肌梗塞等。因此，许多老年人害怕过冬天，使得一到冬季常常给老人心理上增加很多心理负担。其实在冬季，老年人只要注意适应冬令气候特点，顺其自然，重视自我保健，就能平平安安地度过冬天。

（一）生活规律，起居有常

冬季气候寒冷，早睡迟起，以避严寒，求温暖。现代医学也认为，患有心脑血管病的人，应注意防寒。如冠心病因寒冷易诱发心绞痛和心肌梗塞。衣着要暖和、宽松、柔软。脚要保暖，睡前可用温水洗脚。总之，冬季宜养藏为本，强肾助阴，以顺应自然。御寒健身。

（二）饮食调摄，科学合理

冬季饮食宜温热，但不可过热。忌食生冷和粘硬食物，以防损伤脾胃。早上可煨生姜服少许，以驱风御寒。还要注意维生素 A、维生素 B2、维生素 C 的摄取，适量食胡萝卜、油菜、菠菜、绿豆芽、枣、核桃仁等。

（三）加强锻炼，增强体质

冬季可在室内做一些简便易行的体操，也可学打太极拳或拍打功、疏通经络功等；或做慢跑、散步、滑水、跳绳、球类等到运动项目。冬季昼短夜长，阳光微弱，应多在室外锻炼，以补阳光照射不足。在冷空气中活动可增强神经调节机能，提高造血功能和抵抗力，但锻炼不宜出大汗，以防感冒。避免在大风、大雾、雨雪等恶劣天气中锻炼。

总之，一年四季，老年人需遵循时节，合理膳食和运动，达到强身健体、保健的目的。

参考文献

［1］ Elderly Health Service, Department of Health, HKSAR, Healthy Recipes Cookbook; 2007

［2］ A Modern Herbal www. botanical. com http://www. nutritiondegreeonline. net/

［3］ Gaeddert, Andrew, Chinese Herbs In The Western Clinic, Get Well Foundation 1994

［4］ HealthWorld Online -Herbal Materia Medica www. healthy. net/library/books/ hoffman/materiamedica

[5] Herbal Encyclopedia：www. allnatural. net/herbpages
[6] Mother Nature's Herbal Encyclopedia www. mothernature. com
[7] Murray and Pizzano，Encyclopedia of Natural Medicine
[8] World Health Organization（WHO），http：//www. who. int/influenza/human_animal_interface/virology_laboratories_and_vaccines/vaccine_use_h5N1_riskgroups/en/

第37章

慢病管理的网络模式

（李学军）

一、什么是慢病

慢病，指从发现之日起算超过3个月的非传染性疾病，是对一组起病时间长、缺乏明确的病因证据，一旦发病即病情迁延不愈的非传染性疾病的概括性总称。世界卫生组织（WHO）所确定的名称是慢性非传染性疾病（non communicable disease，NCD）。美国疾病防治控制中心所下定义是：慢病是一组发病潜伏期长，一旦发病，不能自愈的，且也很难治愈的非传染性疾病。当前影响我国人民群众身体健康的慢性病主要有心脑血管疾病、恶性肿瘤、糖尿病、慢性呼吸系统疾病等。一般认为慢病是有着相似危险因素的一类疾病，与长期的生活方式有着密切联系，从慢病的发病时间、病程和疾病愈后来看，慢病发病隐匿，潜伏期长。例如：2型糖尿病发现时，病程可能已经在5-10年以上；肿瘤由第一个异常细胞存在体内，到可在影像学下发现在10-20年；肺气肿由慢性支气管炎到肺气肿约在10年以上；酗酒导致的脂肪肝亦在5-10年才能形成。

二、慢病管理的含义

慢病管理（chronic disease management，CDM）是指组织慢病专业医生、药师及护理人员，为慢病患者提供全面、连续、主动的管理，以达到促进健康、延缓慢病进程、减少并发症、降低伤残率、延长寿命、提高生活质量并降低医药费用的一种科学管理模式。这种模式应遵循生物-心理-社会医学模式，为慢病患者提供全方位、多角度的健康服务，同时对各种危险因素进行积极的干预，传播医药卫生知识，为慢病患者或家属提供科学合理的健康指导、用药指导以及人文关怀。由此可以看出，慢病管理不仅仅是对慢病患者所患疾病的管理，还包括对患者的认知、行为和心理的管理。慢病管理不仅是对人的管理，还应包含对高危人群的教育；不仅是对治疗方案的评价，还应包括对其膳食、行为习惯、健康心理等多方面干预；不仅是对每个病种的管理，还应宣传正确的慢病管理理念、知识、技能；不仅关注患者的医疗状况，还应该关注慢病患者所处的社会环境。因此慢性病人的管理不等于慢性病的管理，这也是国内慢病管理的常见误区。我国很多关于慢病管理的研究中提到，许多社区卫生服务机构为高血压、糖尿病等慢性病人建立了各种形式的健康档案，定期检测病人的血压、血糖，并评价效果，这都是对慢性病患者的管理，不能称之为科学意义的慢病管理。

三、慢病管理的网络模式

随着生活方式的改变和老龄化社会的到来，我国已成为全球慢病患者数量增长最快的国家之一，遏制慢病发病率的快速增长和保障慢病患者的身体健康成为社会关注的热点。我国慢病管理正处于从“知”到“行”的过渡阶段，且国内外大环境对慢病防治非常有利，中国正处于慢病防治的机遇期。无论是在发达国家还是发展中国家，医疗照护系统（Health Care）似乎都面临着类似的困境：一方面是慢性非传染性疾病发病率迅速增长，另一方面是医疗投入始终有限。因此提高医疗服务水平、降低医疗服务成本等美好愿景的实现变得越来越具挑战性。随着计算机和通信技术的飞速发展，用于慢病管理网络化的信息技术作为一项融合多学科的新技术，在医疗领域的应用范围越来越广。移动医疗、远程监测技术、医用物联网技术等成为慢病管理网络模式的核心技术。

慢性病管理的网络模式采用计算机硬件技术和网络通信技术相结合的模式搭建信息管理系统。慢病管理的网络模式包括对慢病患者生理监测与相关信息收集、制定慢病管理方案、实施慢病个体干预、评价慢病管理效果。系统可以通过个案发现或人群筛查后自动建立慢病专案，对专案对象进行诊疗、健康教育、追踪管理。该系统体现生物-心理-社会三个层次干预措施数码化和实用化，有利于达到降低病残率、并发症、降低病死率以及提高慢病病人生活质量的慢病管理目标。

慢病管理需要的是长期的追踪与治疗，与过去慢病患者一出现新的症状或体征就要到医院就诊的模式不同，慢病管理网络系统能帮助患者严格地监测健康情况并通过传输系统及时反馈给医生，日复一日的数据曲线图比零星的监测数据更具有诊断价值，医生与患者的互动性更强，医生更能早期识别患者身体的异常情况，提醒患者加强观察。而医生经过对接收的患者信息分析处理后，能制定个体化的诊疗措施反馈到患者，使患者获取的信息更多，也会积极地参与到治疗中，从而提高患者依从性，提高慢病控制率。

随着互联网的开放性、云计算技术与无线网络的不断发展，越来越多的便携式测量仪面市，这些设备测量的图形、数据可以在数秒钟内获得，并通过无线网络载入电子病历并通过无线网络传送给患者和医生。而在网络的另一端是云存储服务提供的数据平台，便于数据归纳整理和分析。慢性病护理协作网络（Collaborative Chronic Care Network，C3N）就是一项意欲通过搜集实时健康数据以改变慢病管理模式的试点计划，包括自动化短信、智能手机应用及在线调查。1 亿 3 千万美国人受慢病的困扰，许多人能得益于更好的家庭健康监控，但现今的家庭健康医疗设备仍然不能让医生在患者手中获得就诊间隔的检查数据。美国高通公司推出了家庭医疗中心平台数据库，该平台符合所有的医疗标准。它通过检测仪感应到不同监测厂商的设备信号，这套系统的监控设备包括对高血压病人的血压监测仪，对糖尿病人的血糖监测，可警告液体滞留（心衰的提示）的简单电子称，慢性阻塞性肺疾病和哮喘病人的呼吸检测，然后将监测信号发送到云数据库供医务人员参考，实时掌握患者信息，制定诊治、就医方案。这家公司 2013 年发布的 2net Mobile 解决方案率先实现将来自多个医疗终端传感器的临床数据无缝聚合到各种手机和平板电脑的统一数据码流中，然后传输至符合 HIPAA 安全要求的系统。2net Mobile 是一个软件模块，旨在让 Android 智能手机、平板电脑及其他具有数据功能的终端都能使用 2net Hub 的网关功能。可提供灵活、安全且支持互操作的短程无线电和无缝数据传输，同时成为 M2M（机器对机器）连接的信息高速公路，用于连接家庭内外的无线医疗终端。2net Mobile 还将连接延伸至家庭范围以外，帮助用户随时随地安全监测和传输他们的医疗数据。这样的网络管理模式可能意味着在医生探病间隔期内会有更多的家庭远程监控。

四、问题与展望

远程监测技术是慢病管理网络模式的关键技术，它正在高速进入医疗领域，对于医生和消费者日益成为一种日常必需的监控管理工具。这项技术的普及和推广需要解决的关键问题是方便性，它的功能再强大如果方便性不够，难以被广大慢病患者接受，由于大部分慢病患者年龄偏大，方便性越发显得重要。今后的必然趋势是远程监测技术与手机整合，手机是方便性、随身性最好的设备，以手机为媒介提供医疗资讯服务效率最高。随着 3G 无线通信技术在全球普及和不断演进，无线通信技术对移动医疗的支撑已不是问题。相信不久的将来，以手机为终端设备实现慢病管理相关指标的监测将成为现实。

参考文献

[1] Maarten van, Peter J. F, Bas Lijnse, et al. An autonomous mobile system for the management of COP. J Biomed Inf. 2013, 46:458-469.

[2] Louise M, MBA, Judith B, et al. Alberta Healthy Living ProgrameA Model for Successful Integration of Chronic Disease Management Services. Can J Diabet, 2013, 37:254-259.

[3] G. Segrelles Calvo, C. Gómez-Suárez, J. B. Soriano, et al. A home telehealth program for patients with severe COPD: The PROMETE study. Respir Med, 2014, 108:453-462.

[4] 赵欣. 慢病管理的现状与发展方向. 中国临床医生，2012，40(3)：42-44.

[5] 王维民，程刚. 远程监测技术在慢病管理中的应用及展望. 中国医院，2012，16(6)：73-74.

[6] 徐池，毛军文. 一种基于 service market 模式的远程慢性病管理服务平台机制. 医疗卫生装备，2012，33(6)：23-24.

第38章

养老照护模式

（陈　茜）

养老照护是指为活动受限或生活不能自理的老年人提供各种照料、护理和服务的措施，包括生活照护、医疗康复护理和精神慰藉等，是随着人口老龄化、老年人预期寿命增加，为提高老年人生活质量而采取的服务措施。不同国家的养老照顾模式是由其社会经济、文化发展状况等因素决定的。日本、欧美等国家较早进入老龄化社会，已经建立了规范、完善的养老照护制度和方法，而我国由于经济发展与人口老龄化进程的不平衡以及老年人口众多、"未富先老"等情况，老年养老照护及服务体系面临严峻的挑战。现将目前养老照护模式逐一简单介绍。

一、传统的家庭养老照护模式

传统养老照护模式以家庭养老照护为主，即由自己或具有血缘关系的其他家庭成员向其丧失劳动能力与生活自理能力的父辈通过直接和间接的方式提供经济供养、生活资料、精神慰藉和日常生活照护，以满足老年人的基本生活需求和安享晚年的养老照护模式。

随着养老服务需求日趋复杂、人口老龄化加剧，家庭模式由联合家庭向核心家庭改变，传统养老照护模式不能满足老年人的养老照护需要，同时目前我国尚无专职的家庭护理机构和管理部门。

该模式的优点：①其符合老年人的意愿，老年患者能居住在熟悉的环境，享受家庭的温暖，有利于身心健康；②相对于其他的照护模式，居家照护所需费用低；③可以减轻其他医疗机构的压力，有效合理地利用医疗资源。

缺点：①其加重家庭照顾者的身心负担；②由于部分照顾者知识缺乏，老年人不适症状和表现不能及时发现。

二、机构养老照护模式

机构养老照护模式是社会化的养老模式，是指老年人集中居住在专业的养老机构中，由该机构中的服务人员提供全方位、专业化服务的照护模式。最初欧美国家为解决人口老龄化问题特别是老年人的照料问题时，把那些在家生活有自理困难的老年人都集中起来进行统一的照顾供养而形成该模式。它适用于年老多病或是无人照料的老人。这些机构主要有福利院、老年公寓、老年护理院、敬老院、托老所、疗养院、老年服务中心、临终关怀院等。这些护理机构除了医疗设施外，还具备其他的一些活动场所，以便丰富老年人的娱乐和精神生活。美国的"太阳城中心"是世界著名的老年人专业照护机构，其设施包括医疗机构、银行、超市、邮局、教堂等，还有各种室内健身娱乐中心。

目前在我国现阶段机构养老发展面临着床位数目供给不足、资金短缺，医疗、护理和生活照顾人员缺乏，管理不完善、服务水平与服务质量的不尽如人意等诸多问题，尚需我们致力解决。

该模式的优点:①其对老年人集中管理,为其提供全面的、专业化的照顾和医疗护理服务;②安全的生活居住环境和配套设施能使老年人的生活更安全便利;③机构中组织的各种文化生活有助于解除老年人的孤独感,从而提高生活质量;④可以减轻家庭的照顾压力;⑤可以充分发挥专业分工的优势,创造就业机会。

缺点:①某些护理机构收费较高使家庭和社会经济负担加重;②子女们将老人送到护理机构后探望频率减少,容易造成亲情淡化和缺失。

三、社区居家养老照护模式

社区居家养老照护模式是一种以社区为依托的居家养老照护模式,指老年人在家居住,通过对老年人卫生保健需求的有效评估,专业人员或家人及社区志愿者对老年人提供生活照料、医疗护理、健康管理、精神慰藉、预防、经济等方面的连续、统一服务的养老照护模式。其最早起源于英国,是英国政府为克服机构养老模式出现的诸多弊端,将老年人留在社区和家庭照护而采取的一种政策措施。推行该模式减低社会养老照护负担,满足老年人不脱离社区、家庭环境的心理需求,并解决老年人基本养老照护需求。其所展现出的优越性,使发达国家纷纷效仿,至此该模式日趋完善与成熟。居家照护在逐渐成为一种快速发展的服务产业。

护理场所主要在老年人居住的家庭和社区。这种模式比较适合我国目前的国情,也是将来发展趋势,但由于缺少相应的配套政策,我国也尚未形成独立的社区-居家式护理管理体系。

该模式的优点:①其充分利用社区资源和老年人的住宅资源,为老年人提供方便可及的照护;②其最符合老年人不愿入住养老院等机构的意愿;③老年人在家中就可以享受和养老机构一样的专业可及的日常照护服务;④社区为老人提供统一的医疗健身器材,娱乐场所和娱乐设施,为老人提供精神慰藉;⑤符合我国传统的"孝道"文化理念,有利于减轻老年人家庭主要照顾者的身心负担。

该模式的缺点:其对有疾病的老年人服务的专业性、全面性和细致性较医院和机构照护差。

四、其他养老照护模式

(一)连续护理模式

连续护理模式主要针对患病老年人进行的一系列护理活动,连续指的是患者信息、治疗关系和护理服务的持续无间断,确保患者在不同健康照顾场所之间转移,或不同层次健康照顾机构之间转移时,所接受的健康服务具有协调性和连续性,预防或减少高危患者健康状况的恶化。连续完护理模式老年患者连续性照护除了居家照护、机构照护外,还包括急诊室照护、急性医院照护。

(二)互助式养老照顾模式

指老年人与非家庭成员的同龄人,在志愿的基础上互相帮助、扶持、照顾的一种模式。主要是相对年轻的老人照顾高龄老人。欧洲国家老人共同在一个别墅分开居住,相关照顾;我国的搭伴养老,邻里老人相关照顾,均是老人晚年相互照料的养老方式。

（三）适宜地的养老模式

老年人通过选择适宜气候、地理环境居住，以达到养身、养心，保持和促进身体、心理健康的养老模式，比如旅游养老，候鸟式养老，乡村田园养老。

（四）自我养老照护模式

自我养老照护模式是一种以自力为主、外力为辅的，是我国新型的养老照护模式。其突出特点是对社会资源的依赖程度低、主要强调老年人自身的资源挖掘和利用，因此它可以作为居家养老照护模式的有益补充。

由于中国的养老事业起步晚于欧美、日本等国家，养老市场发展有待成熟，应根据我国的国情走中国特色的养老之路，以居家养老为基础，社区养老为辅助，亲属照顾为主，社区服务为辅的社区居家养老照护模式。

参考文献

[1] 陈丽，冯晓霞. 澳大利亚养老护理模式及对我国老年护理发展的思考. 海南医学，2012，23(10)：146-148.

[2] 张先庚，刘月，彭德忠，等. 国内外社区养老护理模式发展现状. 护理研究，2013，27(10)3201-3202

[3] Freedman VA，Martin LG，Schoeni RF. Recent trends in disability and functioning among older adults in the United States：a systematic review. JAMA 2002；288：3137.

[4] Fisher SR，Kuo YF，Graham JE，et al. Early ambulation and length of stay in older adults hospitalized for acute illness. Arch Intern Med 2010；170：1942.

[5] Haines TP，Bell RA，Varghese PN. Pragmatic，cluster randomized trial of a policy to introduce low-low beds to hospital wards for the prevention of falls and fall injuries. J Am Geriatr Soc 2010；58：435.

[6] Manton KG，Gu X，Lowrimore GR. Cohort changes in active life expectancy in the U. S. elderly population：experience from the 1982-2004 National Long-Term Care Survey. J Gerontol B Psychol Sci Soc Sci 2008；63：S269.

[7] Henry J Kaiser. Family Foundation. Medicaid and long-term care services and supplies，October 2010.

[8] Freedman VA，Martin LG，Schoeni RF. Recent trends in disability and functioning among older adults in the United States：a systematic review. JAMA 2002；288：3137

第39章

养老照护方案

（陈　茜）

随着人口老龄化和医疗保健费用的不断增加，国家为老年人提供养老照护面临较大的压力。目前各国通过制定社会保障制度和养老保险制度，实施以居家养老为基础，社区养老为依托、机构养老为补充的社会化养老服务体系，以解决养老照顾问题。

一、传统家庭养老照护

我国目前没有完善的社区居养老照护系统的地区，特别是农村地区，对大多数老年人来说，传统家庭养老照护还会较长时间存在，而家庭成员对老年人的关心和照料是老年人主要的养老照护方式。

（一）服务及保健对象

与家人居住在一起，患病或者自理能力下降的老年人。医护人员干预的对象主要是在家中长期卧床的老年人、新近出院后处于恢复阶段仍需要照护的老年人。

（二）服务的提供者及内容

家庭成员是为老年人提供照料服务的主要群体，包括其亲属、老年人本人及家庭自己聘请的保姆、陪伴等照顾者。

家庭照顾者和医护人员分别承担老年人的非专业与专业照护两种。非专业家庭照护是以家庭为单元，由家人或朋友对老人承担经济、生活和心理慰藉的全部责任。专业的家庭照护由本区域内的医护人员为患病在家的老年人提供疾病的诊断、治疗及护理。

（三）改进措施

在这种模式下，除了国家逐步增加投入，建立完善的社区居家养老照护系统外，目前还应该注意：增加社区卫生资源的投入；顺应目前家庭规模缩小的趋势，让老年人与子女邻近居住（同一城市小区分开居住，农村的一房二户等）；增加老年人的社保投入，保证其基本生活和照护；关注家庭照顾者的身心健康；吸纳更多的资源，如志愿者等为老年人服务。

二、机构老年人的养老照护

机构为老年人提供的养老照护是介于医院急性照护和居家照护之间的过渡阶段。

（一）服务及保健对象

包括两部分老年人：一是来自从急性病医院出院的老年人，需要较多的专业照护。二是来自社区自理能力下降的老年人，需要更多非专业的日常生活照护。

（二）服务提供者及服务内容

由老年人家庭、个人和社会提供资金，由养老机构中工作人员、老年人自己、志愿者为老年人提供照护。除了老年人自己外，非专业的护工、护理员、志愿者提供日常生活照护，专业的医生、护士、康复师、营养师、药剂师等为老年人提供疾病及康复照护。

（三）改进措施

我国的现行机构照护质量较发达国家低，应该采取相应措施提高机构养老服务质量。如营造安全温馨的环境，以满足老人生活的安全、便利、舒适的需要；组织老年人开展各种适宜活动，丰富其精神娱乐生活；加强老年人与家庭的联系；提高照护人员的素质，以保证老人安全；政府主管部门加强对养老院等机构的规范化管理。

三、社区居家养老照护

以社区为支撑的社区居家养老照护已被认定是使老年患者获得较人性化的护理和减少不必要的医疗资源浪费的较佳护理方式。实现了人本理念和成本效益原则的结合：老年人既可以生活在自己熟悉的人际关系网中，又可以避免社区资源的浪费。

（一）服务对象

对象范围包括所有社区居家的老年人，既包括生活不能自理的高龄、独居、失能、空巢等老年人，也包括身体状况较好、生活基本能自理的老年人。

（二）服务提供者

由老年人家庭、个人和国家提供资金，社区工作人员、老年人自己、家人、志愿者组成团队为老年人提供养老照护。社区医护人员的职责包括预防老年人机体功能衰退，评估老年人的健康相关状况，开设老年人和照护者健康教育，专业干预和照护等。其他照顾者在医护人员的指导下对老年人进行生活方面照顾。

（三）服务内容与形式

按照老年人的自理能力、家庭照护能力及社区服务需求，给予不同的服务，包括生活照料、家政服务、医疗保健、法律服务、精神慰藉、安全保健及应急援助服务、宁养服务等。

1. 日间医院、日间托管所　给认知障碍、行动不便、身体虚弱无生活自理能力的老人提供照护的日间照护。日本在家庭照顾者人家属外出或患病为老年人提供为 1 天至 3 个月的暂时托管照顾。

2. 上门非专业照护　为那些家中无人照顾者的老年人提供日间照护，包括生活照料（老人个人卫生、助浴）、家政服务（做饭、代为购物、送饭上门等），提供陪伴、交通、护送就诊服务，甚至还提供夜间服务。

3. 上门专业照护　社区中心派护士、医生、药剂师、康复师、营养师等上门为老人提供病情观察、体检和诊断、用药指导、康复指导、营养指导等服务，为老年人制定饮食和营养方案，特别是，包括刚出院老年的患者。

4. 安全保健及应急援助服务　进行环境无障碍改造、紧急呼叫和安全援助等服务。英国老年人公寓内设有紧急救助的生命线，老年人有突发状况只要拉动生命线就可获得救助。帮老年人安装便利设施，比如楼梯、浴室等地安装扶手设置，建无台阶通道以及安装电器、供暖设备等。

5. 宁养服务　社区善终小组为老人提供全面的照顾、心理疏导以减轻消除老人临终的痛苦，同时为其家人的心理疏导等。

6. 家庭照顾者服务　构建社区援助网络，为长期照顾者提供喘息服务，或计时服务，照顾者教育等。

除了以上内容外，还促进老年人参与社会活动，提供与社会援助配套的社会、文娱、老年食堂、法律咨询和就业机会等服务。

（四）改进措施

我国社区居家照护养老模式刚处于起步阶段，应该借鉴其他国家的经验，改进我们的服务质量。如加强养老信息电子数据管理；对非专业老年人照护人员进行相关知识技能培训；对其家庭照顾者提供支持，包括心理咨询、经验交流、完善相关法律手续等；改善老人居家环境；发挥自愿者的作用；开展多种形式的社区支持。

四、其他方案

（一）医院-社区-家庭连续护理

开展连续护理，通过医院与养老机构和社区服务机构合作，共同构建"医院-社区-家庭"养老服务模式，形成双向转诊机制，确保急性缓解期或慢性病老年人能够继续接受医疗护理服务，使医院功能能够延伸到社区和家庭，为社区及机构养老的老人提供无缝隙的医疗保健与照护服务。

（二）政府支持

政府为居家养老照护提供组织保证和制度保障，资金上倾斜，根据需要照料程度的不同等级发放不同比例的照顾津贴，减少家庭成员因为照顾老年人而造成的经济损失。

我国应借鉴国外养老照护经验，综合考虑老年人本意的意愿、健康状况、需要社会提供的服务量和个人经济条件等，积极探索出适合我国的多元化养老照护方案，使不同层次和需求的老年人均能得到满足。

参 考 文 献

[1] 郭红艳，王黎，彭嘉琳，等. 日本养老机构服务质量评价研究进展及其对我国的启示. 中国护理管理，2013，13(5)：99-102.

[2] 郭佩. 电子化管理在日本养老市场的运用——以日本河本照护服务事务所为例. 经营与管理，2013(12)：17-31.

[3] 孟卫军. 英国和日本高龄老人社区照护养老服务的经验与启示. 黑龙江史志，2013，(21)：341-343.

[4] 娄方丽，尚少梅，金晓燕. 居家养老与长期照护、家庭照护之概念辨析. 护士进修杂志，2013，28(5)：416-149.

[5] 于彬彬，柳韡. 老年人居家照护现状影响因素的研究进展. 中华护理杂志，2013，48(8)：764-766.

[6] M. Muijen, I. Marks, J. Connolly, B. Audini. Home based care and standard hospital care for patients with severe mental illness: a randomised controlled trial. BMJ, 1992, 304(6829): 749-754.

[7] B D Dunlop. Expanded home-based care for the impaired elderly: solution or pipe dream? American Journal of Public Health May, 1980, 70, (5): 514-519.

第 40 章

人口老龄化与养老机构模式——居家养老

（吴航宇）

截至 2011 年，我国 60 岁以上的老龄人口数量即已超 1.8 亿，而随着人口老龄化加剧，未富先老，养老服务需求日渐增多。也成为一个迫切需要解决的社会问题。

自古至今，传统的养老基本上是由老人子女及/或亲属，通过与老人共同居住、赡养的家庭养老而完成的。然而，随着现代社会的飞速发展，各种社会状况使得越来越多的的老人们不得不独守空巢，在大部分的时间里，独自面对如何养护自身的问题。实际上，不单是中国，世界上的许多国家都有这样一群人：他们常常在空荡荡的房子里独守一台电视机；他们需要饲养小动物来排解寂寞；他们会在节日来临时，认真地等待电话那头儿女的一声问候……，随着全球老龄化的加剧和家庭观念的转变，空巢老人也越来越多，如何为老人"暖巢"成为一个全球性话题。"空巢家庭"是指子女长大成人后从父母家庭中相继分离出去、只剩下老年人独自生活的家庭。在发达国家"空巢家庭"出现较早，现在十分普遍，老年人与子女同住的只占 10%至 30%，除了日本，大多数发达国家的老年人均与子女分居。近年来，"空巢家庭"发生的悲剧不时见诸报端，甚至有"空巢老人"在家中去世多日才被发现的报道。这样的事件一次次警醒人们，"养老"已不光是家庭成员的独立责任，老年人的生活需要更多社会资源的投入。

目前，我国的养老服务体系主要由居家养老及机构养老两大部分组成。伴随着老龄化步伐加快以及第一代独生子女父母步入老年期，4 个老人（爷爷奶奶外公外婆），父母 2 人和 1 个宝宝的家庭模式（简称"4-2-1"家庭模式）正在迅速增多，独生子女赡养负担的加重，成为众多家庭无法回避的现实问题。家庭养老力不从心，于是机构养老成为许多人的选择。但截至 2010 年年底，我国养老机构仅 4 万个，床位达 314.9 万张。若 1.8 亿老人都需入住养老院，则相当于每 4500 位老人拥有 1 个养老院，每 57 位老人占有 1 张床位。而且，公办的住不进，民办的住不起。

居家养老是指老年人按照我国民族生活习惯，选择居住在家庭中安度晚年生活的养老方式。它以社区为平台，整合社区内各种服务资源，为老人提供助餐、助洁、助浴、助医等服务。使老年人老有所养、老有所依、老有所学、老有所教、老有所为、老有所乐。这种服务模式既解决了养老院养老亲情淡泊的问题，又解决了传统家庭养老服务不足的难题，是一种介于家庭养老和机构养老之间的新型养老模式。这一模式正在逐步为愈来愈多的人们所接收，成为解决养老难题的重要途径之一。

目前，世界主要发达国家的养老模式多以"居家养老"为主，这也是国际跟踪研究发现最人道的养老方式。由于欧美、日本这些国家在上世纪 80 年代就已经步入老龄化社会，普遍建立了比较成熟的居家养老模式和相关配套体制。他们在居家养老配套服务上的丰富经验，也许可以为我们提供一些借鉴。

一、瑞典:"老年人王国——老而快乐着"

瑞典自上世纪60年代起,已构建起世界上最慷慨也最发达的普享型养老金体系,被誉为"福利国家的橱窗"。此体系兼顾公平与效率的制度设计理念,在上世纪90年代为应对养老金财务危机而出现的世界养老保险制度改革浪潮中,瑞典养老金制度的数次调整也都取得了成功。

根据瑞典法律,子女和亲属没有赡养和照料老人的义务,赡养和照料老人完全由国家来承担。经过半个世纪的努力,瑞典已建立起了比较完善的社会化养老制度。瑞典目前实行的有三种养老形式,即居家养老、养老院养老和老人公寓养老。

瑞典政府眼下大力推行的是居家养老的形式,争取让所有的人在退休后尽可能地继续在自己原来的住宅里安度晚年,这主要是因为居家养老比较人性化,也很具个性化,而且更能给人以安全感。统计数据显示,截至2007年,首都斯德哥尔摩市65岁以上的老年人共有11.2万,占全市总人口的14.2%,其中继续居住在自己家里颐养天年的大约为10.27万人;住在疗养院或养老院的有6400人;此外还有2900人居住在随时能得到服务的老人公寓。

而为了使儿女照顾父母更方便,政府还为老年人提供住宅服务,在普通住宅区内建造老年公寓,或在一般住宅建筑中酌建便于老人居住的辅助住宅。凡领养老金的老人,都可以领到住宅津贴。

在2003年,瑞典议会专门成立了"老人委员会",并出台了文件《未来老人政策》。根据这一制度,老年人提出的申请只要核实批准,便会有专业人员定期到其家中进行医疗、家政服务,并为那些有特别需要的人配备了专门的警报器。瑞典各地方政府负责提供的家政服务虽说是福利性质的,但还是要收取一定费用。收费标准根据接受家政服务的老人的实际收入确定。

二、荷兰:少壮派社会中逐渐增多的欢乐老年派

虽然与其他欧洲国家相比,荷兰依然属于"少壮派",但迈入老龄化的步伐仍旧逐步增快。老人一般不和成年的子女同住,目前有75%的老人由其配偶、亲戚、朋友、邻居照顾。凡购买医疗保险者,根据支付的保险金额,可享受由相关部门提供的不同等级的服务。其中,家庭医生起着重要作用。作为居民健康的"守门员",家庭医生会定期跟踪监测服务对象,若老人出现身体异常,也可随时打电话告知家庭医生,评估后如有需要,家庭医生会定期派护士上门给老人测量各项基本身体指标。根据医生开具的证明,老人可以向相关政府部门提交申请。比如不能生活自理的老人,可以申请专人负责一切生活事宜。

此外,各福利机构、教会中的志愿者也是居家养老服务的"生力军",提供的服务和活动种类繁多,有些城市还专门设置了每周一次的老人购物日。服务公司会提前一个月将行程寄给老人,有兴趣的老人可提前报名,当天,公司会到老人家里接他们到商场购物。社区里也会经常组织活动。

三、法国:政府力推养老券

众所周知,法国是欧洲典型的高福利国家之一,完善的养老制度令法国人引以为傲。而面对日益增多的老龄人口,法国政府于2006年开始发行"养老服务券",旨在全面提高养老服务水平。

养老服务券是法国特有的一种预付定值通用服务券，企业和个人均可申请。使用者可使用此券向养老服务机构提出服务请求，申报家政服务人员的服务时段，并使用该券进行服务报销。

个人申请过程非常简单，只要年满60岁，日常生活自理有困难的法国老人，都可以申请。而且，以后无需重复申请。全国家庭社保服务署还可量身定制互助计划。社区还为老人们组织了各种形式的老人社，丰富生活。此外，法国政府通过减免25%的税收来鼓励更多企业和个人购买养老服务券。法国政府还计划提供更多优惠政策刺激养老服务券的使用，让更多老人以更低的价格享受更优质的养老服务。

四、日本：一碗汤的距离

在老龄化严重素有“银发之国”之称的日本，居家养老模式非常受欢迎，非常重要的原因就是社区服务周到细致，相对完善，能够让老人发挥余热。日本政府从2000年开始实行护理保险制度。“脱离医院，让老人回归社区、家庭”是这项保险的主要目的。

上世纪70年代，日本的家庭的“空巢”现象十分严重，伦理学家提出了“一碗汤距离”的概念，即子女与老人居住距离不要太远，以送过去一碗汤而不会凉为标准。这样子女既有自己的世界，又能够方便照顾长辈。后来，这一理论发展为“一碗汤”距离，最远为“一炷香”时间。

五、德国：鼓励大学生以劳换租

德国的招法之一是安排一些大学生和独居老人合住，大学生可以帮助老人做晚餐、清扫房间，陪老人看电视、聊天、散步、外出采购等，这样，既照顾了老人，又省下了宿舍的租金。

社会福利机构还会安排一些鳏寡孤独老人和单亲家庭住在一起，组成“三代同堂”的临时家庭。老人平时可以和“孙子孙女”一起过日子，体验“祖父母”照顾孙子的快乐，单身母亲或父亲也能省下请保姆的费用。

六、美国：开发全面监测系统

在美国，绝大多数的老年人都不愿被送到养老机构。但是，一旦独居老人突然发生意外，需要紧急帮助时，如何才能及时发现并采取救助措施？美国正在研制一种全新监测系统，该系统由一个与互联网连接的电脑、电视界面、电话和一系列传感器组成。这些传感器可被精心放置在老年人活动的关键地点，如浴室、厨房、入口和卧室，用来监视老人家中情况并记录他们的行为。如果家里一段时间没动静或房门传感器在异常时间关闭，系统就会向家人发出警报。通过电视界面，家人也可以给老人发送短消息、天气预报等。

目前我国“空巢”老人的数量和比例正以前所未有的速度增长，中国正在经历传统“家庭养老”到具有社会化性质的“社区、居家养老”模式的转变。家庭依然是养老服务的主要提供者，与此同时，社会相应的配套措施也应该逐步建立和完善。由于机构养老的费用大，适合中产家庭，不适合一般老人养老。而利用社区服务资源，在自己熟悉的家庭和社区环境内养老，可能将是今后大部分中国人养老的选择。但是这种养老模式实施的前提是社区各种配套服务发展的成熟和完善。目前来看，中国社区组织发育还不够完整，资源动员不足。我们的社会早已不是农耕时代的以家庭为单位的社会，老龄人的妥善解决已经不是家庭成员的单一和独立责任，而应是一个大系统下以政府为第一责任人的各方协调解决的问题。社会养老机制要跟上时代的变迁；职工工资提高与带薪休假的社会立法要跟上；社会要尽量解决两代人分居的客观障碍；老年人的话语权要与老年人口数量相适应；针对中国家庭独生子女居多的情况，也应在政策上对独生子女家庭“敬老”提供相应的便利。与其费神费力针对个体家庭，私人定制“常回家看看”；不如推动全社会“常回家看看”老龄人群。

参考文献

[1] Petrakou A. Integrated care in the daily work: coordination beyond organizational boundaries. International Journal of Integrated Care, 2009, 9.

[2] Johansson L, Sundstrom G, Hassing LB. State provision down, offspring's up: The reverse substitution of old-age care in Sweden. Ageing and Society, 2003, 23: 269-280.

[3] Algera M, Francke AL, Kerkstra A, et al. An evaluation of the new home-care needs assessment policy in the Netherlands. Health Soc Care Community, 2003, 11: 232-241.

[4] van Campen Ct, van Gameren E. Eligibility for long-term care in The Netherlands: development of a decision support system. Health and Social Care in the Community, 2005, 13(4): 287-296.

[5] Litwin H, Attias-Donfut C. The inter-relationship between formal and informal care: A study in France and Israel. Ageing & Society, 2009, 29: 71-91.

[6] Le Bihan B, Martin C. A comparative case study of care systems for frail elderly people: Germany, Spain, France, Italy, United Kingdom and Sweden. Social Policy and Administration, 2006, 40(1): 26-46.

第四篇

老年医学教育

第41章

国内外老年医学教育现状及启示

（蒲娟娟）

人口统计学资料显示，2020年我国老年人口将达到2.48亿人，占全球老年总人口的17.17%，2040年将达到3.8亿人，占全球老年总人口的25%。老年人口增加所带来的卫生服务需要对于广大医疗卫生人员的胜任力与职业素养提出了新的要求，医学教育需要为此做好准备。

一、我国老年医学教育发展现状

在武书连中国大学排行榜222所大学医学院校中，仅首都医科大学建立老年医学系，59所大学医学院校建立了老年医学专业。医学本科生的老年医学教育缺乏专业师资，缺乏临床教学实习基地，没有全国统编教材，多半医学院校只是开展理论选修课，没有老年医学临床实习课。老年医学研究生同样没有统编教材，在校期间没有系统学习老年医学理论，研究课题很少涉及衰老机制方面的研究。对于非老年医学专业的医学研究生同样没有开展老年医学理论教学和临床实习。国家级继续医学教育项目学科分类与代码缺乏老年医学专业，住院医师规范化培训没有老年医学科轮训的明确规定。直至今日我国尚未建立老年专科医师资格认证及培训制度。

二、美国及中国台湾老年医学教育事业发展经验

（一）美国老年医学教育

美国于1988年在全美内科资格认证中加入老年医学专科资格认证考核，1995年设立老年医学教育和培训国家论坛，发表老年医学和健康保护白皮书，1998年美国老年病协会发表老年病专科研究生训练指南，明确了老年医学基本教育目标、核心教育内容及专业目标。目前全美125所医学院校设置了老年医学必修课程，旨在医学生中普及老年医学基础知识，不少医学院校还建立老年医学临床和研究中心，以及122个老年医学专科培训基地。老年科医生需要经过系统性专业培训和资格认证考核，包括取得医学博士学位、3年住院医师培训后取得行医执照，以及1～3年老年医学专科培训并通过资格认证考核。

美国老年医学课程设置主要包括：衰老生物学、衰老心理社会问题、老年病及老年相关临床问题、老年人评估和管理、老年病教育、管理和研究。美国老年医学研究生课程包括6类内容。第1类用于达到职业卫生局要求的老年病初级和高级咨询专业人员的质量准入标准。第2类培养教员，保证老年病服务领域具有合格和优秀的师资。第3类培养研究生成为老年医学教育的领导、骨干及学术专家。第4类培养研究生成为熟练的老年科医师，胜任老年人健康和疾病的诊断和治疗。第5类培养研究生的科研能力，包括综述、制定科研计划、科研实践及撰写科研论文等必需技能。第6类培养研究生获得成为医学管理者及制定临床计划、目标、评估等方案所必需的知识和技能，其课程设置覆盖了老年医学所必需的所

有元素。临床训练包括初级医疗、综合老年病评估、院内院外患者的咨询、护理院的医疗、家庭医疗、临终关怀和姑息治疗、康复、衰老的心理精神问题、医学伦理、住院患者的救治、老年病的私人门诊以及牙科和精神病治疗。科研训练包括理论课程和实验室的实验、与导师和实验室成员讨论预实验、复习文献、确定实验内容、完成实验内容、撰写论文。管理训练包括健康管理、美国医学管理者协会课程及一些高级导师课程。

老年医学是美国医学专业委员会(American Board of Medical Specialties，ABMS)认证的 2 级专业组织。ABMS 是美国医师资格监督的初级实体。主修 ABMS 认证的老年病训练课程的研究生必须完成内科学、家庭医学、或心理/神经病学住院医师的课程。经过 1～2 年的课程后，通过参加美国内科学和家庭医学或心理学和神经病学委员会组织的考试，可以获得老年医学资质证书。

(二) 中国台湾老年医学教育

以台湾中山医学大学老年医学课程设置为例介绍台湾老年医学医学生教育。老年医学授课对象为全体中山医学大学的医学生。课程分为必修与选修，修满学程规定的科目，学分数达 18 学分以上，成绩合格，经审查委员认证后发给学程修读证明书。

课程包括：必修课程：老年医学、老年健康照护/促进、老人学。选修课程：老人心理学、慢性病管理、营养与老化、失智老人照护、老人照护社区资源配置与管理、社区银发关怀照护与长期照护、老人照护品质评估与促进、老人运动处方与心肺复健、老人复健学、老人社会工作、生死学与临终关怀、失智老人照护、照护机构管理、老人人性化照护、老人个案工作等。

实习：于寒暑假进行，学生可自由选择老年医学实习机构进行一个月的实习课程。

专题研究：兼顾理论与实践，本课程分上下学期，上学期授课以教师口述、讲授为主，下学期授课方式以分组实习的方式，将学生分组，小组指导老师与学生共同讨论学生有兴趣的研究主题，让学生对自己有兴趣的老年学领域，学习研究方法设计及执行。授课方式采取启发式教学与问题导向式学习课程，提供多元渐进性的选修课程培养学生独立自主学习的兴趣与能力，进而增加其解决问题的能力。

三、启示

老年医学作为独立的学科，在我国没有得到充分认可。高等医学院校必须制定出一套行之有效的培养老年医学人才的教育计划。建议在所有医学院校建立老年医学系或老年医学专业教研室，设置老年医学必修课程，编写老年医学统编教材，老年医学课程的设置要符合老年医学发展的需要，开发具有特色的课程，如借鉴美国或我国台湾的老年医学课程相关内容。建立老年医学临床培训基地，在我国医学本科生、除儿科之外所有专业的住院医师规范化培训以及继续医学教育中安排教学，让老年医学成为医学生、住院医师和临床执业医师必须学习的内容，以帮助他们具备诊治老年病人的能力。同时，还应当组织一批具有学术潜力的医师接受高级老年医学培训以担任全科医师教学任务并开展老年医学研究。美国的老年医学机构重视教育、临床、科研共同发展。美国霍普金斯医院的老年医学中心在这 3 个方面具有非常雄厚的实力，目前与我国协和医院开展了国际合作。这种集教育、临床、科研于一体的模式值得我们学习。

在世界范围内，诸多研究发现，绝大多数医学生、护理学生、住院医师对于老年医学(护理)缺乏兴趣，十分不愿意从事相关专业和诊治、护理老年病人。主要原因包括：认为老年医学是低技术专业、不愉快的临床经历及年龄偏见。解决上述问题的方法包括：优先招收具有相关前期经验的学生、减免从事老年医学（护理）专业学生的助学贷款、提高老年医疗服务补偿标准、让所有专业医生接受老年医学教育、教学过程中邀请健康且有活力的老年人参与而不仅仅限于虚弱并患有慢性疾病的老年人等。鉴于国际方面的经验教训，我国也应未雨绸缪，在招生、学生资助、教学组织等方面及时制订激励政策或采取适当措施，吸引学生学习和从事老年医学和老年护理相关专业，为积极应对人口老龄化做好卫生人力资源方面的准备。

参考文献

[1] 沈悌. 21世纪我国老年医学发展方向，中国实用内科杂志，2011，31(1)：6-7.

[2] Mateos-Nozal J，Beard JR. Global approaches to geriatrics in medical education. European Geriatric Medicine. 2011，2(2)：87-92.

[3] Besdine R，Boult C，Brangman S，et a1. Caring for older Americans：the future of geriatric medicine. J Am Geriatr Soc，2005，53 Suppl 6：245-256.

[4] Saunders MJ，Yeh CK，Hou LT，et a1. Geriatric Medical Education and Training in the United States. Journal of the Chinese Medical Association，2005，68(12)：547-556.

[5] Leng SX. 美国老年医学专科医生的培训和资格认证. 中华老年医学杂志，2012，31(1)：16-17.

[6] Lee MC，Yen CH，Ho Rosa FC，et al. National project for excellence in geriatric care education-A comprehensive，innovative and practical program for undergraduate and graduate students in Taiwan. Journal of Clinical Gerontology & Geriatrics，2010，1(1)：12-16.

[7] Leng SX，Tian X，Liu X，et a1. An international model for Geriatrics program development in China：the Johns Hopkins -Peking Union Medical College experience. Journal of the American Geriatrics Society，2010，58(7)：1376-1381.

[8] Weiss BD，Fain MJ. Geriatric education for the physicians of tomorrow. Arch Gerontol Geriatr. 2009，49(9)：s17-s20.

[9] Bednash G，FAANa Mezey M，Tagliareni E，et al，The Hartford Geriatric Nursing Initiative experience in geriatric nursing education：Looking back，looking forward. Nursing Outlook，2011，59(4)：228-235.

[10] Haron Y，Levy S，Albagli M，et al. Why do nursing students not want to work in geriatric care? A national questionnaire survey. International Journal of Nursing Studies，2013，50(11)：1558-1565.

[11] Muszalik M，Dijkstra A，Kedziora-Kornatowska K，et a1. Health and nursing problems of elderly patients related to bio-psycho-social need deficiencies and functional assessment. Archives of Gerontology and Geriatrics，2012，55(1)：190-194.

第42章

把握循证医学趋势，发展老年医学教育

（田玉双　靳轶敏）

一、发展老年医学教育的迫切性和必要性

1982年第一届世界老龄大会倡议了“关于老龄问题的国际行动计划”的主题，迄今为止在历届国际老年相关会议上，相继提出了创建“健康老龄化”目标，“科学要为健康的老龄化服务”、“面向21世纪的老龄化——同一个世界、同一个未来”的等若干主题。目前，我国已把高速老龄化社会作为21世纪的一个重要国情，并提出要创建“和谐健康老龄化社会”，其目标是使老年人在延长生命的同时，具有较高的生命质量，即老年人能保持和维护良好的日常活动（ADL）及保持正常生理功能，使其健康长寿。

我国人口高龄老龄化进程如此迅猛，但老年医学教育事业却严重滞后，严重缺乏合格的老年医护工作者，更缺乏高层次的教学师资人才。至今除首都医科大学等极少医学院校新设立老年医学系外，绝大多数医学院校无老年医学系、无国家级继续医学教育项目学科分类与代码、住院医师规范化培训无老年医学科轮训等。从教育部高教司收集到的我国独立建制69所医学院校的教学计划资料统计看，开设老年医学课程的院校仅占2.9%。欧洲几乎一半的国家很早认识到并将老年病学设为一门独立的专业，并在2年的内科学教育后进行为期4年的老年医学教育。因此，面对如此严峻的形势，发展现代老年医学教育在我国势在必行。为此，迫切需要各级老年医学会、综合医院、医学院校及研究机构努力借鉴国外经验，创造出适合我国特色的老年医学教育模式，培养不同层次老年医疗保健临床与教学人才。

二、医学模式的转变必然导致老年医学教育模式的改变

随着现代社会人口迅速增长与老龄化，疾病谱与死亡谱的改变，医学模式从生物医学模式转向生物-心理-社会医学模式，全球范围的医学课程模式正在进行改革。

目前我国医学院校的课程体系仍然是一百年前以生物医学模式设立的以疾病为中心的课程体系，或称为诊断-治疗模式，以教师为中心的传统授课方式一直占统治地位。仅有少数高等医学院校在试点世界流行的以学生为中心的教学模式，如以问题为导向的教学模式、整合课程模式、人体器官系统模式、卫生社区导向模式等。这将不能适应新世纪医学模式转变的要求。

2012年美国老年医学会（American Geriatrics Society，AGS）发布了关于共病的诊治指导原则，对于老年患者的医疗模式具有重大的指导意义。现代的老年医学不仅仅关注慢病的管控，更关注影响老年人生活质量的老年综合征，采取全面的老年综合评估（comprehensive geriatric assessment，CGA）和以患者整体为中心、个体化、多学科的干预措施，达到改善老年患者功能状态、提高生活质量的目的。强调医疗的连续性和整体性，这是一种适应人口学转变的医疗照护模式的转变。

三、传统的临床医学模式向循证医学模式转变

(一) 循证医学

20 世纪 70 年代，英国内科医生 Cochrane 提出，应针对各专业特定的治疗措施收集全世界相关的随机对照试验进行综合评价，然后得出结论，以指导临床实践。这是最早的循证医学思想。1992 年加拿大 McMaster 大学 Gordon Guyatt 教授等，首次提出循证医学(evidence-based medicine，EBM)的概念和术语。2000 年著名的临床流行病学家 David Sackett 再次对循证医学进行定义，即慎重、准确和明智地应用当前所能获得的最好研究证据，同时结合临床医生个人专业技能和临床经验，考虑患者的价值观和愿望，将三者完美结合起来，制定每个患者的最佳诊疗措施。其核心思想就是任何医疗决策的制定均应遵循和应用科学证据，用科学的证据指导临床实践，同时结合临床医师的实践经验，尊重病人的选择，制定出适合个体的治疗方案。

在临床中实践 EBM 包括 5 个步骤，有人用“FIREE”来概括：F：提出临床可回答的问题(formulate an answerable question)；I：寻找证据(information search)；R：评价证据的可靠性(review of information and critical appraisal)；E：将证据应用于临床实践(employ your result in your clinical practice)；E：评价实践效果(evaluate your performance)。

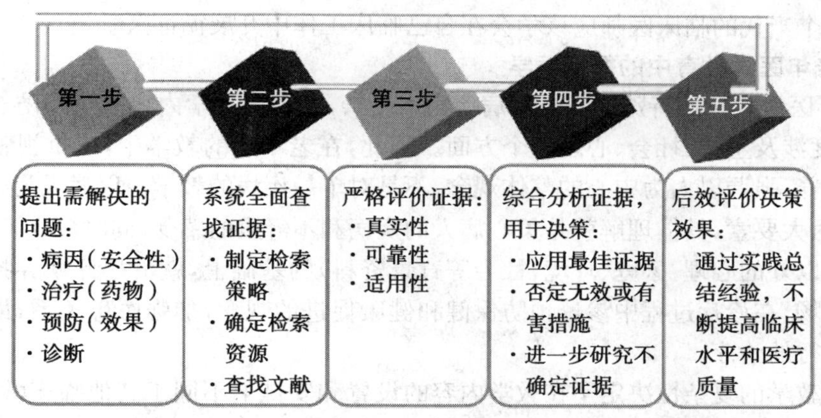

(二) 临床医学中的循证医学

目前，循证医学已发展成为临床医学实践中的一门临床交叉学科。其科学性和有效性已得到国内外临床医师的公认，并被广泛地运用于临床实践、科研及教学，为医学各个领域的发展带来了新的启示与机遇，也为医学高等教育人才培养模式的转变、教学内容、教学方法的创新提供了新的方法和手段。同时也预示了现代医学的发展方向。

循证医学的出现标志着以经验为基础的传统临床医学模式向以科学证据为基础的循证医学的转变，是临床医学发展的必然趋势。传统医学以学科模式为中心，重知识传授、重课堂教学，培养的学生理论基础扎实。但当他们面对临床实践中许多有关疾病诊断、治疗和预后的新问题时，往往习惯于从教科书或上级医师的诊疗经验中找答案、，其实践能力、创新精神、科研能力等方面存在明显的不足，无法满足现代医学模式发展的新需求。

教育部和卫生部联合制定的《本科医学教育标准——临床医学专业(试行)》中明确提出医学院校要在整个教学期间实施科学方法及循证医学原理的教育,使学生养成科学思维,掌握科学研究方法,培养对临床问题进行查证、用证的初步能力。因此,将循证医学引入高等医学教育是临床医学发展的必然趋势。现代临床医学教育必须顺应这一趋势。变革传统临床医学教学理念,在教学中引入循证医学的基本理论与方法,这对全面提高医学教育的质量和水平,培养高素质的医学人才具有积极作用。

(三)科学地实践循证医学

临床循证医学教育的主要目标是为医生提供必要的日常临床技能,使其能满意地解决实际的问题,以便更好地为病人服务。为了科学地实践循证医学需要必须做到:①把知识差距转换为重点和容易解答的临床问题;②有效地搜索、定位和选择最佳证据来回答问题;③批判性评价证据的有效性和实用性;④简单明确的精度结果;⑤根据临床经验、证据和患者的独特的生物学特点、价值观和环境整合结果。

虽然循证医学(EBM)带来了一场医学变革,但正像任何新生事物一样,循证医学不是十全十美的,更不是万能的。在临床实践中不能夸大其作用,更不能生搬硬套。①EBM不能解决所有问题,多数临床问题尚无相应证据;②EBM并不否定临床经验,即EBM提倡普遍的原则和证据,从不排斥或试图取代经验医学。在遵循普遍原则的同时充分结合临床经验,考虑个体的特殊性,是EBM的核心思想。

实践EBM是一种毕生的自我学习过程,它教会医生基于问题的学习,引导医生不断探索。作为一个当代的临床医师应该学会在自己临床工作中开展循证医学。

(四)老年医学教育中的循证医学

1. 老年医学教育的特殊性　老年病疾病谱复杂,老年病教学内容涉及预防、医疗、康复的全程,广度涉及生物、社会、心理各个方面。因此,在老年病的教学中,应重视整体医学诊疗思维的培养,强调以人为中心的整体观念,不是对单一疾病的教学。以病人为中心的医疗模式,包括六大要素,具体理解就是关心病人的疾病和不舒服的感受,同时深入了解病人(包括其除疾病以外的心理、家庭、环境、社会等背景资料)的基础上,就治疗计划寻找医生和患者共同的立场,在诊疗过程中渗透预防保健和健康促进的观念,加强医患关系,最终为患者提供实际可行的治疗。

老年病教学的复杂性决定了在教学内容的设置和安排上不同于其他临床学科,教学方法上灵活多样,包括传统授课模式、PBL教学法、循证医学及社会实践等多种模式。教师授课时结合授课内容准备病例,让学生先自己进行准备,根据前期临床知识,查阅相关书籍及临床文献,提出自己的观点。在讨论课中给每个人以发表自己观点的机会,由教师加以引导、综合,对每个人的观点不是给予简单的正确、错误的评判,而是加以理性的分析。

2. 在老年医学教育中引入循证医学　老年医学面临着数据、理论与经验贫乏的境地,与现实的要求差距较大。临床实践中,传统医学模式下医生的经验往往起到决定性作用,然而这些经验技能很少被科学地评价,所以其安全性、有效性存在质疑;许多患者还在以付出昂贵的医疗费用为代价接受着完全无效甚至有害的治疗。循证医学则要求严格评价证据,作出最客观的结论来指导临床应用;它将当前所得的最佳临床证据、医生的经验、患者及家属的价值取向和偏好完美地结合在一起,与传统医学的经典模式相比更加强调以人为本;它不仅关注患者症状的缓解、实验室指标的改善,更重视患者生存质量、生存率等终点指标的提高;并强调及时收集反馈信息,后效评价,不断更新,止于至善。

在临床工作中，只有将各种循证医学证据与老年人独特的生理、病理及心理等个体特征有机结合起来，制定符合患者病情、年龄、地域等具体特点的个体化治疗方案。医生在制定个体化治疗方案前如果对该病最新的循证医学研究结果有充分认识，在循证医学的基础上进行个体化治疗，将会防止无效的措施进入医学实践，从而减少个体化治疗的盲目性，提高成功率。医生对单个患者临床症状的识别、诊断及治疗依赖于个人经验及已有的外部证据，而每一次新的临床实践经验又成为新的数据，将其累计、收集、整理后形成信息，整合已有证据形成新的外部证据，再升华为知识，据此制定出的临床指南又指导新的临床实践，由此不断推动循证医学的发展与完善，促进老年医学的不断发展。

美国老年医学教育设有专门的循证医学课程，在医疗工作方面每个治疗措施的选择都以循证医学为指导，在科研中也非常重视循证医学。

四、结束语

老年医学作为独立的学科，在我国还没有得到充分认可。虽然老年医学已纳入医学生的学习课程，但教育资源明显不足，没有系统完整的教学组织，理论教学和实践指南均不够完善。许多指南来自临床经验及专家意见，临床试验结果只是间接应用于老年患者。因此，无论是老年医学教育还是老年医学实践，都需要在循证医学的指导下不断完善。

循证老年医疗实践对老年科医生的知识和技能提出了更高的要求。在提高专业知识、技能的基础上，要求老年科医生以循证医学为基础积极学习和掌握高质量证据，不断更新自身知识体系，做到终身自我学习。

老年医学在卫生事业中的兴起，是现代经济与社会发展的必然结果。老年医学教育中，重视循证医学的指导，培养学生严谨的作风，是从事老年医学和循证医学工作者共同面对的一个挑战。

参考文献

[1] 贾辉，刘黎明. 我国老龄人口结构精算估计及对养老模式的影响分析. 财经科学，2004(S1)：329-332.

[2] 陆惠华，方宁远，范关荣. 老龄化时代老年医学发展展望(专家论坛). 上海交通大学学报：医学版，2008，28(5)：485-487，496.

[3] 马永兴，俞卓伟. 现代衰老学. 北京：科学技术文献出版社，2008：909-931.

[4] 陆惠华，方宁远. 重视老年医学教育的研究与建设——21世纪医学教育的重大历史使命. 中国老年学杂志，2011，31(20)：4073-4074.

[5] 孙宝志. 高等医学教育人才培养模式改革研究与实践报告. 北京：高等教育出版社，2006：14-16

[6] 孙宝志. 全球视野下高等医学教育面临的挑战与改革出路. 医学与哲学，2013，34(7A)：1-4.

[7] American Geriatrics Society Expert Panel on the Care of Older Adults with Multi-morbidity. Patient-centered care for older adults with multiple chronic conditions：a stepwise approach from the American Geriatrics Society：American Geriatrics Society Expert Panel on the Care of Older Adults with Multi-morbidity. J Am Geriath Soc，2012，60：1957-68.

[8] 刘晓红，朱鸣雷. 老年人疾病特点与老年医学的干预策略. 中华临床医师杂志：电子版，2013，7(2)：458-459.

[9] Glasziou P，Del Mar C，Salisbury J. Evidence based practice workbook. 2rd ed. Oxford：Blackwell，2007.

[10] 唐雯. 将循证医学理念引入高等医学教育的思考. 中国高教研究，2010(2)：90-91.

[11] 陶军,杨天德,刘禹莲. 循证医学与临床医学教育模式的改革. 中华医院管理杂志,2004,20(09):549-551.

[12] 教育部. 本科医学教育标准——临床医学专业(试行). 教高〔2008〕9 号.

[13] 任延平,黄若文,韩亚利. 基于全科医学理念开展老年病教学模式改革研究与实践. 中国医学教育技术,2010,24(6):661-664.

[14] 李源. 老年病学. 西安:第四军医大学出版社,2005.

[15] 杨小艳,王月香,李军杰. 关于提高老年病科临床教学质量的几点思考. 科技信息,2009(16):717-718.

[16] 黄方,史兆荣. 注重循证医学与个体化的有机结合——推进临床老年医学发展. 东南国防医药,2012,14(6):528-530.

[17] 赵玉生. 老年医学发展现状及展望. 解放军医学杂志,2010,35(5):488-491.

[18] 陆惠华,高天,虞华英,等. 现代老年医学研究的现状与展望. 中国老年保健医学,2009,7(3):5-7.

[19] 杜文津,陈晋文,徐巍. 美国老年医学教育对我国老年医学教育的启示. 医学与社会,2012,25(1):94-96.

[20] 王爽. 慢性病管理与循证医学. 中国实用内科杂志,2012,32(4):250-253.

[21] 钱晓明. 循证医学与个体化诊疗相结合是现代老年医学的发展趋势. 医学研究生学报,2011,24(7):673-675.

[22] 汪耀,孙明晓. 老年医学的现状与思考. 中国保健医学,2010,8(6):5-7.

[23] Duursma S. Teaching and training in geriatric medicine in the European Union. Tijdschrift voor Gerontologie en Geriatrie,2005,36(1):19-26.

[24] Evidence-Based Clinical Practice Education in Cerebrovascular Disease. Stroke. 2004V35N2:392-396.

第 43 章

在高等医学院开设老年医学课程

(吴舰宇　乔芳芳)

美国早在 20 世纪就开展了老年医学研究。1909 美国 Lagatz Leo Nascher 提出了老年医学(Geriatrics)的概念。老年医学在美国已经形成一门完整的科学。1942 年成立全美老年医学会(American Geriatrics Society),随后出版全美老年医学会杂志(Journal of American Geriatrics Society),1945 年设立全美老年医学会(The Gerontological Society of America,GSA),1965 年设立老年人医疗保险(Medicare),1988 年在全美内科资格认证考核(American Board Of Internal Medical,ABIM)加入老年医学专科资格认证考核。全美 125 所医学院校都设有老年医学课程,而且不少院校建有老年医学临床研究中心。老年科医师一般先要取得医学博士学位,经过三年住院医师培训后取得行医执照,然后再经过 1～3 年的老年医学专科培训并通过资格认证考核。

而同为发达国家的欧洲也很早将老年医学设为一门独立的专业,并在 2 年的内科教育后进行为期 4 年的老年医学教育,其学校课程一般在 1～3 年开设老年基础医学,3～4 年开设老年病课程。

与我国相邻的日本于第二次世界大战后不久,即 20 世纪 50 年代成立了老年医学和老年学会,并先后建立起国家老年医学和老年学中心。在大学教学医院建立老年病科,成立老年护理学院。日本已有 5 所大学开展了以老年社会学为主的老年学本科生学位教育培训。这些大学都使用经日本教育文化体育科技部审核认定的本科生老年教材,并且按规定的课程和课时数进行教学,培养了大批专业的老年社会工作者。

我国在 20 世纪 80 年代也开始成立老年医学和老年医学会,在少数大医院中设立老年病科。在武书连中国大学排行榜调查的 222 所医学院校中,只有 59 所医学院校建立了老年医学专业。尽管现在我国设置老年医学专业的院校也可以招收老年医学科学学位型和专业学位型的硕士和博士研究生。但由于专业师资不足,老年医学专业的研究生在校期间根本无法开展系统的老年医学理论教育和临床实习,更没有系统的老年医学教材,没有统一的课程设置及教学大纲,而且研究课题很少涉及衰老机制的研究。此外,我国在非老年医学专业的医学研究生中根本没有开展老年医学理论教育和临床实习,老年专科医院相对缺乏。

一、老年医学课程的设计

结合国外发达国家的经验,在我国医药院校开展老年医学课程是现代社会发展的需要,可以起到事半功倍的效果。由于老年人细胞免疫和体液免疫功能下降,应激反应能力低下,各种疾病临床表现不典型,又由于老年人多种疾病并存,有时会有两种以上的恶性肿瘤出现,因此老年医学课程的设计、教育方法以及教育目的不应与其他临床学科相雷同,不宜全面讲授,应该选择性的给予精髓,重点突出老年人的特点。总的学时数为 40 学时左右。一般多从常见病、多发病开始,进而扩展到其他方面,尤以老年心血管、神经、内分泌为主,如老年高血压、老年痴呆、老年糖尿病等，一般讲授六大方面内容：

1. 老年基础医学方面　包括基因、生物化学、细胞、衰老进程的理论，衰老进程的器官组织解剖和生理学。疾病和衰老相关障碍的病理与病理生理学；疾病和衰老相关障碍的流行病学和自然转归。

2. 老年病学及老年相关临床问题　包括老年心血管疾病、老年神经系统疾病、老年呼吸系统疾病、老年代谢性疾病。这些疾病多病共存、病因复杂、长期积累、发病隐匿，从而造成生理与病理变化很难区分。客观上增加了发现，治疗疾病的难度。

3. 老年预防医学　包括老年流行病学、营养、运动、养生、保健医学、心理卫生、健康教育。

4. 老年康复医学　预防性康复处理、一般性治疗措施和有目的恢复已丧失的功能。

5. 老年心理学　研究人们在衰老过程中发生的心理变化的规律。

6. 老年医学研究　科研训练，包括理论课程和实验室的实验，加强临床医学的研究，提高对老年常见病的防治水平。

老年医学课程涉及许多课程的知识，其教学人员也必然涉及许多专科教师，例如生理、药理、内科、神经内科的专业医师共同完成。无条件的宜固定部分教师，从事老年医学的教学工作，有条件的可成立老年医学或老年病教研室，来提高教育与科研质量。同时课程应设立于内科学、神经病学教学之后，这样既有利于教学开展，使学生容易记住老年疾病的特点，也有利于巩固已学的各学科知识。

二、老年医学研究生课程的设计

参考美国经验，老年医学研究生课程一般应包括以下六类内容：

1. 用于达到职业卫生局(Bureau of Health Professions，BHPr)要求的老年病初级和高级咨询专业人员的质量准入标准。

2. 培养合格和优秀的老年病师资人员。

3. 培养研究生成为老年医学教育的主导、骨干及学术专家。

4. 培养研究生成为熟练的老年科医师，可以胜任老年人健康和疾病的诊断和治疗。

5. 培养研究生的科研能力，其中有综述、制订科研计划、科研实践及撰写论文等技能。

6. 使研究生获得成为医学管理者及从事临床计划、目标、评估等方案制订所必需的知识和技能。

参考文献

[1] Duusma S. Teaching and traninig in geriartic medicine in the European Union. Tijdschrift voor Gerontologieen Geriatre，2005，36(1)：19-26.

[2] Tsukada N，Tatara T. Gerontology programs in Japanese higher education：brief history，current status，and future prospects. Gerontol Geriatr Educ，2005，26(1)：97-115.

[3] Maeda D. Gerontological education in Japan：in training of social welfare personnel and nurses. Nihon Ronen Igakkai Zasshi，1992，29(5)：365-367.

[4] 黄晨，米歇尔桑德丝，叶止若，等. 美国的老年病医学教育与训练. 医学研究杂志，2008，37(11)：139-141.

第 44 章

老年医学毕业后继续教育的现状及发展

（冯景辉）

随着社会经济的发展和科技卫生的进步，人类的寿命不断延长，中国是一个发展中的人口大国，在 2000 年就已进入老龄化社会，预计到 2040 年老年人口将达到 3.8 亿，占总人口的 25%，我国面临着十分严峻而现实的老年人疾病和健康管理问题。由于老年人特有的生理和心理特点，老年病的诊治具有特殊性和复杂性，不是内科疾病在老年人中的简单重复，老年人群的医疗服务与普通人群存在明显差异，为他们提供医疗服务需要特殊的知识、技能和态度。老年医学知识的缺乏，既不利于老年病科医师的临床工作，也不利于相关临床科室（如内、外科、神经科等）的医疗工作，只有充分掌握了足够的老年医学知识，才能成为适应社会与临床工作需要的合格的医务人员。大力发展老年医学和教育势在必行。目前我国老年医学基础教育滞后，在职医务人员老年医学知识贫乏，毕业后的老年医学继续教育至关重要，应予充分重视和发展。

一、老年医学继续教育的现状

与国外相比，我国老年医学教育的发展整体相对滞后。美国在 20 世纪 70 年代后期就开始老年医学教育，经过多年努力，美国已经系统地开展了各个层次的老年医学教育和临床培训。目前全美 125 所医学院校都设置了老年医学必修课程，旨在医学生中普及老年医学基础知识，建立了 122 个老年医学专科培训基地，毕业后老年医学训练课程不断完善。老年科医生必须经过系统性专业培训和资格认证考核。欧洲几乎一半的国家也很早认识到并将老年病学设为一门独立的专业，开展老年医学本科及研究生教育，提供终身的老年医学继续教育和培训，并且有的国家规定要强制定期检查验收老年医学继续教育证。

而在我国，老年医学教学在医学本科生中开展的时间较短，只有十几年。目前只有极少数医学院设置了临床医学老年医学方向，大多数医学院校仅仅是在四年级开设老年医学选修课，课时数少，且无统编教材，多数医学院校的毕业生缺乏专业的老年医学知识，远远满足不了社会的需要。现在我国还没有老年科医师准入制度，多数医师未接受过正规老年医学专科培训，各地医生专业水平参差不齐。前几年由四川大学华西医院老年医学中心副主任医师丁群芳牵头完成的对四川省 3 所大型医疗机构 96 位老年科医师的问卷调查显示，老年科医生的来源五花八门。其中，从事老年病专业 5 年以下的比例最高，占 38%；对老年综合很熟悉的医师比例仅为 11%，没听说过的占 14%；对老年综合评估不了解的占 20%，直接受过培训的仅为 8%；在日常工作中，将对病人进行综合评估作为常规工作的占 12%，完全没有做过的占 20%；40.82%的老年科医生认为知识专业程度需要提高。与巨大的潜在需求相比，现今我国合格的老年医护工作者严重缺乏，迫切需要老年医学毕业后继续教育。我国目前虽然许多医学院都开展了老年医学研究生教育，但因学历教育周期长，培养出来的研究生数量远远不够，并且研究生在校期间根本没有系统学习老年医学理论。在职医务人员获取老年医学知识的途径及信息量有限。虽近些年也举办了老年医学继续教育学习班，但数量大大落后于其他学科专业。完善和发展老年医学继续教育在我国势在必行。

二、老年医学继续教育的发展

我国已经进入老龄化社会，老年人口不断增加，老年期延长，老年人的疾病和健康管理问题迫切需要我国老年医学继续教育的发展。现今我国老年医学教育基础薄弱，在职医务人员的老年医学知识的缺乏，对老年医学的认识不足，我国的老年医学继续教育发展任重而道远。目前在发展我国老年医学继续教育时，应注意以下几点：

1. 首先国家、老年医学会、高等医学院、各级医院应重视老年医学继续教育，给予必要的政策资金支持，联合多方面力量制定和安排具体的老年医学继续教育计划和内容并大力实施。

2. 继续教育以个人学习为主，因此要使广大医务人员认识到老年病的特殊性及掌握老年知识的重要性，从而调动他们的积极主动性。

3. 针对不同层次的医务人员开展不同目标和内容的老年医学继续教育。对从事老年医学专业的医务人员和研究生应进行系统规范的老年医学继续教育并且应不断地进行知识的更新；社区基层医务工作者应普及和掌握老年医学知识及健康管理；同时也应致力于其他专科领域的老年医学继续教育，如给肿瘤专业的医生进行老年肿瘤学的培训。

4. 鉴于在职医务人员工作比较繁忙，工作与学习时间容易冲突，很难抽出较多的完整时间进行学习，继续教育的形式应灵活多样，除传统的学术会议、专题讲座、研讨会，短期培训进修、案例分析讨论会、临床大查房、学术书籍期刊等，应着力发展不受时间地点限制的计算机网络教育，开发和完善老年医学远程教学系统。

参考文献

[1] 杜文津，陈晋文，徐巍. 美国老年医学教育对我国老年医学教育的启示. 医学与社会，2012，25(1)：94-96.

[2] Michel JP，Huber P，Cruz-Jentoft AJ. Europe-wide survey of teaching in geriatric medicine. J Am Geriatr Soc，2008，56(8)：1536 -1542.

第 45 章

心理老化的生物学基础研究

（张子新）

心理老化主要是由于机体的生理衰老导致个体发生与之有关的心理功能退化，并由此对人的心理和日常行为产生影响，比如因自我觉察和意识到衰老而产生的情绪波动如感伤焦虑、抑郁恐惧、沮丧颓废等心理情绪等，心理老化是生理衰老的必然后果之一。尽管生理衰老个体差异很大，但生理衰老必然出现，只是出现的早晚和程度轻重不同而已。广义的心理老化还包括非老年人群出现心理老化的表现，本文只探讨老年人的心理老化问题，并重点阐述老年人心理老化形成的物质基础尤其是生物学基础。

一、影响心理老化的因素

（一）老年临床躯体疾病对心理老化的影响

心理老化因不同疾病造成的生理老化的复杂性也表现的异常复杂。老年人的生理衰老会发生在神经系统、心血管系统、呼吸系统、消化系统、泌尿系统以及内分泌系统等几乎全部维持机体生命的组织和器官中，尤其是各种慢性疾病。张魏丽对河北部分地区 90～104 岁的 519 名老人，郭爱民等对北京城市社区老年人开展生活质量（QOL）现状调查，王琴等对银川市某社区老年人 QOL 进行现状调查，以及祝江忠对苏州 473 名老人进行慢性疾病患病及其对 QOL 的影响研究等的研究均得出相似的结论，证实慢性疾病会导致老年人心理的老化改变。其中高血压、心脏病、糖尿病以及骨关节病影响最为明显。疾病对老年人心理的影响远远大于非老年人，疾病影响老年人与他人的沟通，使老年人活动受限，这种对他人依赖程度的增高即被迫依赖使得老年人被孤立，减少了社会接触，挫伤了自尊心以及病痛本身均造成心理的变化，加速心理疾病的发展和心理老化。

（二）老年心身疾病对心理老化的影响

心身疾病给老年人带来的影响比单纯躯体疾病更为严重，心身疾病是具有明显器质性病理变化的躯体疾病的发生、发展转归和防治中，会出现心理因素的变化和影响，采用 SCL-90 惊醒心理健康程度指标的研究表明，老年心身疾病患者的心理健康程度明显低于非心身疾病的普通老年人和普通人群，更容易出现心理疾病，加速心理老化。比如消化系统疾病胃十二指肠溃疡和溃疡性结肠炎、心血管疾病高血压和冠心病、呼吸系统疾病支气管哮喘、神经系统疾病血管神经性头痛、脑卒中，以及糖尿病、甲亢等内分泌疾病和胃癌、肝癌、肠癌、食管癌等恶性肿瘤都属于心身疾病，它们会引起明显的心理和行为异常，并且出现无法用明确的器质性疾病解释的症状如焦躁不安、抑郁压抑、疲劳易怒、注意力不集中以及失眠健忘等，甚至急性发生惊恐障碍的表现，这些症状会使心理疾病加重，并加速心理老化。

（三）老年心理疾病对心理老化的影响

相对于躯体疾病的影响，精神疾病对老年人的影响更大，最常见的老年心理疾病中帕金森病和老年痴呆症与神经系统退变相关，抑郁症、焦虑症、疑病症和强迫症与日常生活变化引起社会适应性不良相关。衰退的神经系统疾病会引起老年人认知能力的下降和性格的改变，社会角色和日常生活的变化作用于已经衰退的神经系统，超出老年人的承受限度，就会引发老年人的心理疾病，并最终引发心理老化。

二、心理老化的可能生物学基础

随着科学研究手段的进步和心理学的发展，人们试图用现代理论解释复杂的心理老化的可能机制，心理老化除涉及复杂的心理学变化本身，还有其物质基础。总体而言生理老化是心理老化的生物学基础。人类衰老的生物学理论主要归纳为随机理论和程序性理论两个方面，但还有诸多问题存在。心理老化本质上是先天和后天、自然和环境相互作用的结果。

(一) 随机理论

随机理论是假设心理老化是有机体受到日常生活中发生的一系列随机事件造成的随机损伤的结果，通常认为是后天获得的生理老化对心理老化产生影响。当前比较著名的随机理论有以下几种，但这些理论的证据也并不明确，都不能单独解释心理老化的大部分过程，把这些不同机制整合起来解释心理老化的生物学机制似乎更合理。

1. 体细胞突变理论也称误差灾变理论，认为人体细胞不断地新陈代谢，随着时间的流逝取代过程越来越无效，由于复制失败，一些细胞被替换的可能是较差的复制品，所以年龄越老，细胞中 DNA 损害越重，细胞内 DNA 损伤的累积水平和修复能力与物种的平均寿命以及原代细胞自个体分离的年龄密切相关，损伤累积导致生理及伴随的心理老化发生。

2. 自身免疫理论人体认为免疫系统随增龄能力下降，发生错误，会把自身细胞当做攻击目标，日积月累错误越来越多，老化就越来越明显。同样细胞垃圾理论也认为正常细胞活动产生副产品毒素(脂褐质和自由基以及代谢废物)，它们不断聚集，累积性的损伤造成老化发生。其中最重要的是氧自由基的损害，氧自由基对染色体、线粒体、细胞膜和结缔组织等生物组织的产生毒害性攻击，导致生理和伴随的心理老化发生。

3. 应激理论：神经内分泌反应性增高会增加疾病和残疾的风险，下丘脑-垂体-肾上腺轴与年龄的交互作用，应对应急源，维持机体内环境的稳态和完整性，老年人经历更多应激状态，肾上腺激素水平间断升高，这种高浓度肾上腺激素会导致快速老化。

(二) 程序化理论

对心理老化的解释是基于进化论，认为老化是不可避免的，是自然选择决定的，是基因程序中固有的，这个程序决定着生长和老化的进程，即生物物种有限的寿命。目前有四个主要理论支撑，这些理论也只是在某一个层面可以解释生理和心理老化。

1. 变异积累理论认为老化所以发生是进化没有选择淘汰它，没有进化压力使之停止，这些基因突变不断积累，最终导致生理和心理老化发生。

2. 拮抗性基因多效理论基于两个假设，首先是基因的多效性，其次是基因的拮抗性。比如在生殖概率最高的时期有用的基因，即使在晚年有害，因为会提高总体生殖率，对物种有益，自然选择会保护它们，同时以生命晚期的健康下降、物种寿命为代价。而当年轻和年老发生冲突时，自然选择偏向支持年轻，两方面相互作用，导致生理老化最终发生。

3. 黑弗里克现象是以发现者黑弗里克命名的，是程序性老化理论最有力的证据，此理论涉及黑弗里克限度和端粒。黑弗里克限度指从身体取出的活细胞在培养皿中自身复制有限次数后就会死亡。端粒是染色体末端的 DNA 序列，每次细胞复制端粒就会缩短一些，当端粒不能再短时，细胞就因不能再复制而死亡。给细胞提供端粒酶，生殖细胞可以无限复制而没有退化迹象，端粒酶有延缓衰老的作用，是干预衰老的一个突破口，但具体的实施过程还存在很多问题。

4. 弃置体细胞理论认为机体细胞不断衰亡，需要随时更换，不更换效率就会下降，但细胞的更换不可能是同等的，从进化的角度和策略看，是以躯体（非生殖）为代价来保持生殖器官最优化，因此机体越多的能量投给生殖，躯体非生殖功能就衰退越严重，生理衰老就越明显。

三、小结

以上简略回顾了心理老化相关的影响因素，目前认为心理老化是机体与环境相互影响的结果，是从机体发生发展到死亡的伴随结果，其生物学基础是生理老化。心理老化的生物学基础研究目前还很有限，很多问题仍然悬而未决，相信随着对老年和老年医学的深入研究，这个问题会越来越清楚。

参考文献

[1] 马新利，吴淑华，郭新荣，等. 老年人心理衰老的影响因素及预防措施的研究进展. 中国临床保健杂志，2012，15(2)：215-218.

[2] 彭华茂，王大华. 基本心理能力老化的认知机制. 心理科学进展，2012，20(8)：1251-1258.

[3] 张魏丽，刘志坤，刘殿武，等. 高龄人群慢性病患病状况及对其日常生活能力的影响. 中国老年学杂志，2007，9：884 -886.

[4] 郭爱民，瓮学清，吴爱南，等. 城市社区老年人生活质量现状分析. 中国公共卫生，2002，18(7)：849-851.

[5] 王琴，郭忠琴，吴苏宁，等. 银川市某社区老年人生存质量现状分析. 医学动物防制，2004，20(11)：682-684.

[6] 祝江忠，徐波，马亚娜. 苏州市社区老年人慢性病患病及其对生命质量的影响研究. 中国农村卫生事业管理，2010，30(4)：260-262.

[7] 张魏丽，刘志坤，刘殿武，等. 高龄人群慢性病患病状况及对其日常生活能力的影响. 中国老年学杂志，2007，9：884 -886.

[8] 彭海瑛，崔思松，王传馥，等. 90 岁以上老人生活自理能力的相关因素分析. 中国老年学杂志，1994；14(2)：83-84

[9] 关念红，张晋碚，唐济湘，等. 老年心身疾病患者个性与心理状况的相关性研究. 中国现代医学杂志，2002，12(23)：53-57.

[10] 韩自力，关念红，唐济湘，等. 老年心身疾病患者生活满意度与个性的相关性研究. 中国行为医学科学 . 2002，11(2)：131-132.

[11] 王传升，张萍，梁艳枝，等. 阿尔茨海默氏病和帕金森氏病对老年人认知功能及日常生活能力的影响分析. 中国健康心理学杂志，2005，13(3)：184-185

[12] Carlesimo GA，Mauri M，Graceffe AM，et al. Memory performances in young，elderly，and very old healthy individuals versus patients with Alzheimer's disease：evidence for discontinuing between normal and pathological aging. J Clin Exp Neuropsychol. 1998，20(1)：14-29

[13] 张聚，刘斯奇，徐宁志. 细胞老化的基本特征和研究进展. 中国细胞生物学学报，2013，35(1)：1-16

[14] Kraut EH and Sagone AL. The effect of oxidant injury on the lymphocyte membrane and functions. J Lab Clin Med，1981，98：697-703.

[15] Halliwell B，Gutteridge JMC. Free Radical in Biology and Medicine. 3rd ed. Oxford：Clarendon Press，

1999:1-35.

[16] 余明蔚,王文恭.氧化应激诱导的细胞衰老过程中细胞生长相关基因的表达.中国生物化学和分子生物学报,2012,28(2):164-168.

[17] 郝光,王增武.人类衰老基因研究进展.中国分子心脏病学杂志,2012,12(6):380-384.

[18] 阮清伟,俞卓伟,保志军,等.免疫基因多态性与衰老和增龄相关疾病关系.遗传,2013,35(7):813-822.

[19] 容敏华,张志勇,何敏.长寿及衰老相关基因研究进展.实用医学杂志,2011,27(11):2086-2087.

[20] 印大中,刘希彬.衰老及相关基因群.生命科学研究,2002,6(1):21-30.

[21] 李美香,阳成波,李铁军,等.端粒-端粒酶假说与细胞衰老.甘肃农业大学学报,2007,42(1):1-4.

[22] 朱军,丁建强,冯云.端粒、端粒酶研究及应用进展.中国医药科学,2012,2(7):59-62.

[23] Kirkwood TB, Holliday R. Proc R Soc Lond B Biol Sci 1979;205:531-546.

[24] Peter M Douglas, Andrew Dillin. The disposable soma theory of aging in reverse. Cell Research, 2014,24:7-8.

第 46 章

当代老年人心理特点及保健

（王佳贺）

随着社会经济的快速发展及医学技术水平的不断提高，人均寿命不断延长，老年人在人口中所占比重逐渐增高，人口老龄化已成为世界性的社会问题，我国也已进入老年社会，经统计我国是老龄化速度最快的国家之一，预计到 2020 年，老年人将增加到 2.8 亿。随着老年人生理功能的退行性改变及社会地位的改变，其躯体和社会适应性也随之发生变化，并且这些变化也将影响他们的心理健康和生活质量，但目前社会对老年人的心理健康问题还缺乏足够的重视。据有关专家介绍，当代老年人心理问题逐渐增多，老年期心理障碍及相关疾病患病率呈明显上升趋势，直接威胁老年人健康的躯体疾病如冠心病、高血压、糖尿病、脑血管病等都属于身心疾病的范畴，其发病主要与心理社会因素有关，且其发展与转归都与心理因素存在密切关系。故关注老年人心理健康已成为社会各界需要关注的大事。现就当代老年人心理特点变化相关内容作一简述。

一、心理健康的主要影响因素

（一）生理因素

老年人由于生理功能减退，患慢性病的机会增加，且伴随社会经济的发展及人类生活水平的提高，生活方式也发生了改变，与之相关的疾病如高血压、糖尿病、高血脂、心脑血管病等发病率逐渐提高，这些躯体疾病可对心理造成直接或间接的影响，如脑血管疾病早期可出现记忆力减退，晚期可发展为脑萎缩而导致痴呆；糖尿病患者的情绪障碍可导致病情波动，并可引起神经系统并发症而导致智力减退、丧失生活乐趣和失去自信心；冠心病患者常可出现不同程度的焦虑、抑郁、烦躁等情绪障碍。

（二）环境因素

1. 社会因素　老年人从繁忙的工作岗位退下来，社会角色、人际交往及生活节奏发生变化，许多老人很难适应这种转变，从而会产生无所适从和孤独感。

2. 家庭生活因素　子女离家或称“空巢现象”，亲戚来往减少，生活范围局限信息不灵，会增加孤独无助，甚至伤感。再加上住房和经济问题，家庭成员之间的矛盾，两代人关系紧张，必然影响老年人的情绪，造成心理负担过重，不利于老年人的身心健康。

3. 文化因素　老年人习惯于传统的社会文化，思想观念保守，对当代社会生活中的现象及影视、网络媒体不适应，心理上会受到较大冲击。

二、当代老年人心理特点变化

1. 焦虑、抑郁倾向　老年人心理压力和躯体状况的改变，易出现抑郁、焦虑的情绪反应，可表现为紧张恐惧、内心空虚、兴趣丧失，并可出现躯体症状，从而加重焦虑、抑郁情绪，产生恶性循环。

2. 自我意识较强　老年人自我为中心意识增强，固执己见，希望得到他人的关怀和在意，关注自身健康，但不愿接受他人意见，患病后甚至拒绝护理和治疗。

3. 自卑心理　随着衰老，社会角色及家庭地位发生改变，加上长期的孤独寂寞，老年人常产生自卑感，不愿与外界接触，认为自己无社会价值，产生悲观消极的心理反应。

4. 恐惧心理　老年人由于体弱多病，最大的恐惧是面对死亡，多种躯体疾病常常给晚年生活带来痛苦和不便，特别是那些患有恶性肿瘤等绝症的患者，不得不为死亡随时做准备，因此常表现出焦虑、恐惧、不知所措的心理。

5. 生活能力退化　伴随衰老，精神情感变化日益明显，主要表现为过度依赖他人，希望得到别人的恭敬、照顾，自己能做的事也不愿意去做，甚至行为表现幼稚，导致生活能力退化。

6. 疑病障碍　疑病障碍是老年期常见的心理问题，主要表现为对身体变化紧张敏感，总是怀疑自己患了某种严重疾病，但其担心程度与自己情况很不相符。这是因为老年人的心理特点由对外界事物的关心转向自身躯体所致，加上这些关心可能因主观感觉而加强，或因固执的个性，更易出现疑病症状。

7. 其他　老年期还常出现情绪、性格改变、失眠、强迫等心理障碍，严重影响他们的生活质量和身体健康。

三、老年人心理保健策略

1. 加强医护人员的心理健康教育，提高心理保健素质　医护人员在进行医疗保健的同时，应该关注老年人的心理健康，所以医护人员应当加强学习心理学的相关理论知识，掌握基本的诊疗方法，并运用于日常的临床工作中，帮助老年人克服一些常见的心理问题，提高老年人的心理保健工作水平。

2. 开展老年人心理疏导工作，鼓励老年人树立正确的生活态度　老年人长期孤独寂寞，会产生消极自卑的心理，不愿与外界接触，医护人员应该主动耐心地向老年人提供心理咨询服务，积极开展心理疏导活动，帮助他们调整好心态，克服自卑心理，鼓励他们积极培养兴趣爱好、参加文体活动，如积极参加集体文艺活动，打太极拳、跳舞、下棋等，都能使老年人在群体内交流思想情感，消除孤独感，并指导老年人合理安排饮食起居，建立健康的生活方式，提高机体免疫功能，促进疾病的康复。

3. 帮助老年人自我调节　老年人患病后，常会产生悲观、消极、抑郁等不良情绪，医护工作者应当与老年患者建立良好的医患关系，通过及时实施心理疏导，帮助老人自我调节，端正对疾病的态度，克服心理障碍，树立战胜疾病的信心，积极配合医护工作者的医疗工作，对于临床治疗及巩固疗效具有十分重要的作用。

总之，随着当代社会经济结构及人类生活方式的改变，心理问题现已成为严重影响老年人健康和生活质量的主要疾病之一，做好心理保健工作十分重要，医护人员应与老年患者建立良好的医患关系，坚持以人为本，通过开展老年心理健康咨询，强化心理健康教育等有益于老年人心理健康的保健措施，鼓励老年人树立健康向上的生活态度，提高老年人的健康水平，为实现健康老龄化做出新贡献。

参考文献

[1]　Rotkiewicz-Piorun AM, Al-Snih S, Raji MA, et al. Cognitive decline in older Mexican Americans with

diabetes. J Natl MedAssoc,2006,98:1840-1847.

[2] Boss,Lisa,Kang,et al. Endogenous Sex Hormones and Cognitive Function in Older Adults:A Systematic Review. WESTERN JOURNAL OF NURSING RESEARCH,2014,3:388-426.

[3] Haring,Bernhard,Leng,et al. Cardiovascular Disease and Cognitive Decline in Postmenopausal Women:Results From the Women's Health Initiative Memory Study. JOURNAL OF THE AMERICAN HEART ASSOCIATION,2013,6.

[4] Holwerda,Tjalling Jan,Deeg,et al. Feelings of loneliness,but not social isolation,predict dementia onset:results from the Amsterdam Study of the Elderly(AMSTEL). JOURNAL OF NEUROLOGY NEUROSURGERY AND PSYCHIATRY,2014,2:135-142.

[5] Ringoir L. Widdershoven Prevalence of psychological distress in elderly hypertension patients in primary care. NETHERLANDS HEART JOURNAL,2014,2:71-76.

[6] Bosmans JE,Dozeman E,van Marwijk,et al. Cost-effectiveness of a stepped care programme to prevent depression and anxiety in residents in homes for the older people: a randomised controlled trial. INTERNATIONAL JOURNAL OF GERIATRIC PSYCHIATRY,2014,2:182-190.

[7] 张晓滨. 老年患者的心理特点与护理沟通. 现代护理,2009,12:104.

[8] Ferretti,Fatima,Lunardi,et al. Causes and consequences of fall among elderly people at home. Fisioterapia em Movimento,2013,4:753-762.

[9] 龚润秀,覃芳芳. 老年人常见心理问题及护理干预. 检验医学与临床,2011,23:2940-2941.

[10] Tieu,Yvonne,Konnert,et al. Mental health help-seeking attitudes,utilization,and intentions among older Chinese immigrants in Canada. AGING & MENTAL HEALTH,2014,2:140-147.

[11] Genova-Maleras,Ricard,Alvarez-Martin,et al. Burden of disease in the elderly population in Spain. GACETA SANITARIA,2011:47-50.

[12] Buecking B,Struewer J,Waldermann A. What determines health-related quality of life in hip fracture patients at the end of acute care? -a prospective observational study. OSTEOPOROSIS INTERNATIONAL,2014,2:475-484.

[13] Vagetti,Gislaine C,Barbosa Filho,et al. Association between physical activity and quality of life in the elderly:a systematic review,Revista Brasileira de Psiquiatria,2014,1:76-88.

[14] Lim,Lena L,Ng Tze Pin,et al. Living alone,lack of a confidant and psychological well-being of elderly women in Singapore:the mediating role of loneliness. ASIA-PACIFIC PSYCHIATRY,2010,1:33-40.

第 47 章

不同老年群体的心理特点及诊治

（孙丽娟　李　杰）

随着生活水平及医疗技术地不断进步，人口老龄化逐渐成为社会发展的必然产物。然而，随着医学模式的转变，老年期心理及精神障碍的患病率呈明显上升趋势，严重影响老年人健康和生活质量，心理健康问题逐渐成为目前老年医学保健工作的重要内容。

一、不同老年群体的心理特点

不同群体的老年人会面对着不同程度、不同方面的心理问题。根据不同的分类标准，老年人又可分为不同的群体，如：①根据年龄可分为 60～69 岁、70～79 岁、80～89 岁、90～100 岁等各个年龄段老年人等；②根据社会属性可分为退休人群、空巢老人等；③根据居住地不同可分为城市、农村老年人；根据健康状况可分为健康老年人、患病老年人（又可进一步分为急性病者及慢性病者）等。虽然老年群体的心理特点在不同群体中有独特的表现，但多数并不是单独一个群体所特有的，往往在各群体间均有交叉，但可大致概括为以下几种：

1. 老年人的性格有些共同的消极特点　多表现为自我为中心、保守、刻板、固执、敏感多疑、无用感、行为退化依赖心理。

2. 衰老过程中逐渐出现的心理问题　步入老年期后，感觉器官功能开始减退，会出现感知觉减弱、记忆力下降、智力的变化等改变，因此容易敏感多疑，甚至产生偏执观念。

3. 多数老年人长期患有慢性疾病（如脑卒中、冠状动脉粥样硬化性心脏病（简称：冠心病）等），对自身疾病又缺乏足够的医学知识，往往会由于病情迁延不愈，产生悲观失望、忧郁沮丧的负性情绪，普遍存在焦虑、恐惧、悲观消极的心理。Cassem 曾对冠心病的患者作出研究并得出患病本身及长期服用药物均会造成老年人产生心理压力，多数人会伴随出现抑郁、失眠、谵妄等问题。

4. 抑郁、失眠　退休后精神状态与以往不一样，再加上长期与冠心病、糖尿病、前列腺增生症等疾病的影响，往往表现出抑郁，多数人表现为失眠。抑郁是老年人常见的心理失调，有的甚至有轻生的念头。严重抑郁症的老人有自杀行为，需要家人高度警觉。

5. 孤独心理　目前，传统的大家庭逐渐被新型的“核心家庭”所取代，老人独居、空巢现象越来越多，由于生活单调寂寞，缺少精神慰藉，老年人常会感到孤独无助、寂寞、甚至伤感等。

6. 恐惧死亡　老年人长期处于对生命结束的恐惧当中，再加上老年人常常患有一种或多种慢性病（尤其是患有难以治愈的疾病者），往往表现出惊恐、焦虑、不知所措、愤怒等负性情绪。

7. 应激心理　对于老年人来说，其心理承受能力已大不如以往，面对丧偶、老年丧子或重大的天灾等这些突如其来的事件，不仅仅会诱发生理疾病的发生及加重，更容易引起老年人心理和行为的异常，轻者表现为抑郁、情绪紧张、感觉过敏等；重者则表现为惊慌失措、恐惧、选择性遗忘等。

二、诊断

一个完整的心理疾病的诊断至少应包括以下几个方面：①病人的人格（或性格）特点；②病人当前的心理（情绪）状态；③致病的心理社会因素（如生活或工作应激因素、心理冲突或挫折）；④躯体疾病的诊断。心理疾病的诊断不仅需要病史的采集、体格检查，还需要心理行为的检查，即结合病史材料，采用交谈、行为观察、心理测验及心理生理学检测等方法，对致病的心理社会因素、主导的情绪状态、人格特点、应对资源以及心理问题的性质和特点等进行评估。综合分析法即根据以上程序中收集的材料，结合医学心理学的基本理论，最终得出结论。

健康心理是指能与群众、社会和谐相处，包括感觉、知觉、记忆、想象、思维、情绪等方面的完好状态。老年人健康心理的标准可概括为：第一，具备一个相对健全的人格，能不断陶冶个人情操，拥有端正的人生态度；第二，遇事能多层次多角度地考虑问题，遇事能不因主观化而导致片面化；第三，能善于帮助别人，乐于助人的同时同样愿意接受别人的帮助。

三、老年人心理障碍的治疗

目前，我们国家对于心理疾病的治疗已有一些具体的方法，就是药物治疗和心理疏导相结合的方式。

（一）药物治疗

药物治疗是心理治疗的一部分，能为心理治疗提供必要的基础。有些药物能可很好地控制心理生理反应，从而缓和心理应激和改善心境。

主要有以下几类：①抗焦虑、镇静催眠物：包括苯二氮䓬类、巴比妥类、环吡格列酮类及其他。②抗抑郁药物药物：包括三环类抗抑郁药物、四环类抗抑郁药、选择性 5-羟色胺再摄取抑制药物、单胺氧化酶抑制剂。③抗精神病药物：传统抗精神病药物（如氯丙嗪、氟哌啶醇等）和非传统抗精神病药物（如奥氮平、利培酮、奎硫平等）。临床常用地西泮、艾司唑仑、佐匹克隆、奥氮平、黛力新、乌灵胶囊等。

但是患者依从性依然是关键问题，多数老年人不能接受心理疾病的诊断，甚至怀疑精神药物的疗效，不遵从医嘱，往往会导致疾病的迁延不愈。

（二）心理疏导

老年人拥有健康的心理要靠医务工作者、自身、家庭社会的支持两方面的共同努力才能实现。

1. 提高医务人员心理保健意识　对于老年患者，医师在诊治生理性疾病的同时，应同时注重心理性疾病的诊断及治疗。结合患者的慢性疾病，充分了解其心理特点，及时对老年患者的心理问题作出判断，帮助他们调整好心理状态，必要时酌情给予抗焦虑、抗抑郁等药物治疗。此外，积极主动组织开展一些老年心理保健研讨活动，及时总结推广科学的老年心理保健知识和方法。

2. 老年人应改变自我的认知观念及健康理念，加强自我心理调适：①更新观念，正确对待压力：离退休后，老年人生活事件的压力占据主要地位，因此老年人要坦然面对死亡的生命规律，树立自信、自强、自立观念；②丰富精神文化生活、保持乐观情绪：老年人应多交朋友，构建人生的“第二社会圈”，积极组织及参加有益身心的文体活动（如垂钓、种花、听音乐、跳舞、绘画等)，在这些丰富多彩的精神文化生活中树立起健康的心理状态；③生活有规律、注重运动：注意营养平衡及戒烟、限酒等，多做散步、游泳等有氧运动，能提高免疫力，促进身心健康；④维持良好人际关系：老年人要和晚辈和睦相处，保持年轻的心态，与年轻人交流经验及简介，更多地融入社会活动中去。

3. 提高家庭和社会对老年人心理健康的认识　老年人心理健康与关爱心理保健不仅仅是医疗机构、退休管理部门的事，全社会都应采取积极措施支持老年心理保健的工作，以不断提高全社会老年心理保健的工作意识。

4. 加大家庭、社会支持力度　子女应常回家看看，满足老年人的精神赡养需求，子女对老年人不仅生活上要全面照顾，更要给予情感赡养，创造温馨、舒适、愉快、祥和的家庭气氛。老年保健工作者应提倡建立老人交流俱乐部、老人关怀机构等场所，丰富老人精神文化生活；开发和利用老年人才资源充分利用老年人的经验及智力特点，实行返聘制度，为其提供重返社会工作的平台，充分体现老年人才在社会发展中的价值。

四、意义

2011 年《中国老龄事业发展“十二五”规划》强调，要注重老年精神关怀和心理慰藉，提供心理健康指导服务。在这种形势下，无论老年人自身，还是作为社会人的一员，都有责任和义务重视老年人的心理健康，为提高老年人的心理生活水平提供有利条件，才能使他们度过美好的夕阳红阶段，促进健康老龄化社会的形成。

参考文献

[1] 刘碧英. 老年人心理特点与心理保健. 中国临床心理学杂志，2005，13(5)，373-374.

[2] 刘英锋，黄宁侠. 老年病人心理特点及治疗总结. 中国疗养医学，2009，18(7)：640.

[3] 钱明，刘畅，崔光成. 医学心理学. 天津：南开大学出版社，2010：208.

[4] 李志菊. 空巢老人心理健康状况研究进展，中国老年学杂志，2011，31(4)：719-722.

[5] 姜乾金. 医学心理学. 北京：人民卫生出版社，2008：99-100.

[6] 韩正. 心理疾病的治疗与康复. 社会心理科学 2012，27(8)：87-90.

[7] 汪剑琴. 老年人心理特点与老年工作策略思考. 管理观察，2009(7)：170-171.

[8] 韩正. 心理疾病的治疗与讨论. 社会心理科学，2012，27(12)：112-125.

[9] 黄明炜，何小波，桂程丽. 老年人心理变化特点影响因素分析及对策. 中国老年保健医学，2008，6(3)：53-54.

[10] 李德明，陈天勇，李贵芸. 老年人才资源开发的心理学依据. 中国老年学杂志，2004，24(8)：681-683.

[11] 邢采. 健康老龄化重在老年人心理健康. 中国社会科学报，2013-12-09.

第48章

老年医疗护理与健康照顾

（韩　颖）

老年医疗护理是一门跨学科，多领域并具有独特性的综合学科，它是研究、诊断和处理老年人对自身健康问题的反应学科，与老年学密切相关。老年护理学的范畴很广，包括老年人健康状况的评估，老年综合的护理，疾病护理，临终关怀，安全管理等。老年医疗护理是医务工作中最具挑战性的一个专业。也是相对年轻的学科，建立适合我国国情和地方条件的医疗保障体系势在必行。

我国人口老龄化日益严重，《中国人口老龄化发展趋势预测研究报告》指出，2009年中国老年人口将达到1.67亿，老龄化水平达12.5%，到2020年，老年人口将达到2.48亿，老龄化水平将达到17.17%，到2050年，老年人口总量将达4亿，老龄化水平推进到30%以上，中国将面临人口老龄化和人口总量过多的双重压力。我国的老年人在预防疾病、治疗疾病、抢救生命、对慢性病的护理及照料中，提高生活质量，使更多的老年病人受益。

一、老年疾病的护理

由于老年患者患病特点的特殊性，并且多种疾病同时存在，病情复杂、临床表现不典型、病情长、康复慢、并发症较多、病情发展迅速，容易出现危象。各学科间的合作加强，为老年患者提供连续性、综合性、协调性、个体化和人性化的医疗保健服务。

（一）老年医疗护理依托全科医学

老年护理与预防医学、保健医学和康复医学的交流学合作加强，临床与社区、家庭的联系会更密切，通过学科间合作，实现老年护理以人为中心，以家庭为单位，以整体健康的维护多促进为方向的长期负责式照顾，并将预防、医疗、康复与健康促进有机结合。将健康照顾与保健融为一体的全科医学，让更多老年人受益。

（二）老年护理执业标准

护理职业标准是提供给护理人员有关老年专科护士能够做什么以及通过他们的所作，其独特护理标准是什么，以及护理执业标准的作用。护理职业标准的作用主要体现在以下几个方面；协助护理人员评价以及改善自己的工作标准；护理人员各项技术操作标准时，可提供给其满足感；提供更客观的标准来评估护理人员的表现；为改善健康护理提供依据；确立研究重点，未来的研究应着重强调老年人是一个功能性的整体。

（三）老年护理服务时担负的责任

制定老年护理执业标准，提出护理人员在提供老年护理服务时应担负的责任。

1. 老年护理服务必须有计划，有组织且有专业护理人员执行管理。

2. 护理人员使用健康评估数据与资料决定护理诊断。

3. 依据护理计划，护理人员提供护理措施。

4. 护理人员参与理论的发展和研究。

5. 持续性地评价护理措施，作为修正护理诊断和护理计划的依据。

6. 护理人员应对老年护理专业发展负有责任，并对健康护理做出贡献。

(四) 老年患者的护理目标

老年患者的护理目标，是以增强老年患者自我照顾能力，增强老年人生活的信心，提升自身价值感，提高生活满意度指数，促进老年人的成功老龄化。对老年患者进行管理，做到早发现、早诊断、早治疗，积极康复，对疾病进行有预测性的干预，预防并发症发生，防止病情恶化或伤残，从而促进并提高老年患者的生活质量。借助护理，让老年患者在健康基础上更好地享受人生。同时，做好临终关怀护理，让临终老年患者感受到家属和医护人员以及周围人群的关怀，有尊严地度过生命最后时光，也是老年护理的最高目标。

二、老年患者的健康照顾

“以病人为中心”的健康照顾，要求护士从全人的观点来看待自己的服务对象，从生理、心理及守护等各方面充分了解自己的服务对象，熟悉其生活、工作、社会背景和个性类型，以便提供有针对性的适当的服务。

临床护理的开展，要求护士以整体观对病人，目前全科医学，也要求全科医生使用全方位思维模式。

健康照顾的内容主要包括紧急事件处理和照顾常见慢性病的照顾。身体评估的知识和技巧，康复指导，心理咨询等。

1. 主动关心老年人及其家属。主动给与关怀，分析其感受和需要。并对他们的进步给予及时鼓励。增加康复疾病的信心。

2. 协助教育老年人及家属增进其自我照顾的独立性。以帮助其自行处理日常生活活动的能力。

3. 与患者及其家属保持良好的沟通，获取信任，使其患者及家属接纳自己。

综上所述，老年医疗护理及健康照顾的对象不是老年个体，而是老年群体。同时，老年护理强调从医院到中间医疗机构及其居家的连续全程的照顾。因此，做好老年医疗护理与健康照顾，为老年人提供满意和连续的全面的医疗保健服务，是老年医疗护理十分重要的任务，这不仅有利于老年人健康长寿和延长生活自理的年限，提高老年人生活质量，还会促进社会的稳定和和谐发展。

参考文献

[1]　殷磊. 老年护理学. 北京：人民卫生出版社，2000.

[2]　桂世勋. 中国高龄老人长期护理问题的思考. 中国人口科学，2004(S1)：113-118，178.

[3]　薛迪. 加强以家庭为基础的长期保健的发展. 中国初级卫生保健，2002，16(10)：12-13.

[4]　姜贵云. 康复照顾学. 北京：人民卫生出版社，2002.

[5]　王世俊. 老年照护学. 北京：人民军医出版社，2007.

[6]　李修英，王桂杰，叶杰. 老年病科医疗护理的基本伦理道德要求. 中国老年学杂志，2009，29(24)：3294-3295.

第五篇

老年医学机构与体系建设研究

第 49 章

老年医学专科医师资质与职称评定模式

（王国付　Sean Leng　严　静　陈新宇　陈旭娇）

2010 年第六次人口普查数据显示我国 60 岁以上老年人口数量达到 1.78 亿人，占人口总数的 13.26%。据预测到 2050 年，老年人口数量将达到 4.83 亿人，占人口总数的 34.1%，65 岁和 80 岁以上人口数将分别达到 3.63 亿人和 1.47 亿人。面对汹涌而来的银发浪潮，我国的养老体系、老年医学显然还没有做好相应的应对准备。目前，我国的老年医学科医生多是从事干部保健工作或者其他内科专业出身、未接受过正规老年医学专科培训，更谈不上全国统一的老年医学专科医生的资格认证和水平考核；各地医生专业水平参差不齐，总体水平亟待提高。为了更好地应对我国的快速老龄化，必须大力发展老年医学，而其中的关键环节就是抓好老年医学专科医师的培训、资质认定及考核。

本文首先简要介绍一下美国老年医学专科医师的培训、资质及评定模式；然后提出一些我国在这方面的初步设想。

一、美国老年医学专科医师的培训、资质及评定模式简介

（一）美国老年医学专科医师的培训

美国的老年医学专科医师首先必须接受 4 年大学本科（学士）教育；之后，通过 4 年医学院（医学博士）的教育；毕业后，再接受为期 3 年的内科或家庭医学科的住院医生培训。住院医师培训结束后，如果医师选择老年医学专科，还要继续接受 1～3 年老年医学专科培训，即"3＋(1～3)"模式。目前，全美共有一百多个老年医学专科培训基地，每个基地都有经过专家评审的正规培训计划、临床轮转和课程，包括全国统一的内容和各基地的特色内容，具体内容参阅美国老年医学会（AGS）制定的老年医学专科培训基本要求（www.americangeriatrics.org）。以霍普金斯医院老年医学中心为例，在授课方面，老年医学专科培训医师必须参加每周一中午的学术报告与讨论、每周二早上的病例汇报与讨论、每周二中午和周五早上内科大查房以及每周四老年医学大查房。以上教学活动各为 1 小时。每年 7、8 月期间，利用每周四老年医学大查房暑期时间，专门为新一期的专科培训医师（和其他临床培训人员）授课——介绍老年医学的基本理念和医疗模式。老年医学专科培训医师还要求参加为期一周的霍普金斯老年医学继续教育课程以及美国老年医学会年会。另外，每个老年医学专科培训医师根据自己的临床和科研侧重方向可以选择性地参加某个领域专业性很强的学术活动。在临床技能培训方面，老年医学专科培训医师必须轮转和掌握各个门诊、住院以及社区老年医学诊治、康复与保健的医疗模式；在主治医师的带领下训练如何在老年医学多学科团队医疗服务中起主导作用。老年医学专科培训可以定向临床、教学或科研，培训期限 1～3 年不等。霍普金斯老年医学专科医师培训特别注重科研技能的训练。整个培训项目获得 NIH 基金（T32）支持。从培训一开始，每个老年医学专科培训医师根据科研兴趣和侧重领域选择或安排固定导师，并逐步制定教学或科研课题。霍普金斯老年医学专科培训医师项

目双向考核很严格。培训医师年度考试使用 AGS 的复习资料。项目负责人对每个培训医师每 3～6 个月作一次正式会谈，并记录其临床、教学与科研的进展、存在的问题以及培训医生对临床轮转、授课和导师的反馈意见等。如有问题或者根据需要，这种评估会更频繁。另外，在每月中、高级职称的员工会议上对每个培训医师的情况逐一进行讨论。同时，培训项目每年为培训医师组织一个周末集体外出休假。在这期间，由他们自己组织讨论培训项目的优缺点，如有需要改进的地方，提出可能的改进方案，写出书面总结报告，并由其代表在每月中、高级职称员工会议上作口头汇报。然后，由培训项目负责人组织员工讨论，尤其是对所提出的问题给予答复。霍普金斯老年医学专科培训医师在 ABIM 的老年医学专科医师资格认证考试首次通过率为 100%。

(二) 美国老年医学专科医师的资格认证和水平考核

美国老年医学科医生的资格认证和水平考核也很严格、并有一套完整的体系。按照要求，第一次出现的英文缩写需要英文全文标出。

首先，必须通过全美统一的行医执照考试(USMLE)并取得各州政府的行医执照。USMLE 共分三步：第一步是基础医学考试，考试内容包括解剖、组织和胚胎、微生物和免疫、生化和遗传、生理、药理、病理及行为医学等，相当于我国医学教育中的基础医学阶段；第二步包括临床知识(clinical knowledge，CK)和临床技能(clinical skill，CS)两部分。CK 考试涵盖诊断、内、外、妇、儿、五官等全部临床学科内容，相当于我国医学教育中的临床课和见习阶段；而 CS 是专门考察用英语采集病史、医患沟通技巧和病历书写能力的考试，主要是各种常见病例；第三步也是临床医学考试(偏向考察各科医学知识融会和实际应用)，涵盖第一、二步中的所有内容，以及在日常医学实践中的诊疗规范，相当于我国医学教育中实习和住院医阶段。第一、二步在医学院毕业前完成，该两步的成绩直接影响学生对住院医师培训基地的选择；第三步在住院医师培训期间完成。要取得各州的行医执照，必须具备一些条件，如在有资质的医学院毕业、通过 USMLE、完成所申请专业的住院医师培训、且无犯罪行为或历史等。行医执照一般每 1～2 年更新 1 次，更新时须提供医学继续教育(CME)学分，且无重大医疗差错。

在获得行医执照基础上，和其他各专科医生一样，老年医学科的医生也要要接受资格认证和水平考核。全美内科资格认证委员会(ABIM)和全美家庭医学科资格认证委员会(ABFM)是非政府性的专业组织，独立于各专科或亚专科或其他行业。例如，ABIM 有一整套针对大内科及其各专业组医生资格认证和水平考核的正规标准和程序，包括自学、书面考试和患者调查等。对达到标准的医生才颁发专科资格认证书，且该证书须每 10 年更新一次。关于 ABIM 和 ABFM 考核标准和程序，可参阅二者网站(www.abim.org & www.Theabfm.org)。简单地说，老年医学专科医师资格认证书的维持和更新在十年中分步进行。在前 2～8 年内应完成一定单元(modules)数的自学并通过考试(在 ABIM 或 ABFM 网站上完成)。同时，还需要考查病人的满意度与评分。在最后 1～2 年通过资格认证考试(certification examination)，其考试的内容及其所占比例见表 49-1。

表 49-1　美国(ABIM)内容分类(占总的百分比，%)

老年学 Gerontology(7%)
1. 生物学 Biology(14%)

续表

2. 生理学 Physiology(25%)

3. 人口及流行病学 Demography & Epidemiology(36%)

4. 老年心理学/社会学 Psychology/ sociology of Aging(21%)

常见老年病 Diseases in the Elderly(40%)

1. 变应性疾病 Allergy(3%)

2. 心血管疾病 Cardiovascular(17%)

3. 皮肤病 Dermatology(3%)

4. 内分泌疾病 Endocrinology(10%)

5. 胃肠道疾病 Gastroenterology(5%)

6. 泌尿生殖系统疾病 Genitourinary(5%)

7. 血液系统疾病 Hematology(6%)

8. 感染性疾病 Infectious Diseases(9%)

9. 肾脏疾病 Nephrology(5%)

10. 神经系统疾病 Neurology(13%)

11. 肿瘤学 Oncology(4%)

12. 口腔健康 Oral Health(4%)

13. 呼吸系统疾病 Pulmonary Disease(6%)

14. 风湿免疫/骨骼肌肉疾病 Rheumatology/ musculoskeletal(8%)

15. 耳鼻咽喉及其他听力障碍性疾病 Ear,nose,throat other than hearing loss(1%)

16. 视力障碍以外的眼科疾病 Ophthalmology other than vision loss(1%)

老年精神病 Geriatric Psychiatry(11.5%)

1. 痴呆 Dementia(35%)

2. 抑郁 Depression(22%)

3. 双相情感障碍 Bipolar disorder(4%)

4. 焦虑 Anxiety(9%)

5. 精神分裂症、精神错乱、幻觉 Schizophrenia,psychosis,hallucinations(9%)

6. 酒精和药物滥用 Alcohol & substance abuse(17%)

7. 人格障碍 & 疑病症 Personality disorder & hypochondriasis(4%)

老年综合征 Syndromes(11.5%)

1. 谵妄 Delirium(19%)

2. 眩晕/头晕 Dizziness/ light-headedness(6%)

3. 跌倒和步态失调 Falls and gait disorders(13%)

4. 感觉丧失 Sensory loss(6%)

续表

5. 失禁 Fecal and urinary incontinence(14%)
6. 制动的并发症 Consequences of immobility(14%)
7. 睡眠紊乱 Sleep disorders(6%)
8. 疼痛 pain(13%)
9. 营养不良 Malnutrition(6%)
10. 衰弱 Frailty(3%)
老年人用药 Geropharmacology(10.5%)
1. 衰老相关的变化 Age-related changes(19%)
2. 药物不良事件 Adverse drug events(24%)
3. 处方原则 Prescribing principles(19%)
4. 药物相互作用 Drug interactions(19%)
5. 补充和替代药物 Complementary and alternative medications(19%)
功能评估 & 康复 Functional Assessment & Rehabilitation(4%)
1. 失能评估 Assessment of disability(13%)
2. 康复评估 Assessment of rehabilitation(12%)
3. 康复 Aspects of rehabilitation(25%)
4. 康复环境 Rehabilitation settings(12%)
5. 一般状况的康复 Rehabilitation of common conditions(38%)
老年人保健服务 Caring for Elderly Patients(11.5%)
1. 预防医学 Preventive medicine(17%)
2. 卫生经济学 Economic aspects of health care(17%)
3. 卫生保健服务系统 Health care delivery system(9%)
4. 护理伦理原则 Ethical principles of care(9%)
5. 照顾者及其家庭问题 Caregiver & family concerns(17%)
6. 衰老相关的文化背景 Cultural aspects of aging(9%)
7. 临终关怀 & 姑息治疗 End-of-life & palliative-care(13%)
8. 老年人受虐待 Elder mistreatment(9%)

二、我国老年医学专科医师培训和资格认证模式的初步设想

面对人口的快速老龄化，借鉴欧美日及我国台湾、香港等地发展老年医学的先进经验，可以为我们赢得宝贵的时间。

(一) 老年医学专科医师的培训

根据现阶段我国老年医学人才的需求及老年医学教育的现状，先在部分有条件的医学院校设立老年医学专业或者开设老年医学选修课程、以后普及到所有医学院校。对于大学

毕业后、已经完成住院医师规范化培训、有意向从事老年医学的年轻医生需要再经过1～2年老年医学专科培训。

要达到这一目的，需要首先由中华医学会牵头培养一批老年医学专业的培训导师、成立一批老年医学专业培训基地。对于主要和核心的教学内容，不同基地之间使用统一的教材、统一的课程设置、统一的考核和评估标准。除了主要教学内容外，各培训基地可以根据自身的特色和实际情况、因地制宜地适当增加些其他辅助培训内容。

目前，中华老年医学分会已在筹备出版《老年医学住院医师规范化培训》等教材用于住院医师的规范化培训，在我国老年医学专科医师的培训中迈出了坚实的第一步。

（二）老年医学专科医师的资格认证及考核

为了更好地为老年人群提供医疗、保健和中长期照护，应该借鉴国外及我国港台的先进经验，由相关的政府部门或学术机构组织进行全国统一的老年医学专科医师资格的认定考试。考虑到我国的实际情况，可以在有条件的地区（比如北京、上海、浙江、广东等）先进行试点工作，待积累经验后再在全国推广。同时，根据我国现行的体制和实际情况，由相关的政府部门或学术机构组织全国统一的老年医学专业医师的晋升考试。资质认定考试和晋升考试的形式可以参照我国现有的其他专业，考试内容可以参考表49-1。

（三）老年医学的继续医学教育

充分发挥中华老年医学分会及各省市（自治区）老年医学分会的平台作用，开展包括国家及省市各级、多种形式（培训班、网络教程等）的老年医学继续医学教育。

（四）其他专业医师的老年医学专业知识和技能的培训

很多老年病人就诊时分散在其他各个专科（包括全科医生），因此，加强其他非老年医学科医师的老年医学专业知识和技能的培训对于改善针对老年人群的医疗服务质量就显得尤为重要。具体培训内容可以参阅美国外科学院（American College of Surgeons）和AGS联合制定的指南——Best Practice Guidelines：Optimal Preoperative Assessment of the Geriatric Surgical Patient。

（五）加强老年医学领域的基础和临床研究

老年医学的发展离不开老年医学相关领域的基础和临床研究。可喜的是，我国政府近年来先后发布《中国老龄事业发展"十二五"规划》、《社会养老服务体系建设规划（2011—2015年）、《国家基本公共服务体系"十二五"规划》等一系列有关养老和老年医学的规划；同时国家科技部、卫生和计划生育委员会及各省市相关部门都将老年医学相关研究列为重点资助领域。相信老年医学相关研究必将大大促进老年医学临床的发展。

总之，我们必须尽快建立起我国老年医学专科医师资质认定及考核体系、加强老年医学知识和临床技能的培训、促进老年医学的发展，以更好地满足我国快速增长的老年人群医疗和健康需求。

参考文献

［1］ Leng Sean X. 美国老年医学专科医生的培训和资格认证. 中华老年医学杂志，2012，31(1)：16-17.

［2］ 田新平，Leng Sean X. 对我国老年医学专科医师培养途径与模式的粗浅认识. 中华老年医学杂志，2012，31(1)：10-12.

［3］ Besdine R，Boult C，Brangman S，et al. American Geriatrics Society Task Force on the Future of Geriatric Medicine. J Am Geriatr Soc,2005,53(6 suppl):S245-256.

[4] Section for Enhancing Geriatric Understanding and Expertise Among Surgical and Medical Specialists (SEGUE), American Geriatrics Society. J Am Geriatr Soc,2011,59(8):1537-1539.

[5] Bell RH, Drach GW, Rosenthal RA. Proposed Competencies in Geriatric Patient Care for Use in Assessment for Initial and Continued Board Certification of Surgical Specialists. J Am Coll Surg, 2011, 213(5):683-690.

第50章

老年医院建院模式

（王佳贺）

第一节 概 述

一、老年医院发展的背景

20世纪下半叶开始，中国人口快速老龄化，据预测到2050年我国老年人口将占到全国总人口的33%以上。由于中国老年人口增长快，经济发展相对滞后，社会压力大，如何赡养老人成为社会关注的重点。因此，如何建立具有中国特色的老年医疗服务体系，满足日益增长老年健康服务需求和养老需求已经成为一项具有迫切性的任务，在此背景下，各种老年医院、老年病房应运而生。

二、我国老年医院的发展现况

老年医院、老年病房、关爱病房等一系列老年人专科病房或者医院作为一种新事物兴起，引起了社会的广泛关注。老年病房具有其独特设置和特殊诊疗方案，为老年人提供一个舒适、安详的环境，让老年人的就医问题得到一定程度的解决。但是，我国的老年专科医院在经营和发展过程中遇到许多挑战，陷入尴尬的境地，导致老年医院在我国的发展相对滞后。探索一个适合我国国情的老年医院模式，实现健康老龄化，是我国医疗工作中亟待解决的难题。

第二节 老年医院建院模式的探索

一、综合评估、多学科诊疗模式

由于老年人机体功能的衰退，患病的同时常伴随功能障碍，老年病治疗的目的不仅是单纯治愈疾病或延长寿命，更是为了保护脏器功能，提高生存质量。因此，老年医院应体现一种结合了生物、心理、社会和环境等因素的综合医疗模式，即“综合评估，多学科诊疗”的医疗模式。评估应从多方面进行：包括护理、医疗、营养、心理、康复、药学及居住环境等多方面关注老年人疾病和健康问题。例如，以老年医院心血管疾病单元为例，它以传统的心血管内科为基础，与护理、心理、康复、营养等多学科组合而成，以治疗心血管疾病为核心，辅以其他多学科的协助诊治，如实施防跌倒、防误吸等干预措施，可明显降低病死率和致残率。

二、信息一体化的连续卫生服务模式

信息数字化医院是伴随着医院信息化建设的开展提出的，将互联网、物联网等数字技术

应用于医院各项医疗工作中，实现医疗、管理以及各项业务流程运作的数字化。在信息层面上实现以患者为中心的信息采集、保存、传输和处理，构建数据中心，实现对数据的管理和挖掘应用。近年来很多省市已启动卫生信息化建设，老年人的健康服务逐渐与信息技术融合，医院构建了管理、临床、远程医疗咨询等信息系统，建立老年健康档案、电子病历共享与诊疗信息动态管理系统，形成从住院、出院到康复的连续卫生服务模式，从系统、整体、连续性上把握老年患者健康服务。实践表明，利用信息平台构建的连续卫生服务模式可提高老年病医疗服务的效率和质量，并可降低医疗成本。

医院的远程关怀系统社会模式中包括医院-社区-家庭三位一体健康服务模式，是医院业务软件、数字化医疗设备和网络平台所组成的综合信息系统，建立了一种共享的信息平台，在老年医院建立健康信息档案，同时让社区和家庭共同参与，通过老年医院的远程教育获取大医院的人才帮带，开展双向转诊，社区作为家庭及老年医院的桥梁，进一步积累、完善、补充老年居民的健康电子档案。这种远程关怀系统社会模式，为老年人的健康服务提供巨大的可能，能更好地利用信息网络系统，进一步提高老年人的健康服务水平，更好地为老年人提供连续诊疗服务，老人的健康资料能够得到更好的利用，同时减少了医疗资源的浪费，诊疗、康复、健康管理的连续性服务。实现了卫生资源的共享互动。开展远程、连续、持久、有效的养老服务模式。

三、“四位一体”的医疗服务模式

目前，我国的老年医疗服务模式还属于急性期医疗服务模式，即前期的健康促进、预防保健比较薄弱，后期的长期照护、临终关怀也相对薄弱，类似一种纺锤形医疗服务模式。老年人的医疗全程照护，应体现在老年医疗、功能康复、长期照料、临终关怀四大方面。因此，老年医院的服务范围不应只局限于老年人的患病期，还应拓展到康复、保健和临终关怀等一系列全过程的服务，构建一种哑铃形医疗服务模式，有利于较好地应对老年人疾病的恢复，以及失能老人的长期照料和临终关怀需求。

四、整合机构，建立规范化管理模式

为满足日益增长的老年患者医疗保健的需要、提高医疗水平，老年医院应研究和制定医院的软硬件标准，包括无障碍设备、人员设备配备、服务模式、就诊流程和统一出入院的标准、诊疗规范等，并开展个案管理、社会心理干预、照料标准化、长期照料、多学科诊疗模式等，使医疗服务进入规范化管理状态。

据调查显示，在社区医院进行初诊评估，规范转诊到相应的老年医院、护理院或临终关怀院等的患者较随意选择医院就诊的患者的病死率和致残率明显降低。这种社区医疗机构和老年医院的一体化合作模式，形成了分级管理和连续性的老年医疗服务体系，使患者得到更加便捷、连续、经济的高质量医疗卫生服务，更适合于老年人群，是医疗工作今后应该努力的方向。

五、精细化管理模式

医院精细化管理主要是通过使用程序化的方式，促使医院的各个部门高效、精准、合作、有序持久运行。采用灵活流动的人事制度、实行以工作绩效为基础的分配方案等方式对医学人才进行精细化管理。针对不同级别的医务人员制定不同的培养方案，对初级医务人员主要进行“三基、三严”、计算机学习培训，对中级医务人员主要进行专业培训，对高级医务人员的培养方向主要是开展新项目、研发新技术，并加大对年轻医务工作者的扶持。坚持以“公平竞争、择优录用”为原则，严格筛选学术领头人，并且定期进行严格考核，对业绩突出的医务人员要加以表彰和奖励。通过精细化管理模式，可以时医院更有序高效运行，并加强了医学人才的培养，进而可以提高医院整体的医疗和科研水平。

在新形势下，提高医疗水平，给予患者优质的服务，是现代医院管理的重心。老年人体质虚弱，常合并有多种慢性疾病，对老年患者也可以采用精细化管理，主要是通过建立健康档案，生活方式档案或对老年人进行健康评分等方式制定出个体化服务方案并据此执行，进而可以提高老年医疗卫生服务的效率和质量，降低医疗成本。

六、小结

随着我国社会老龄化的不断进展，建设适合老年人医疗和照料需求的老年医疗机构，从而实现生物、心理、社会和环境医学模式的转变已成为医疗工作的重心，虽然目前我国的老年医院的建设还存在一些难点，如老年疾病患者及家庭对信息技术的理解和支持，但只有不断探索才能不断完善，找到一个适合我国国情的老年医院医疗服务模式，我们坚信老年医院的发展前景充满希望。

参考文献

［1］ 杨爱民. 浅谈老年医院的定位与发展. 中国医药指南，2011(6)：335-336.

［2］ Tzeng，Szu-Yu. A Study on Behavioral Characteristics and the Scale of Activities in Day Service Centers for the Elderly in Taiwan：A Case-study of Two Mixed-care Type Day Service Centers . Journal of Asian Architecture and Building Engineering，2011，1：53-60.

［3］ Turkbeyler E，Yao R，Nobile R，et al. The Impact of Urban Wind Environments on Natural Ventilation. International Journal of Ventilation，2012，1：17-28.

［4］ Araji MT，Darragh SP，Boyer JL. Paradigm in Sustainability and Environmental Design：Lighting Utilization Contributing to Surplus-Energy Office Buildings . Leukos，2012，9(1)：25-45.

［5］ Sinning JM，Asdonk T，Erlhöfer C，et al. Combination of angiographic and clinical characteristics for the prediction of clinical outcomes in elderly patients undergoing multivessel PCI. Clinical Research in Cardiology，2013，102(12)：865-873.

［6］ Barreto，Philipe de Souto，Lapeyre-Mestre，et al. The Nursing Home Effect：A Case Study of Residents With Potential Dementia and Emergency Department Visits. Journal of the American Medical Directors Association，2013，12：901-905.

［7］ 侯建林，雷海潮，董竹敏. 美国营利性和非营利性医院的比较研究及对我国卫生改革的启示. 中国卫生经济，2001(6)：14-17.

［8］ Dick A，Liu H，Zwanziger J，et al. Long-term survival and healthcare utilization outcomes attributable to sepsis and pneumonia. BMC Health Services Research，2012，12：432.

［9］ 张亚男，程之红，徐德武. 科主任目标责任制精细化管理的实践和思考. 中国医院管理，2011，12：83.

［10］ 黄利华，陆雁. 医院人才精细化管理的思考与实践. 现代医药卫生，2012，28(18)：2869-2870

［11］ Naughton C，Drennan J，Treacy P，et al. The role of health and non-health-related factors in repeat emergency department visits in an elderly urban population. Emergency Medicine Journal，2010，27(9)：683-687.

第51章

老年病专科模式

（徐立宇　陈新宇　陈旭娇）

我国社会正面临人口老龄化日益加重的趋势，同时与老龄化密切相关的老年疾病也迅猛增加。老年人患病不仅比年轻人多，而且有其特点，老年患者往往具有生理功能减退和储备能力下降、功能残缺、特殊的老年综合征，多种慢性病并存，多重用药引起药物相互作用和不良反应，以及心理、精神、社会和家庭环境多因素影响的特点。然而，目前我国大多数地区的老年医学体系仍停留在以单纯疾病诊治为主的传统专科模式，缺乏现代老年医学知识理念。因此，建立现代老年病专科模式、推广现代老年医学理念、更新老年保健医学知识是应对人口老龄化严峻挑战的当务之急。

现代老年医学的服务内容不应局限于“治病”，还应该给老年人提供健康教育、体检和健康咨询。借鉴美国老年病专科的医疗模式，建立以老年患者为中心，为其提供全面合理的治疗与预防保健服务，最大限度地维持和恢复患者的功能状态和生活质量，从而发展我国相适应的老年病专科模式。

一、老年病的分类

1. 特有的老年病　此类疾病只有老年人才得，在老龄化过程中，由于功能衰退和障碍发生，导致老年性精神病、老年性痴呆、老年性衰弱、老年性耳聋等。

2. 常见的老年病　此类疾病可在青中年时期发生，也可在老年期发生，但以老年期更为常见，或变得更为严重。如冠心病、高血压病、糖尿病、痛风、老年性变性骨关节病、老年性慢性支气管炎、老年性白内障、老年骨质疏松症、老年肺炎、前列腺肥大等。

二、老年病的特点

1. 多种病因掺杂，病程长，恢复慢，有时突然恶化。
2. 初期无明显的症状与体征，不易察觉，病情易呈多样化。
3. 老年病在个体表现临床差异较大。
4. 老年病患者多种疾病共存。
5. 老年患者生理功能减退，在治疗控制病情方面，综合评估难度较大。

因此，针对老年病这一特殊群体，如何给予全面合理的医疗服务，不仅首先需要患者本人及其家属的紧密配合，更为重要的是，拥有高水准的老年专科医生和护士，开展对应老年病患者相匹配的门诊和住院模式，并且随之发展完善的老年医学科研机构以及高水平的持续管理团队。

三、我国老年病专科模式的初步建立的设想

1. 老年病专科医疗团队的培养　针对老年病，首先需要的是专业的老年科医师和护

士，可对老年病患者包括医学问题、躯体功能（包括日常生活能力评估、跌倒评估）、认知情绪问题（包括痴呆、谵妄、抑郁和焦虑）、社会支持、环境因素、信仰医疗意愿等方面进行评估，制订老年病患者初步的诊疗方案。但由于老年患者往往具有共病和多重用药，以及生理功能减退和抵抗、免疫功能下降的特征，因此目前多学科团队管理模式在老年病的诊疗过程中起着不可替代的作用，开展老年病多学科团队需要由老年病医师、护士、康复师、心理师、营养师、临床药师、综合评估师、社会工作者、护工、患者家属等构成的多学科团队，从而对老年病患者实施综合性的医疗、康复和护理服务，它体现的是一种以人为本和以患者为中心的诊疗理念。

有研究指出多学科整合式治疗模式与传统医疗模式相比，可明显提高医院的医疗服务质量，显著增强老年患者的治疗效果，有效降低医疗、康复和护理费用；可控制或减少老年病并发症的发生，恢复或提高患者的日常生活能力；降低因老年病而致的残疾率和死亡率，减轻患者家庭和社会的经济负担，提高患者、家庭和社会对医院的满意度。

2. 创建老年病特需的门诊和住院环境　老年病专科应重视为老年患者提供拥有疾病诊疗、用药及营养膳食、健康保健咨询的完善门诊模式，从而真正使老年患者连续方便随诊，获得全面、恰当的门诊医疗服务。

老年病专科的住院模式不应局限于我国传统的综合医院老年科以及养护院等老年病医疗模式，尚需借鉴国外近几年出现的一些新的老年病住院诊疗保健模式。如老年急性病医护单元（acute care for the elderly，ACE）、亚急性和过渡性医疗照护（subacute and transitional care）、全面的老年人服务项目（program of all inclusive care for the elderly，PACE）、退休养老社区连续医疗模式（continuing care retirement communities，CCRC）等。

3. 重视发展老年医学相关的科学研究　老年医学的科学研究是老年病专科的一个重要组成部分，主要有基础研究、临床研究以及社会医学研究等。老年基础医学研究主要内容是衰老和老年疾病发生机制的研究。衰老机制研究可为延缓衰老提供理论和实验依据，并为阐明老年病发病机制提供线索。近年来，衰老遗传学说在衰老机制的研究中占有重要地位，目前已寻找到与衰老有关的衰老基因和长寿基因，并发现至少有四条基因通路属衰老相关基因。老年临床医学研究主要是开展对老年慢性疾病诊断与治疗的研究，如老年多器官功能不全、老年心血管系统疾病、老年神经系统疾病、老年慢性阻塞性肺疾病、老年结核病、老年骨质疏松、老年多代谢异常等。老年社会医学用社会学来研究环境对老年人健康的影响，探索老年疾病与老年人社会行为的关系。家庭、邻里、社区是老年人社会生活的主要环境，老年人的生活质量很大程度上取决于这些社会生活的质量。

4. 老年病高水平的持续管理团队　不同年龄段的老年患者对医疗保健的要求不同，所以各年龄段医疗保健服务和管理的持续性至关重要。这持续性体现在急诊医疗、急性后期或亚急性照料医疗和长期照料等一系列连续的医疗管理中。当老年病人患有急性病时应马上送到附近的综合医院老年病科或急诊科进行急救，对急性老年病患者要给予全面的精神和体能评估，掌握患者的疾病、智能、精神和肢体功能状况。当患者条件转归时制定周密的转院计划和出院安排，以确保患者医疗管理的持续性。亚急性照料是持续治疗并贯穿长期康复和照料的过程。此期的患者已从疾病本身中逐渐恢复，一方面需要继续沿用原治疗方案，另一方面需要进行避免功能下降和残障的康复训练。当老年患者由于疾病致残或导致功能下降，需要专业护理师和康复师进行功能康复，即长期照料医疗。长期照料一般在护理院或家庭中进行，长期照料与临终关怀没有明显的界线，患者需要持续的护理和康复，医生可以定期巡诊。如在霍普金斯医学院老年医学中心，老年患者的持续性管理分为门诊、住院以及上门诊疗和家庭老年医疗保健服务；门诊类包括老年医学综合、专病门诊、老年人综合评估等；住院医疗项目包括亚急性诊疗、老年康复中心、住院会诊、老年髋部骨折专诊、压疮诊疗、老年精神和心理病症诊治以及长期住院诊疗保健；另外，还有上门诊疗和家庭老年医疗保健服务等。这种全方位的医疗保健服务，尽可能地避免或减少转诊，并保证服务的连续性，避免不必要的重复检查和用药。

总之，老年病专科模式以老年患者为中心，从老年群体的医学、心理学、社会学、功能状态、生存环境与生活质量等各方面所具有的能力和存在的问题，不断更新现代老年医学的知识和服务模式，最大限度地帮助老年人，采用老年医学团队的综合评估，逐步为老年病专科制订完善的疾病诊治、预防保健、康复护理、长期照料与临终关怀的方案，更好地为老年患者提供优质、高效的专科服务。

参考文献

[1] Leng Sean X. 打破传统亚专科片段医疗服务模式引进现代老年医学观念. 中华老年医学杂志，2012，31(1)：7-9.

[2] 郑曦，刘前桂，高茂龙，等. 多学科整合式治疗管理模式在老年患者医疗管理中的应用研究. 中华老年多器官疾病杂志，2009，8(4)：338-344.

[3] Rabinoviei GD，Jagust WJ. Amyloid imaging in aging and dementia：testing the amyloid hypothesis in vivo. Behav Neurol，2009；21(1)：17-28.

[4] Gallo JJ，Bogner HR，Falmer T，et al. Handbook of Geriatric Assessment. Fourth edition. The United States of America：Jones and Bartlett Publishers Inc，2006：3-13.

第 52 章

老年医学门诊模式

（曾幸坤　陈新宇　陈旭娇）

依据联合国相关老龄社会的标准，中国早在 2001 年已步入老龄化社会，且目前已发展成世界老年人口最多、老龄化速度最快的国家。面对如此日趋严重的人口老龄化，老年医学已成为现代医学中必不可缺少的前沿学科。我国的老年医学发展与发达国家相比尚有很大差距。目前我们的老年医学仍停留在以单个器官系统为中心的单纯疾病诊治的传统亚专科模式，在处理老年患者上往往难以综合全面地来制订个体化的治疗方案，缺乏现代老年医学知识理念。老年科病房多以老干部保健诊疗为主，门诊也仅仅只是从事干部诊疗服务，尚无专业的老年医学门诊诊疗团队和专业的老年科医师。

面对国内还尚在慢慢成形发展的老年医学，尚需借鉴学习国外先进的管理模式。美国的老年医学自 1914 年伊格纳兹・莱奥・纳希尔（Ignatz Leo Nascher）开创以来，现已发展有近 1 个世纪的历史，旨在为各年龄段的老年患者提供全面合理的医疗和预防保健服务，有着全面合理的老年医学门诊模式，住院医疗等相关机构。本文旨在参考国外老年医学中心发展的门诊模式和结合国内的老年医学现状，从而提出我国目前相对适用的老年医学门诊模式可供发展。

一、美国老年医学门诊模式

美国老年医学门诊分综合门诊和专病门诊。服务对象包括健康、亚健康和患有一种或多种慢性病、衰弱、部分功能残缺和生活不能自理的老年患者。门诊服务包括：老年患者多种常见慢性疾病的综合诊疗，以及肿瘤、精神、心理等相关专病诊疗，老年患者全面评估，全面的老年人服务项目，上门诊疗和家庭病房等。

二、现代老年医学特点

1. 系统性和连续性　面对老年人群这个有着功能减退及功能残缺，精神、心理、社会等相关的特殊群体，需以患者整体健康为中心，避免进入“单病诊疗”的误区，为老年患者提供全面合理的医疗和预防保健服务，最大限度地维持和恢复患者功能状态和生活质量。同时保证老年患者各年龄段的医疗保健管理和服务的连续性，为患者病情变化于各亚专科及医院间的转诊提供全面的医疗信息，减少不必要的重复检查和用药，更好促进患者的康复。

2. 强调功能评估和康复锻炼　进行跌倒风险、智能等功能状态的评估是老年患者必不可少的一部分，并且在病情相对稳定时，由康复医师对老年患者进行规律的功能恢复锻炼，从而对延迟老年患者功能残缺有着至关重要的作用。

3. 多学科协作　现代老年医学科需具备自己的多学科工作团队，包括老年专科医生和护理人员、心理精神科医生、营养师、理疗师、药学师等。针对不同老年人的问题进行个体化的早期干预，提出预防的建议，以减少不良事件的发生，从而提高他们的生活质量。

三、我国现阶段老年医学门诊模式的初步设想

（一）老年医学门诊人员组成

1. 老年医学专业医师　在医疗小组中是决策者，起核心作用。
2. 老年医学专业执业护理师　协助医生完成诊疗服务。
3. 临床药师　进一步指导患者更合理用药。
4. 营养师　对患者进行膳食进行合理指导。
5. 病历整理者　负责收集管理患者医疗信息的连续和全面性。
6. 若干护工　负责协助护理患者。
7. 司机　可接送相关行走不便的就诊患者。

（二）老年医学门诊服务对象

1. 同时患有多种慢性疾病，服用多种药物，需要简化用药、制订个体化的治疗方案，给予综合治疗的老年病人。

2. 关注自身健康，希望在保健、查体、预防等方面得到医生指导的老人。

3. 关注生活质量，希望对自身功能状态进行评估、以便早期发现功能状态的衰退、早期进行干预的老人。

4. 外科或妇科等手术科室的术前老年患者，需要进行综合评估，处理内科问题，以保证医疗安全，将手术风险减至最低。

5. 症状太多或不典型，不知道该去哪个科就诊，希望得到医生指导的老人。

（三）老年医学门诊诊疗项目

1. 老年医学综合门诊　老年人心脑血管、呼吸、消化、神经系统和内分泌等常见疾病的诊断及治疗；痴呆、谵妄、营养、骨质疏松、便秘和尿失禁等常见老年问题的诊疗和护理；慢性病管理；多重用药指导。

2. 专病门诊　老年患者骨折等其他手术，心血管相关支架介入专科等疾病诊疗，精神心理因素等相关疾病。

3. 老年患者全面评估　对老年患者进行老年综合评估（comprehensive geriatric assessment，CGA），通过对老年人医学、心理和功能等多项目、多维度进行鉴定的诊断过程，能够最大限度地提高或维持老年人的生活质量。CGA 主要包括全面的医疗评估、躯体功能评估、认知和心理功能评估，以及社会/环境因素评估四个方面。

（四）老年医学门诊诊疗流程

1. 老年科医师为患者进行全面的功能评估、目标性查体，为本次就诊解决相关诊疗问题，同时对患者及家属进行健康咨询和疾病预防指导。

2. 临床药师对患者各种疾病的多重用药进行具体指导。

3. 营养师为患者进行健康饮食指导。

4. 必要时康复师对功能障碍的患者进行康复指导。

（五）老年医学门诊的社会性服务

关注老年人衣食住行相关的各个方面，并可由专业人员考察老年人家庭环境并改进一切可能增加意外发生的因素（如将台阶改建为斜坡并在浴室中安放防滑椅和扶手等）。

国际上标准的老年医学工作模式就是以团队的方式来工作的，团队中包括了老年科医生、心理科医生、营养师、药师、社会工作者、护士、助理护士、牧师等。我国目前离完善的老

年医学工作模式仍有一定距离，但基于目前老龄人口严峻的发展趋势，也尚需组建具备国内发展的老年医学门诊工作模式，打造真正为老年人提供健康保健、疾病预防及诊治、用药及膳食咨询的“一站式”老年医学门诊服务，从而真正为老年患者方便随诊，避免多次挂号，并且提供全面、连续、恰当的医疗服务。

参考文献

［1］ Leng Sean X. 打破传统亚专科片段医疗服务模式引进现代老年医学观念. 中华老年医学杂志. 2012，31(1)：7-9.

［2］ Mossakowska M，Broczek K，Wieczorowska-Tobis K，et al. Cognitive Performance and Functional Status Are the Major Factors Predicting Survival of Centenarians in Poland. J Gerontol A Biol Sci Med Sci，2014，［Epub ahead of print］.

第 53 章

国外老年长期照护新进展

（褚娇娇　陈新宇　陈旭娇）

长期照护由多种长期的健康和社会服务体系组成，它致力于服务因生理或精神失能而需持续照护的个体，尤以老年人为服务的主体。其范畴包括机构照护（如护理院）；家庭照护（如家庭健康援助）；社区照护（包括成人日间健康照护），以及器械支持（如轮椅和其他辅助工具）。广义的长期照护还包括家庭和朋友提供的非正式援助。传统的长期照护是以医疗和机构为核心的照护模式。

老年长期照护诞生并运作数十年来，其运行模式和理念也在不断革新。近年来此领域新的尝试和实践主要包括以下方面：

一、服务一体化

服务一体化指将健康照护系统的组份（如医疗和急诊）同社会服务系统的组分（长期照护、教育、锻炼、住房和社会心理服务）联合起来，同时涵盖并协调各种基金资源和各类服务。服务一体化的实例有联合医疗保险（覆盖急性病和常见病）和公共医疗补助制度（覆盖长期照护）。

服务一体化主张用慢性照护模式（chronic care model，CCM）取代急性照护模式（acute care model，ACM）。慢性照护模式的组成包括：支持患者自我管理、引入多学科团队以及通过临床信息系统向患者提供数据。然而鉴于医疗保险、公共医疗补助和私人保险公司目前付还给健康照护机构的费用是基于考量服务的数量，而忽略了服务的质量。因此慢性照护模式应用于长期照护还需在资金筹措方面进行调整。

长期照护服务一体化的经典案例是全美老年人医疗全覆盖项目（Program of all-inclusive care for the elderly，PACE）。PACE 站点每月接收参加者的人均医疗保险和公共医疗补助费用。每个 PACE 中心具备成人日间医疗中心和全程服务医疗诊所，反映了该模式强调的将医疗照护和社会照护相结合的理念。每个中心聘有多学科团队，由保健医生、临床护士、从业护士、社会工作者、物理治疗师、口腔科医生、休闲活动工作人员、老年医学助理、家庭健康护士、运输人员和项目管理人员等组成。

二、理念革新运动

其主旨是：解决患者主观、机体和精神的诉求；由用户掌握决定的主动权；承认风险是生活的一部分；迫使患者实施任务；将用户和工作人员视作独特的个体；相信良好的照护质量会带来满意的生活质量。

它要求管理层从观念到行动上的彻底转变，建设一个提高生活质量的长期照顾中心。倡导将医院式照护机构向家庭式照护机构转变。倡导者认为理念革新有助于提高照护质量和生活质量，同时有利于吸引工作人员的凝聚力，营造良好的工作环境。

三、社区居住照护

过去数十年间，老年长期照护的重要进步是将兴趣集中在了将社区居住照护联合附带多种医疗和支持服务的群体居住。相比护理院，社区居住照护给老年人更多私人空间和自由度，社区照护通常的服务对象是身体状况较护理院居住患者轻而比家庭居住患者重的人群。它包括两种模式：

（一）生活辅助机构(assisted living)

这一概念提出初期，认为它需具备3个要素：有一个类似家庭的环境，保护隐私和私人空间；拥有能够满足住户个人喜好的支持服务；强调独立、选择权、尊严和隐私的管理理念。如今它的范畴更广了。正如在美国俄勒冈州，能够满足以下条件的即被归为生活辅助：提供照护和健康相关服务，24小时监管，有社交活动，为每位住户提供独立的居住单元并带有厨房和轮椅适用的淋浴房。

（二）成人寄宿照护(adult foster care)

这一模式也起源于美国俄勒冈州，至今已推广至全美。它是社区居住照护的另一种模式，主要收住护理院外的老年人。典型的成人寄宿家庭是私人的住所，内有一位入住经理（通常是房子的主人），为为数不多的几位老年住户提供私人帮助、家务和集体饮食。这里居住的老人通常较护理院的老人有更好的身体状况和认知功能。

参考文献

[1] Amanda J. Lehning, Michael J. Austin. Long-term Care in the United States: Policy Themes and Promising Practices. *Journal of Gerontological Social Work*, 2010, 53:43-63.

[2] Barbara Messinger-Rapport. Disparities in Long-Term Healthcare. *Nurs Clin North Am*, 2009, 44: 179—185.

[3] Karen M. Robinson, Susan C. Reinhard. Looking Ahead in Long-Term Care: The Next 50 Years. *Nurs Clin North Am*, 2009, 44(2):253-262.

第 54 章

老年长期照护模式的简介

（刘子夏　陈新宇　陈旭娇）

一、老年长期照护的概念

1987 年 Kane 首次提出了 LTC(long-term-care)的概念，指出 LTC 是为先天或后天失能者提供医疗护理、个人照顾和社会性服务。1992 年 McFall 提出 LTC 是对有慢性健康问题而无法完成日常生活的活动者，提供连续性的医疗性和社会性支持，包括传统医疗服务、社会服务和居家服务。欧洲经济合作与发展组织（OECD）指出，LTC 指提供给身体功能低下人群的服务，包括基本日常生活活动、缓解疼痛、医疗监测、预防、药物管理和康复等，一般由专业机构提供。美国卫生和公众服务部（HHS）认为 LTC 是指用以满足较长时间内健康或个人照护需求的支持和服务，以最大限度地提高个体独立性和发挥功能。美国联邦对 LTC 的界定是，个体如因慢性疾病、严重认知障碍、受伤、残疾、衰老而不再能独立完成日常生活活动，所需要的照护就是 LTC。美国医疗保险协会（HIAA）的定义是，LTC 指在较长时期内为患有慢性疾病、认知障碍、机体功能性损伤的人提供持续的护理服务。由医护人员、患者的亲友、社会工作者以及义工在家庭、社区、养老院、护理院及医院提供服务，对丧失的日常生活能力进行恢复和修补，并使不利降至最小化。而 WHO 将 LTC 定义为“由非专业护理者和专业人员进行的护理活动体系，以保证生活不能完全自理的人能继续得到较高的生活质量，获得最大可能的独立、自主、参与、个人满足及人格尊严”。

二、长期照护的分类

长期照护的主要模式按照场所可以分为三类：一是家庭模式；二是医疗机构模式；三是社区模式。家庭照顾主要指由家庭成员或亲属等在家庭中提供的照护服务；医疗机构模式则包括老年公寓、团体之家、日间照料中心、护理院、福利院、敬老院、养老院、临终关怀机构等。而社区模式则是介于两者之间，护理的地点在家中或者社区，由专业人员或者非专业人员，以及志愿者对老年人进行护理服务，包括生活照料、日常护理、精神慰藉等。

于戈、杨利等在对加拿大的长期照护研究中指出，按照护内容可以分为三种类型：安宁照护、居家照护以及机构照护。其中，安宁照护是指对那些身患绝症的个人和家庭成员提供的照顾，此类照护模式类似临终关怀。安宁照护着重满足对尊严的需求。居家照护是指在家中对病人提供照护。在加拿大，几乎所有的家庭护理开支都是由公共系统来担负的。机构照护是指个人由于身体、生理或心理等原因而需要得到公共或私营的护理机构的照顾。

从长期照护制度运行模式来看，发达国家长期照护的主要类型有四种：一是欧洲模式，包括德国、奥地利、卢森堡和日本，具有的特点是体现公平、有序竞争、较高的运行质量和巨额运行成本；二是北欧模式，包括瑞典、英国、爱尔兰、丹麦和芬兰；三是地中海模式，包括意大利、西班牙、希腊和葡萄牙等，其特点是老年护理主要由家庭提供，公共部门提供的资金有限。四是混合模式，主要有美国、比利时、荷兰和法国。长期照护体系由公共保障和商业保险共同构成;商业长期护理保险强调个人自由与个人选择。

三、长期照护的评估模式

对长期照护的评估,20世纪70年代初,美国的Lawton教授提出人的活动能力由低到高分为七个层次的理论,可以对人的日常活动加以考察,以判断人的自理能力。1963年,Katz提出ADL方法,包括三个方面的测度:一是日常生活自理能力ADL、应用社会设施的IADL和高级日常生活能力AADL。日常生活自理能力包括洗澡、进食、洗漱、穿衣、上下床、上厕所、控制排便等;应用社会设施能力包括做饭、理财、乘车、购物等。高级日常生活能力的内容包括主动参加社交、娱乐活动、职业等。日本通过对日常生活能力、认知损伤程度、日常生活利用器具能力、活动障碍、需要护理治疗、需要康复等44项测评,判断护理需求者处于五个护理级别中的哪个级别,对处于一级、二级和三级的患者提供护理服务。

荷兰鹿特丹的评估机构制定了对残疾人、老年人和孤残儿童的评估方法,运用一些公认的评价标准和评价体系,客观地评价相关对象的身体和(或)精神功能衰退到何种程度,以判断人是否半自理或完全无法自理。对身体的评估可以从一般性日常活动、活动能力、其他日常活动、失禁、身体器官能力等几个方面来进行评估。对精神功能和心理的评估则分为意识、记忆力、定位力、感情生活、行为、观察等几个方面。

四、长期照护的保险制度

根据政府是否提供补贴、是否强制法定经营、是否纳入社会基本医疗保险等三个维度,长期护理保险模式可以分为四种类型:一是以美国为代表的私营、非补贴、自愿投保商业保险模式;二是以荷兰为代表的私营、部分补贴、强制投保模式;三是以德国、以色列、日本、韩国为代表的公营、部分补贴、单独作为法定的长期护理社会保险制度;四是以英国、澳大利亚为代表的公营、公费负担的长期护理津贴制度。美国、日本、法国、加拿大、澳大利亚、新西兰、德国和英国等8个工业化国家比较发现,加拿大和美国大约六分之一的老年人通过付费获得护理服务;日本大约有50%的老人与家庭同住,家庭成员提供免费的居家照护。美国主要实现商业性长期护理保险制度,但由于保险产品定价高,保障太低使得保险条款缺乏吸引力。

五、我国老年长期照护的现状

(一)老年人口的增加

2010年我国人口普查,60岁以上的人口高达1.8亿人,占总人口的13.3%(65岁以上的人口约1.17亿人,占总人口的8.9%)。而在2000年的人口普查中,这两个数据分别是10.3%和7%。目前人的平均寿命为73.5岁。预计到2030年人口增长趋于稳定,而老年人口将达到2.4亿人,占总人口的16%。而到2050年这个数据将是4.5亿人,占总人口的33%。到2050年,年龄的中位数将从2005年32.6岁升高到44.8岁。那时,80岁以上的人口将达到1亿人。老年人口的增加,老年长期护理的需求也伴随其增长。

(二)老年长期护理需求的增加

相关研究报道,国内目前大约有1200万老年人生活不能自理,占老年人口的8.9%。在上海,老年人表示自己在日常生活中有困难的占8.3%,其中60~69岁年龄组中个人日常生活需要照顾的为6.3%,70~79岁年龄组为27%,80岁及以上年龄组为47.9%。这些数据说明随着年龄的增大和老年人身体条件变化等原因,老年人的生活依赖性需求程度也随之大幅度增加。伴随着人口老龄化、特别是高龄化水平的提高,生活不能自理、需要LTC

的老年人数量和比重都大幅增长。

（三）家庭照护模式的转变

自从19世纪80年代以来，计划生育政策实施后的出生率减少，我国人口老年化问题出现。家庭养老时中国自古以来的传统模式。老年人的照料和护理以传统的家庭照护模式为主，绝大部分需要照护的老年人居住在自己家中，子女扮演老年人照护的主力军角色，社会服务所占比例很小。随着城市化进程的加快，乡村-城市人口的迁移，特别是年轻人，使农村的老龄化比率升高。家庭结构已经呈现“421”的格局，“空巢家庭”的增加，导致传统的家庭养老模式已逐渐不能满足我国老龄化的步伐。社区模式以其对老年人传统养老观念的迎合，弱化的家庭功能的有效弥补，相对低成本的服务等优势，是我国可实施的长期护理模式。大力构建社区照护模式，一方面比较接近传统的家庭模式，为我国国民接受，另一方面与机构模式相比，减少财政支出。这是我国长期照护模式发展的趋势。

六、完善我国老年长期照护模式的建议

（一）加强专业人才培养

我国长期照护的主要问题是资源不充足和服务质量低，缺乏监管标准。服务机构不够专业，缺乏标准和监管。目前的家庭照护活动中经过专业培训的医疗团队很难找到，如护士、社工、个人护理工作者，特别是在农村的家庭护理中。尽管政府出台了一些家庭养老和社区养老的标准和规范，但执行难度大，这些规范指导事实上则成为了一张愿望单。因此政府制定一系列有吸引力的老年照护的政策和方针尤为重要。培养专门从事老年长期照护的人员，开设老年长期照护的相关专业，教育机构提供全面的执业教育和培训，制定相应的从业资格标准，为专业人员制定有吸引力的职业规划。

（二）建立适合我国国情的长期照护保险制度

仅仅依靠政府提供福利措施或者个人独自支付护理费用模式已难以满足整个社会日益膨胀的护理需求，因此需要建立一种专为老年人设计的护理保险制度，通过保险的形式以确立制度化的护理费用的分担机制。借鉴发达国家的经验，建立符合我国国情的长期照护保险制度是关键。逐步建立全民的长期照护的保险制度，建立以社会基本长期护理保险与商业长期护理保险相结合的模式。

参考文献

[1] Rosalie A. Krane, Robert L. Kane. Long-term care: principles, programs, and policies. New York: Springer Pub. Co., 1987.

[2] OECD. Long-Term Care for Older People. OECD Publishing, 2005.

[3] 李星欣. 我国老年长期护理供求测算与长期护理制度建设. 广州：中山大学，2010：1.

[4] WHO Study Group. Home-Based Long-Term Care. WHO. Technical Report Series 898. 2000.

[5] 于戈，杨刚. 加拿大的长期照护. 社会福利，2009(5)

[6] 侯立平. 发达国家（地区）的老龄人口长期护理体系及其启示. 城市问题，2012(1)：89-95.

[7] 陈晓安. 公私合作构建我国的长期护理保险制度. 国外的借鉴. 保险研究，2010(11)：55-60.

[8] 彭荣. 国内外长期护理保险研究评述. 合作经济与科技，2009(2)：64-66.

[9] 刘晶. 上海城市生活不能自理老人生活照料状况及意愿研究. 西北人口，2001，2：67-711

[10] Yu Cheung Wong, Joe Leung. Long-term Care in China: Issues and Prospects. Journal of Gerontological Social Work, 2012, 55:570-586.

第 55 章

老年医学实践中的多学科团队模式

（王国付　严　静　陈新宇　陈旭娇）

按照国际上有关社会老龄化的标准，我国在 1999 年就已经进入老龄化社会。由于我国是人口大国，老年人口的基数很大，而且我国的老龄化具有两个显著的特点：一是老龄化的趋势不断快速增加，2010 年底的第六次人口普查数据显示，我国 60 岁以上的老年人口数达到 1.78 亿人，占总人口的 13.26%（比 2000 年上升 2.93 个百分点），预计至 2050 年，中国老年人口将达到 4.37 亿人，届时全国近 1/3 的人口都是老年人；二是我们是未富先老。我们国家的经济水平、总体国力还处于发展中国家的水平，然而我们的老龄化程度、老龄化速度却已经接近甚至赶超了西方发达国家。因此，人口老龄化给我们医务工作者带来了前所未有的严峻挑战。

在讨论老年病多学科团队模式之前，首先需要了解一下老年病及其特点。随着年龄的增大，人体的免疫功能、内环境稳定功能和各脏器功能储备均下降，因而容易患各种各样的疾病。老年病（geriatrics）是指人在老年期所患的、与衰老有关的、并且有自身特点的疾病。老年病大体上可分为三类：①仅发生在老年期，由于机体老化而导致的疾病，如骨质疏松、老年性白内障、前列腺增生症、老年性痴呆等；②多发生于老年期，发生与机体老化后抗病能力下降有关的疾病，如冠心病、慢性支气管炎、高脂血症、恶性肿瘤、卒中等；③老年与青、中年期同样容易发生，但具有不同于青、中年期发病特点的疾病，如老年性肺炎、消化性溃疡、慢性肾炎、糖尿病等。老年病具有以下主要特点：患病率高；多病共存；合并用药多、药物不良反应多；症状体征不典型；病情重，变化快；易发生意识障碍；并发症多；病程长、恢复慢、不同个体对治疗的反应差别大。老年病学（geriatrics，geriatric medicine），也称为老年医学，是研究老年病的病因、病理生理、临床特点、治疗、护理、康复和预防保健的学科。与心血管病学、呼吸病学等一样，老年医学是内科学的一个分支学科。老年医学与其他学科（如心血管病学等）的主要区别在于：老年医学是以病人整体为治疗对象，而不仅仅是治疗病人的某个疾病；老年医学的目的不是疾病的治愈，而是为了保护与维持患者的功能、改善其生活质量。老年综合征（geriatric syndrome）、老年病多学科团队模式（geriatric interdisciplinary teams）和老年综合评估（comprehensive geriatric assessment，CGA）是老年病学的三大核心。

老年病多学科团队模式是指在老年病的诊断与治疗（或疾病管理）过程中，由各个不同专业的医生、护理人员、心理精神病专家、临床药师、营养师、物理治疗师、个案管理人员（在发达国家通常还包括社会工作者和牧师）等组成一个团队，通过老年综合评估的方法、共同对每位病人的诊断、治疗、康复和营养等作出决策。

在这个团队中，成员代表不同学科、提供不同信息并、共同参与决策。经过系列的规范化培训后，团队中的每一个成员都能够：①了解各自的作用和责任；②建立团队的共同目标；③定期召开小组会议；④具有良好的与团队其他成员沟通的能力；⑤识别和解决冲突的能力；⑥达成一致意见时能分享决策和完成任务的喜悦；⑦互相帮助，包括领导角色的培养；

⑧灵活应对不断变化的情况；⑨参加定期的团队绩效评估，以确保团队的良好运作及其目标正在实现。

为什么要实行老年病多学科团队模式？首先，这是由于老年病常常具有多种疾病共存、多重用药、长期慢性过程、常伴有认知和情感障碍等的特点决定了单一或某几个专业的专家“单打独斗”的模式不能很好地解决老年人常见的问题，而必须由老年病多学科团队通过老年综合评估后为老年患者制定一个综合的、长期照料计划。例如，一个身患多种疾病的男性老年患者，可能他所患的心脏病、糖尿病和前列腺增生等疾病在心血管内科、内分泌科和泌尿科得到较好的处理。但是各个专科的医生在给患者处方药物时未必能全面地考虑他的病人所服用药物之间的相互作用、专科药物与其他科疾病之间的相互作用等等。另外，在这个患者身上可能还存在不同程度的认知和心理问题、可能不能自如地走动或进行日常生活活动、也可能缺乏适当的物理环境和足够的社会支持。而这些问题或现象又常常容易被其他医生和老年患者自己认为是衰老的必然现象而忽视。但是，通过老年综合评估，所有这些问题都能在老年病多学科团队得到很好的解决。

国外的老年医学发展经验充分证明实施这种模式可以取得缩短住院时间、获得更好的治疗依从性、减少药物的不良反应及医源性疾病的发生、更好地维持现有的功能、减少不必要的住院和节省医疗费用等益处。而且，研究证实不仅是住院病人、而且在门诊和护理院实施都可以取得这些效果。以老年人常见的肿瘤为例，肿瘤科医生通常应用行为状态(Karnofsky performance status，KPS)评分量表和美国东部癌症合作组(Eastern Cooperative Oncology Group，ECOG)行为状态评分量表来评价肿瘤患者的功能状态进而以此为重要依据之一做出肿瘤治疗方案的选择。然而，这两个量表在老年肿瘤患者中的应用有一定的局限性。因为老年患者的功能状态除了肿瘤本身及其他临床因素的影响外，还受到心理的、社会的、经济的等多方面因素的影响。而老年病多学科团队通过老年病综合评估的方法对患者进行功能状态、心理和精神、社会和经济等多方面的评估，为病人的治疗决策提供更全面的依据。肿瘤科医师常常是以肿瘤的治疗为中心，他们经常采取肿瘤多学科综合治疗的方法来达到切除局部肿瘤、控制局部和远处复发的目的；而老年病科医师以病人整体为中心，强调病人功能的维持和生活质量。两者的结合是解决老年肿瘤患者问题的最有效方法。最近 Cesari 等正在进行一项为期 2 年的前瞻性研究，以了解老年病科医师和肿瘤科医师合作的模式在肿瘤干预治疗的患者筛选、减少毒性风险和改善预后等方面是否有益。相信该研究的结果会有助于我们更好地了解老年病多学科团队模式在老年肿瘤患者的诊治中的作用。

伴随着国外老年医学的发展，近年来老年病多学科团队的模式也有一定的变化。下面通过老年髋部骨折(hip fracture，HF)治疗模式的演变来了解老年病多学科团队模式的变化。老年人由于骨质疏松、神经-肌肉疾病、视力和听力的下降及一些药物(如镇静剂、抗焦虑药和抗高血压药)等的影响，容易出现骨折，尤其是髋部骨折，因此在国外一些医院(如 John Hopkins Hospital 等)的老年病科都开设了老年髋部骨折病房。传统的医疗模式(traditional model)对髋部骨折病人的处理是骨科医师的事情，其做法是病人由骨科医师负责从术前检查和准备，到手术后的管理、出院等所有事宜；如果病人有需要，由骨科医师请相应专业的医师会诊，并决定是否采纳会诊医师的意见。顾问团队(consultant team)模式的特点是由骨科医师主导、各相关专业的专家定期会诊，其本质上是传统模式的一个变种。为了更好地解决老年人群复杂的各种问题，在近一二十年间发展为多学科团队模式。然而由于不同的国家、不同的医疗保险制度、提供的医疗服务内容和水平不同，存在很多不同类型的多学科团队模式，主要包括多学科照护模式(interdisciplinary care)、由老年病科医师为主导的多学科团队模式(geriatric-led interdisciplinary team)以及老年病科医师和骨科医师共同管理模式(co-management care)等。多学科照护模式的特点是没有一个主导医师，而是由骨科医师和老年病科医师各自负责同一个病人的诊疗。老年病科医师为主导的多学科团队模式是以老年病科医师为主导，骨科医师等各专业人员共同参与病人的治疗与康复；而共同管理模式则是由老年病科医师和骨科医师为主导、共同管理病人。后面三种多学科团队模式的基本点都是着眼于病人治疗的连续性、围术期并发症的处理、早期锻炼和康复、共同制订出院计划等，而且这些预期好处也被多个研究所证实，尽管还缺乏大量的循证医学证据，然而迄今未为只有共同管理模式被证明能明显降低病人的死亡率。但是该模式也是迄今为止最复杂的体系，要求成员之间高度合作、强有力的保障和支持系统等，因此，我们应该结合自身的实际情况，选择恰当的多学科团队模式。

高龄老人、尤其是功能上需要部分或完全依赖的老年人群是老年医学专业医生主要的服务对象，而且他们往往需要长期照护(long term care，LTC)。近年来的实践表明，在 LTC 中采用多学科团队模式可以提高照护质量、改善被照护者的生活质量、同时也减轻照护者(caregiver)负担。

总之，老年病多学科团队模式是经大量循证医学证据证明在老年病临床实践中行之有效的方法。我们应该结合本地、本院的实际情况，探索出符合自身发展向符合的老年病多学科团队模式，以便更好地应对我国的快速加剧的人口老龄化需求。

参考文献

[1] Besdine R, Boult C, Brangman S, et al. American Geriatrics Society Task Force on the Future of Geriatric Medicine. J Am Geriatr Soc, 2005, 53: S245-256.

[2] Hirth V, Baskins J, Dever-Bumba M. Program of All-inclusive Care of the Elderly(PACE): Past, present, and future. J Am Med Dir Assoc, 2009, 10: 155-160.

[3] Famadas JC, Frick KD, Haydar ZR, et al. The effects of interdisciplinary outpatient geriatrics on the use, costs, and quality of health services in the fee-for-service environment. Aging Clin Exp Res, 2008, 20: 556-561.

[4] Jencks SF, Williams M, Coleman EA. Rehospitalizations among patients in the Medicare Fee-for-Service Program. NEJM, 2009, 360: 1418-1428.

[5] Mion L, Odegard PS, Resnick B, et al. Interdisciplinary care for older adults with complex needs: American Geriatrics Society position statement. J Am Geriatr Soc, 2006, 54: 849-852.

[6] Permpongkosol S. Iatrogenic disease in the elderly: risk factors, consequences, and prevention. 2011, 6: 77-82.

[7] Halvorsen KH, Ruths S, Granas AG, et al. Multidisciplinary intervention to identify and resolve drug-related problems in Norwegian nursing homes. 2010, 28: 82-88.

[8] Rubenstein LZ. Joseph T. Freeman award lecture: Comprehensive geriatric assessment: From miracle to reality. J Gerontol A Biol Sci Med Sci, 2004, 59A: 473-477.

[9] Swafford KL, Miller LL, Tsai PF, et al. Improving the process of pain care in nursing homes: A literature synthesis. J Am Geriatr Soc, 2009; 57: 1080-1087.

[10] Rao AV, Hsieh F, Feussner JR, et al. Geriatric evaluation and management units in the care of the

frail elderly cancer patient. J Gerontol A Biol Sci Med Sci, 2005, 60: 798-803.

[11] Terret C, Zulian GB, Naiem A, et al. Multidisciplinary approach to the geriatric oncology patient. J Clin Oncol, 2007, 25: 1876-1881.

[12] Cesari M, Colloca G, Cerullo F, et al. Onco-geriatric approach for the management of older patients with cancer. J Am Med Dir Assoc, 2011, 12: 153-159.

[13] Giusti A, Barone A, Razzano M, et al. Optimal setting and care organization in the management of older adults with hip fracture. 2011, 47: 281-296.

[14] Miura LN, DiPiero AR, Homer LD. Effects of a geriatrician-led hip fracture program: improvements in clinical and economic outcomes. 2009, 57: 159-167.

[15] Shyu YI, Liang J, Wu CC, et al. Two-year effects of interdisciplinary intervention for hip fracture in older Taiwanese. 2010, 58: 1081-1089.

[16] Friedman SM, Mendelson DA, Bingham KW, et al. Impact of a comanaged Geriatric Fracture Center on short-term hip fracture outcomes. 2009, 169: 1712-1717.

[17] Vidán M, Serra JA, Moreno C, et al. Efficacy of a comprehensive geriatric intervention in older patients hospitalized for hip fracture: a randomized, controlled trial. 2005, 53: 1476-1482.

[18] Counsell SR, Callahan CM, Tu W, et al. Cost analysis of the Geriatric Resources for Assessment and Care of Elders care management intervention. 2009; 57: 1420-1426.

[19] Callahan CM, Boustani M, Sachs GA, et al. Curr Alzheimer Res, 2009, 6(4): 368-374.

[20] Boustani MA, Sachs GA, Alder CA, et al. Aging Ment Health, 2011, 15: 13-22.

第六篇

学术交流模式探讨

第56章

世界各地老年医学相关学术组织及会议介绍

（殷　实　樊　瑾）

日益庞大的老龄化人群向世界各国都提出了新的挑战，面对挑战，各个国家的老龄化相关机构都积极研究相关的政策法规、照料服务方式、衰老的生物及医学基础、卫生经济学等，相关的学术交流也更频繁，促进了老年学及老年医学的蓬勃发展。本文作者通过收集汇总会议文献、会议报道等信息，本文对近期在世界各地进行的相关老年医学学术交流进行综述，受文章篇幅、语言和搜索工具限制本文未能收录全部信息。

一、北美洲

老年医学在美国起步较早，围绕老年人群建立的老年医学及衰老协会也较多，而有这些学术协会组织的学术年会和创办的学术期刊，又极大地促进了老年医学的学术交流和学科发展。下面具体介绍北美洲主要与老年医学密切相关的学术协会及其开展的年会和主办的学术期刊情况。

（一）美国老年病学会（American Geriatrics Society，AGS）

AGS是世界上成立最早的老年医学专科医师协会，成立于1942年6月11日。该学会现有会员超过6400名，旨在提高老年人群的健康、生活自主和质量的非营利性学术协会，有资格成为该学会会员的必须是对老年医学有兴趣的内科医生，从1997年起，AGS也开始吸纳与老年医学科学相关交叉学科的会员参加。该学会的创始人为首次提出“老年医学（Geriatrics）”这一学科概念的Ignatz Leo Nascher医生。AGS的长期目标为让每一位老年人都能得到高质量的以病人为中心的医疗服务。

AGS从1946年开始每年组织学术年会，2013年5月1～3日AGS年会在美国得克萨斯州的葡萄藤市举行（Grapevine，Texas），会议强调了老年医学从业者，无论是医师、护理人员、药师、医疗管理人员都应该接受全科教育、通过最先进的继续教育不断更新其知识和技能。会议涉及老年医学领域的诸多热点议题：老年医学的多学科团队合作，老年病科医师应该如何参与医疗模式改变，在老年患者中如何设计和开展治疗性的临床试验，老年人医疗卫生服务模式和政策研究，如何管理合并认知睡眠和排尿障碍的老年患者，老年骨关节炎和痛风患者的管理，老年衰弱患者的照料模式和策略，老年糖尿病、感染性疾病、老年心血管病新进展（房颤、心衰、主动脉瓣疾病、冠心病及高龄老人高血压病的治疗问题，其中老年房颤患者的抗血小板治疗被多次讨论），老年精神病学、神经病学和行为医学新进展，老年患者个性化的肿瘤筛查，痴呆的筛查和早期发现等都在会议中进行了深入的讨论。2014年AGS年会在著名的迪士尼故乡佛罗里达州的奥兰多主办。

AGS不遗余力地进行有关老年患者临床治疗指南的制定和更新，并在老年医学从业者继续医学教育、提供面向大众的老年患者医疗保健信息方面做出了显著成绩。Moreno G，Mangione CM对2002—2012年十年间有关如何管理老年糖尿病患者心血管危险因素的文献进行了一个较为全面的综述，该综述为学会专家组更新和制定老年2型糖尿病患者照料新的临床指南提供了循证医学基础。2013年AGS更新了老年糖尿病患者照料的临床指南，发表了关于晚期痴呆患者鼻饲管应用的立场声明。在科学普及和老年保健宣教方面，AGS旗下的healthinaging网站为老年患者提供了科学可靠的老年医学知识及老年病专科医师信息。

AGS创办的老年医学期刊*Journal of the American Geriatrics Society*，主要刊登以老年人为研究对象的临床相关文章，包括临床调查、病例报告、方法报告、老年病学进展、老年生命科学、护理、教育培训、药物、伦理、公共政策、医疗经济学、国际卫生事务、老年保健等，发表了许多有益于临床实践的文章。该杂志目前为单月刊，2012年的影响因子为3.978。

（二）美国老年学会（Gerontological Society of America，GSA）

GSA是美国最大、历史最悠久的跨学科老年学组织之一，致力于老龄化领域的科研、教育和实践，GSA的主要任务是提升老龄化研究并在科学家、决策制定者和广大公众中传播相关信息。GSA成立于1945年，其5400多名成员来自于40多个国家。

GSA每年一次的年会至今已召开了66届，2013年GSA年会于11月20～24日在路易斯安那州的新奥尔良市（New Orleans，Louisiana）召开，会议的主题是“以科研优化老龄化（Optimal Aging Through Research）”，与会者超过4000人，在400多个学术单元中进行了交流和讨论，包括研讨会、论文、壁报等。此次会议面向美国医师、护士及执业临床社会工作者提供继续教育学分，其继续教育活动由GSA和安纳伯格健康科学中心（the Annenberg Center for Health Sciences）共同开展。洛杉矶大学戴维斯校区的老年医学学院为会议网站提供赞助。2014年GSA年会将于11月5～9日在美国首都华盛顿举行。

GSA主办了多本老年学科学术期刊，*The Gerontologist* 于1961年创刊，是一本双月刊杂志，2012年的影响因子为2.283。该杂志通过发表包括社会政策、程序开发、服务供给在内的老年学研究和分析，提供在人类老龄化过程中的多学科观点。GSA学会主办的老年医学杂志*Journal of Gerontology*系列是美国最早的与老龄化相关的杂志，创刊于1946年，该系列共有2本杂志，*Journal of Gerontology A：Biological Sciences and Medical Sciences*（2012年影响因子：4.314），*Journal of Gerontology B：Psychological Sciences and Social Sciences*（2012年影响因子：3.006），杂志的名称分别指出了其发表文章的主要方向。另外，GSA还有季刊*Public Policy & Aging Report*和*Gerontology & Geriatrics Education*，并向其美国境内会员免费发送每月一次的时事通讯*Gerontology News*。

（三）美国抗衰老学会（American Aging Association，AAA）

AAA于1970年在美国纽约成立，是由从事老年医学研究的临床医生和科研工作者共同组成的一个非营利性、国际性学术组织。该学会的目标主要为推进减缓衰老过程的生物医学研究、促进公众对研究衰老的过程和健康长寿实际意义的了解并增加医生和其他健康从业者的老年医学知识。与AGS相比较，AAA更加注重抗衰老基础医学研究，由其主办的衰老杂志AGE：*Journal of the American Aging Association*，也更加偏重于衰老的生物学研究和影响衰老过程的生物医学应用研究，该杂志为季刊，2012年的影响因子为4.084。2013年，AAA在美国巴尔的摩举办了第42届年会，其预备会议主要围绕“衰老与营养”开展讨论，而大会的主题为“Aging：Prevention，Reversal and Slowing”（衰老：预防，逆转和延缓）。2014年第43届AAA年会于5月30日至6月2日在得克萨斯州的圣安东尼奥举行。

(四) 美国老龄协会(American Society on Aging,ASA)

其前身为成立于 1954 的西部老年学会(Western Gerontological Society),该协会以其覆盖面广泛、极具多样性而著称。ASA 的目标是支持和提供给那些以追求提高老年人及其家庭生活质量为共同目的的人们更多的知识和技能。ASA 的会员由各行各业的多学科人员组成,包括医疗、情感、社会、经济、精神心理等多方面与老龄相关的专业人士。目前成员已超过 5000 人,有老龄化产业从业者、教育者、行政人员、政策制定者、商业人士、研究者和学生。

注册商标为 AGING IN AMERICA®的 ASA 年会至今已 60 届,2014 年的年会于 3 月 11～15 日在美国圣地亚哥举行,大会议题广泛,主要包括:老龄化在社区,商业与老龄化,提供照料,创造力与终生学习,法律与道德问题,健康与养生,保健与衰老,老龄化中的领导能力,心理健康与衰老,多种文化的老龄,精神与宗教,政策与支持等。

ASA 主办的季刊 *Generations* 是一本综合性杂志,主要以社会科学为主被收录在社会科学引文索引(Social Sciences Citation Index,SSCI),2013 年 *Generations* 四期杂志的标题分别为“我们正在老去的世界:全球老龄化一瞥(Our World Growing Older:A Look at Global Aging)”,“双保人员的集成服务(Integrating Services For Dual Eligibles)”,“给痴呆患者以人为本的照料(Person Centered Care For People with Dementia)”以及“老龄化在社区(Aging in Community)”。另外,ASA 还面向大众发行双月刊报纸 *Aging Today*。

(五) 美国老年精神病学会(the American Association for Geriatric Psychiatry,AAGP)

学会成立于 1978 年,是美国唯一的国家级老年精神病学学会。目前,AAGP 拥有来自美国、加拿大及其他国家的大约 2000 名会员,他们主要为老年精神科医师及相关保健专业人员。

AAGP 在美国加州洛杉矶召开了其 2013 年年会,会议的主题是“在银色时代破晓之际寻找流金岁月:老年心理健康探矿者们的工具(Finding the Golden Years at the Dawn of a Silver Age:Tools for Geriatric Mental Health Prospectors,)”,会议提供了有关临床医疗护理、科研创新、医疗服务提供模式方面的信息。2014 年 AAGP 年会于 3 月 14～17 日在美国佛罗里达奥兰多召开。

AAGP 主办的美国老年精神病学杂志 *American Journal of Geriatric Psychiatry* 是一本在老年医学和精神病学领域都声誉较高的杂志,目前为月刊,2012 年影响因子为 4.131。

除了以上国家性的老年学及老年医学协会,美国很多州都有相应的老年医学会,比如宾夕法尼亚、路易斯安那、俄勒冈、弗吉尼亚、亚利桑那、印第安纳、科罗拉多、佛罗里达、缅因州等,这些地方性老年医学会有年度或者季度的学术会议,极大地活跃了当地的老年医学学术交流,促进了区域内老年医学的发展和学科建设。

(六) 加拿大老年病学会(the Canadian Geriatrics Society,CGS)

最初名为 Canadian Society of Geriatric Medicine(CSGM),于 1981 年 9 月 16 日在加拿大多伦多成立,1999 年更名为 Canadian Geriatrics Society(CGS)。学会的主要目标是促进加拿大老人的优质医疗服务,并促进老年病学/老年学领域高标准的研究,在老龄化过程及其带来的临床挑战中为加拿大医师提供更好的教育。为传播加拿大的老年患者临床医疗科研和知识,该学会每年举行一次学术年会。今日老年病学 *Geriatrics Today:Journal of the Canadian Geriatrics Society* 是 CGS 的官方出版物。

2013 年第 33 届 CGS 学术年会于 4 月 18～20 日在多伦多举行。会议主题为“为加拿大老人提供更好的医疗服务(Providing Better Care for Older Canadians)”,会议还讨论了痴呆评估的加拿大专家共识、皮质下痴呆、多药治疗和管理合并多种慢性疾病的老年人、衰弱和老年医学、老年患者基本医疗中的临床注意事项和技巧等议题。而 2014 年的第 34 届 CGS 年会将于安大略省的埃德蒙顿举行。

CGS 主办的两本学术期刊均为季刊。其中 *The Canadian Geriatrics Journal* 主要发表高质量的促进老年人健康和医疗的创新性研究。*Canadian Geriatrics Society Journal of CME* 主要发表临床实践论文。

二、欧洲

随着过去 50 年欧洲长寿人群的增加,依托老年医学、内科、康复和姑息治疗学科的发展,老年医学在欧洲已经发展成提供高质量、人性化、跨学科、具有适宜成本效益的服务于老年人的重要医疗力量及满足各种复杂医疗挑战的专业学科。

(一) 欧盟老年医学协会(European Union Geriatric Medicine Society,EUGMS)

成立于 2000 年 6 月,致力于在欧盟成员国发展独立的、为全体欧盟公民提供服务的、以老年疾病为特色的老年医学专业,促进老年医学专业教育及可持续发展,联合欧盟地区各国老年医学学术团体共同发展,以为欧盟地区老年人提供以证据为基础的有效的预防和治疗疾病决策为目标,成员主要是从事老年医学专业的内科医师。EUGMS 与欧洲专科医师联合会(European Union of Medical Specialists,UEMS)、欧洲老龄化医学会(European Academy for Medicine of Ageing,EAMA)紧密联系以促进相互协作、角色互补、避免无价值的竞争和稀有资源的浪费。EUGMS 与其他欧洲政治及专业组织建立了良好的关系以共同解决老年人的健康相关问题。另外,EUGMS 还与 AGS 保持富有成效的合作。

自成立以来,EUGMS 在老年医学的多个重要领域开展工作,主办了多次学术会议:2007 年在德国法兰克福主办“老年人感染”的研讨会,2009 年在英国格拉斯哥主办“老年的姑息治疗和临终相关事件”的讨论会,2010 年在爱尔兰都柏林主办“老年医学新技术”的讨论会,2011 年在西班牙南部城市马拉加主办“老龄化社会的新治疗方法”的讨论会,2012 年在比利时布鲁塞尔主办第八届欧洲老年医学协会大会,讨论“临床长寿”相关问题。2013 年在意大利威尼斯主办第九届 EUGMS 大会,主要议题包括:糖尿病和其他代谢性疾病对机体功能的影响结果、导致呼吸道疾病的基因和生活方式因素、肝脏-胃肠道疾病功能管理和新进展、长期护理与脆性骨折、痴呆患者预后的改善、老年肿瘤的创新疗法、急性致残性心脏和神经血管事件、运动障碍的更新管理、连续性的护理:从诊断到死亡时的生活护理质量等。2014 年 9 月 17～19 日将在荷兰鹿特丹举办第十届 EUGMS 大会。

EUGMS 主办的欧洲老年医学杂志 *European Geriatric Medicine*,目前为双月刊,主要刊登欧洲老年医学及老龄化领域(老年医学相关的基础及转化型研究,老年病人的治疗和护理及姑息医学、应用于老年医学的药理学和技术)的相关文章,同时包括快速的通信、病例报告、具体疾病的护理计划、读者来信、书评等,目的是为了促进欧洲国家老年医学的发展。

(二) 英国老年病协会(the British Geriatrics Society,BGS)

BGS 成立于 1947 年,发展到今天,已成为拥有超过 2750 名会员的专业团体。英国老年病协会包含从事老年医药专业的老年病科医生、精神科医生、全科医生、护士、治疗师、研究者和其他老年医疗保健的从事者,协会有包括膀胱及肠道健康、心血管、糖尿病、药品及处方、跌倒和骨骼、胃肠病学和临床营养、医学伦理、心理健康与脑老化、护理顾问、运动障碍、基础及持续护理、呼吸系统、远距照护及远程医疗等多个特别兴趣小组，是英国唯一为老年人提供专业医疗专业知识及卫生保健需求的组织。协会提倡老年人应获得平等的医疗保健，不管他们年龄的大小，都应享受全面的评估、适当的诊断和治疗；并通过会员的专业特长来促进英国制定和运行适合老年人保健服务的政策，积极开展与其他专业医疗协会及老年相关的慈善机构合作，努力促进社会更好的理解老年人的卫生保健需求，获得能使老年人感觉有尊严和受尊重的最佳实践模式，使老年人享有健康、独立的生活。

BGS 从 2008 年开始每年举办两次关于老龄化及老年相关问题的科学会议，包括发言、演讲、研讨会等多种形式的活动；并主持多项重要议题，如疗养院医疗等，为了促进多学科联系和对老年人的卫生保健需求有兴趣的专业教育有兴趣的成员和非成员进行再教育。

2013 年春季会议在贝尔法斯特(Belfast)举行，会议围绕老年医学领域的诸多议题，如疗养院医疗，精神病学及邻老年医学领域的高速发展，房颤血栓栓塞并发症的预防，急性卒中的影像学管理，老年人疼痛管理，远程医疗在老年痴呆症患者中的应用，慢性疾病的饮食策略和恶液质的预防，围术期老年人护理等进行了深入的讨论。

2013 年秋季会议在哈罗盖特(Harrogate)举行，会议内容包括：老龄化的睡眠生理、阻塞性睡眠呼吸暂停和睡眠障碍与神经系统疾病、药物的相互作用、老年人的营养疗法、老年人失禁、低钠血症、风湿免疫疾病的临床影像、神经退行性病变的影像学诊断、晕厥、肝胆疾病的诊治、癫痫、帕金森病、心血管疾病、神经退行性疾病的病理和免疫介导等主要议题。

2014 年春季会议在曼彻斯特(Manchester)举行，会议是向老年医学领军人物学习的机会，为相关从业人员提供日常有用的实践知识和信息及如何面对老年人住院人数增加的挑战、人口老龄化与 NHS 服务的重新设计等议题。

英国老年病协会创办 *Age and Ageing* 学术期刊，目前为双月刊，主要发表衰老的基础研究，老年人临床、流行病学和精神心理方面的内容。该杂志 2012 年影响因子为 3.816。

(三) 德国老年学和老年医学协会(German Society of Gerontology and Geriatrics)

起源于六十年前，系由东德的社会老龄化研究和老年学协会(Society for Aging Research and Society for Gerontology of the GDR)和前联邦德国的老年学协会(German Society for Gerontology)合并而成，成立于 1991 年，包含生物衰老、老年医学、老年社会行为学、社会老年学及老年的健康护理多个分会，成员由老年科医生、心理学家、社会学家及从事生物化学、生物学、分子生物学、临床化学、生理学、解剖学、生物物理学、免疫学、遗传学和临床学科人员等组成。

自成立以来，主办了多个会议：1992 年在柏林举办以“老龄化在德国”的第一次代表大会；1994 年在弗赖堡举办以“老龄化与政治” 的大会；1996 年在莱比锡举办以“老龄化的健康和疾病”的大会；1998 年在海德堡举办以“老龄化面临的新的社会挑战”的大会；2000 年在纽伦堡举办以“老龄化在 21 世纪：事实-愿景”的大会；2002 年在德累斯顿举办以“老龄化的尊严和团结”的大会。

该协会创办了多个专业杂志 *Altern in Gesundheit und Krankheit*、*Altern in Deutschland*、*Altern und Politik*、*Altern zwischen Hoffnung und Verzicht*、*Beiträge der XVII. Jahrestagung der Deutschen*、*Zeitschrift für Gerontologie und Geriatrie*、*GeroPsych*。

(四) 爱尔兰老年学会(Irish Gerontological Society，IGS)

IGS 于 1950 年 10 月 23 日在爱尔兰黑石市成立，作为世界上历史最悠久的衰老研究学会之一，IGS的核心目标为：老龄化研究的教育和科研、促进公众对老龄化及相关问题的理解。

IGS年会至今已举办了61届年会。2013年IGS年会从其会议摘要中选择了65个口头汇报和200多个壁报展示。2014年IGS第62届年会将于10月9～11日在爱尔兰戈尔韦召开。

（五）北欧老年学联盟（Nordic Gerontological Federation，NGF）

NGF成立于1974年，是一个由丹麦、芬兰、冰岛、挪威和瑞典等国的老年学和老年医学团体在一起组成的联盟组织，其目标主要是支持和鼓励老年学和老年医学领域的研究、发展性工作和教育，该目标主要通过NGF组织开展北欧老年学大会、传播新闻和信息及其他举措来实现。目前NGF的主要成员组织和代表有：丹麦老年学会（Danish Gerontological Society）、丹麦老年病学会（Danish Society for Geriatrics），芬兰老年学会（Finnish Gerontological Society）、芬兰老年医师学会（Finnish Geriatrics）、芬兰成长与衰老研究协会（Finnish Society for Growth and Ageing Research），冰岛老年学会（The Icelandic Gerontological Society）、冰岛老年病学会（Icelandic Geriatrics Society），挪威衰老研究学会（Norwegian Society for Aging Research）、挪威老年病协会（Norwegian Geriatric Association），瑞典老年学会（Swedish Gerontological Society）、瑞典老年医学会（Swedish Geriatric Society）。2012年NGF主办的第21届北欧老年学大会Nordic Congress of Gerontology以"老龄化社会的困难Dilemmas in Ageing Societies"为主题，在丹麦的哥本哈根举行。第22届北欧老年学大会将于2014年在瑞典的哥德堡举行。

（六）国际老年肿瘤学会（International Society of Geriatric Oncology，SIOG）

2000年成立于法国，其目标是促进老年肿瘤领域的发展，以优化老年癌症病人的治疗。学会推进该方面的培训、科研和政策等以支持其宗旨。SIOG是一个多学科的学会，包括肿瘤学和老年医学，拥有1000多名会员遍及四十多个国家。

SIOG在过去几年内发布了老年肿瘤患者围术期照料、蒽环类药物在老年患者中的应用、老年前列腺癌、老年结直肠癌、老年转移性肾细胞癌及老年围术期评估的临床指南，与欧洲乳腺癌专科医师学会（EUSOMA）联合发布了老年乳腺癌的临床治疗指南。

2013年SIOG年会在丹麦的哥本哈根举行，共举行了23个学术会议，2014年SIOG年会将于10月23～25日在葡萄牙的里斯本举行。

Journal of Geriatric Oncology 是由SIOG主办的老年肿瘤学专业杂志，目前为季刊，主要发表相关原始研究文献、综述、临床试验、治疗指南、通讯和述评等，2012年影响因子为1.118。

三、大洋洲

（一）澳大利亚和新西兰学会老年医学会（Australian and New Zealand Society for Geriatric Medicine，ANZSGM）

ANZSGM成立于1970年，其前身为澳大利亚老年医学会（Australian Geriatrics Society），2006年与新西兰老年医学会合并，成为目前的澳大利亚和新西兰学会老年医学会。学会成员包括医生、心理学家、研究者及老年医学学员，目前有超过850名成员，150名受培训者。该学会学会的工作目标是推动老年人高质量的医疗照料、促进老年医学专业从业者和相关专业人员接受最新的高级培训、推动老年人医疗及相关问题的研究、积极影响公众和政府关注老年保健。

ANZSGM 每年举办一次年会，2012 年在澳大利亚悉尼举办了以“Dementia：Managing not to Forget”为议题的年会，2013 年会于 6 月 17～19 日在阿德莱德（Adelaide SA）举行，会议内容包括：保护人口红利，规划生命终点，中年心血管疾病和老年痴呆关系，AIBL 研究结果（the Australian Imaging，Biomarkers and Lifestyle Study of Ageing，澳大利亚老年人影像学、生物标志物和生活方式研究），磁共振对路易体病和痴呆患者灰质丢失的评价，2 型糖尿病和脑萎缩，老年谵妄，肿瘤多学科协作诊疗模式中的年龄和年龄相关问题，少肌症，老年人再入院率调查，血管老年病学，老年病亚急性期照料模式，老年医学中的经济学和决策制定，脑卒中的康复治疗，姑息治疗模式等。而 2014 年的年会将以“Circulating the Evidence”为议题在墨尔本（Melbourne Victoria）举行。

ANZSGM 还积极与澳洲皇家医师学院合作，为未来的老年医学医师提供继续教育和高级培训；与专业组织合作在亚太地区发展老年医学；鼓励老年病学从业者私人执业，提高复杂的老年患者护理人员的薪酬；支持和老化相关的全方面（服务、临床实践、基础科学）研究。

（二）澳大利亚老年协会（Australian Association of Gerontology，AAG）

AAG 是澳大利亚最顶尖的多学科协作的老龄化专业团队，成立于 1964 年，成员包括老年科医师、学者、研究人员、护士、政策制定者、社会工作者、顾问及其他老年医学专家，成员超过 800 名，通过参加论坛、工作团队、研讨会、会议、委员会及专业兴趣小组进行交流，目的是帮助对老年医学专业感兴趣的专业人员共同交流老龄化相关的信息，宣传老龄化知识和改善老龄化的相关经验。多学科协作是该协会的主要优势之一。AAG 是其全国养老服务联盟及国际老年学和老年医学国际协会（IAGG）成员。

1964 年 6 月 AAG 首届全国会议在堪培拉的澳大利亚国立大学举行；1982 年 AAG 代表澳大利亚参加 IAGG 在奥地利首都维也纳举行的第一次老龄化世界大会；1997 年 AAG 在澳大利亚阿德莱德主办的 IAGG 世界大会上，联合国老龄化办公室和 IAGG 合作项目“二十一世纪老龄化研究议程”正式确立，盖里·安德鲁斯（Gary Andrews）教授被任命为共同召集人。AAG 在澳大利亚每个州都设有委员会，轮流主办一年一度的全国会议。2013 年 AAG 年会于 11 月 27～29 日在悉尼召开，会议的主题是“灰色期望：21 世纪的老龄化（Grey Expectations：Ageing in the 21st）”，会议主要关注了两个问题：“在我们日渐衰老的 21 世纪，我们可以预期政府、企业、社区、家庭和我们自己做些什么？从当前生物医学、科技和社会学研究中，我们对自身健康和生活质量做什么样的预期？”2014 年将在澳大利亚多地举行关于老年护理、帕金森疾病的会议。

与 AAG 密切合作的澳大利亚老龄化日程 *The Australian Ageing Agenda*，是一本独立的双月刊杂志，主要是为老龄化和老年保健专业人士对老龄化相关研究成果进行交流，提供大量的新闻、教育和有关研究成果转化的意见。

AAG 与 ANZSGM 和澳大利亚老龄化委员会（Council On The Ageing，COTA）共同创办了 *Australasian Journal on Ageing* 杂志，是澳大利亚老年医学专业唯一的专业学术期刊，是一个综合性刊物，主要刊登学术论文、行业观点和实践报告，它包社会老年学、家居及社区照顾服务、老年医学，卫生服务研究和衰老的生物学等一系列文章。该杂志于 1982 年创刊，目前为季刊，2013 年最新的影响因子为 0.94。

四、非洲

由于经济相对落后，人口老龄化水平也相对较低，但其老龄化趋势是必然的，目前非洲大于65岁以上人口约3600万人，占其总人口数的3.3%，预计在2030年将增至4.5%，而到2050年约为10%，部分非洲国家的人口老龄化水平在2030—2050年间达到工业化国家的水平。面对即将到来的老龄化社会，一些非洲国家的学者们已经开始积极应对，比如南非老年协会（South African Gerontological Association，SAGA）与南非老年病学会（South African Geriatrics Society，SAGS）共同代表南非参加国际老年学和老年医学协会举办的四年一次的IAGG世界大会。但在一些经济落后、战乱不断的地区，老龄化研究和学术交流基本上还处于空白水平。

2012年10月17～20日国际老年学和老年医学协会（IAGG）在南非的开普敦举办了第一届非洲区域老年学和老年医学会议。根据IAGG网站上发布的最新信息，第二届非洲阿尔茨海默病非洲区域会议将由非洲老年病学会、南非精神病医师协会和阿尔茨海默病国际组织共同举办。

五、国际组织

（一）国际老年学和老年医学协会（International Association of Gerontology and Geriatrics，IAGG）

IAGG源自于1950年在比利时成立的国际老年联合会，后为国际老年学协会（IAG），2004年协会理事会将其更名为IAGG。宗旨是为协会成员提供全球最高水平的老年学研究和培训，推动与其他国际的、政府及非政府机构在老年医学方面的合作。该协会以为所有人提供最高的生活质量为目标。其下属机构为非洲、亚洲、欧洲、南美、北美的老年医学及老年病协会，目前已有71个来自64个国家的组织加入，会员超过40 000人，开展在老年医学及老年病学方面的国际合作、学术团体、工作组、老年急救、家庭护理等相关的工作。

老年学和老年医学协会世界大会是IAGG主要的工作活动，每四年举行一次，从1950年开始，至今已举办20届。在会议中，国际老年学和老年医学届的专家们通过大会演讲、座谈会、论文和壁报分享他们的知识和经验。2013年6月23～27日，第20界国际老年学及老年病学大会韩国首尔举行，来自86个国家、一共4289名参会者分别就老年人健康、人口老龄化与老年医学发展、老年综合征、老年医学教育、老年人功能预防和维护以及老龄化对经济的影响等问题进行了深入探讨和广泛交流。2017年的IAGG世界大会将在美国旧金山举行。

IAGG与营养、健康与衰老杂志（*Journal of Nutrition，Health and Aging*），欧洲衰老杂志（*European Journal of Ageing*）、老年技术学杂志（*Gerontechnology*），老年学杂志（*Gerontology*），衰弱与衰老杂志（*Journal of Frailty and Aging*）、跨文化老年学杂志（*Journal of Cross-Cultural Gerontology*）合作，共同发表来自世界的最新研究结果、更新信息及新闻。

面对全球老龄化，IAGG与世界卫生组织WHO合作，共同致力于促进全球老龄化问题的解决。在这一方面，IAGG已向WHO的老龄化与生命历程司提交了一份谅解备忘录，将通过研讨会、网络等多种形式的活动进行共同合作。

（二）阿尔茨海默病国际组织（Alzheimer's Disease International，ADI）

成立于1984年，是一个世界各国阿尔茨海默病协会的国际联合会，ADI在各国的会员组织致力于支持痴呆患者及其家庭、提高其生活质量。ADI 开设了名为阿尔茨海默大学的一系列讲习班，目标是帮助阿尔茨海默病协会组织中的员工和志愿者建立和强大他们的团体。ADI 每年召开一次有关痴呆的国际性会议。该会议团聚了来自世界各国对痴呆感兴趣的人们，是一个独一无二的多学科盛会。

ADI 主办了一系列的出版物，包括时事通讯、实况报道、手册、期刊等。2009 年以来，ADI 发布的世界阿尔茨海默报道 the *World Alzheimer Report*，每年以一个不同的主体对痴呆进行深入报道，The World Alzheimer Report 2013 的主题是“关怀的旅程：痴呆患者长期照料的分析(*Journey of Caring*：*An analysis of long-term care for dementia*)”，揭示了随着世界人口老龄化，传统的由家庭、朋友、社区提供的非正式照料系统迫切需要更多的支持。全球有 13%超过 60 岁以上的老人需要长期照料。2010—2050 年间，需要照料老人的总人数将由 1.01 亿人上升到 2.77 亿人，翻了近三倍。Alzheimer's Research & Therapy 是一本同行评议的学术期刊，主要发表在阿尔茨海默病性痴呆和其他神经系统退行性疾病领域的科研突破。目前为双月刊，2012 年影响因子为 4.39。全球视角 *Global Perspective* 是 ADI 每年发行四次的时事通讯，主要报道 ADI 及其全球成员组织的活动、痴呆照料者的故事及痴呆研究的动态。

(三) 亚大地区老年学和老年医学大会(Asia / Oceania Congress of Geriatrics and Gerontology)

作为世界老年学和老年医学学会在亚大地区的分支组织，亚大分会成立于 1978 年，目前有 14 个成员国家和地区。最近一次于 2011 年在澳大利亚墨尔本举办，第十届将于 2015 年在泰国举办。会议主题：引领健康老龄化。大会将邀请 70 名专家进行讲演(其中 7 个特邀报告)，540 名讲演者参加 128 个专题讨论。

(四) 世界华人地区长期照护会议(World Congress on Long Term Care in Chinese Communities)

为了推进以家庭为中心的社区式长期照护服务，促进老人长期照护产业的发展，建立国际学术交流平台，透过学者专家和实际工作者的交流与实地考察，发展各华人地区的长期照护的事业，探讨不同地区华人的社会养老及长期照护服务模式，并为各地长者服务机构的开创合作和沟通交流创造机会，华人地区长期照护联会自 2002 年成立起，每年主办一次世界华人地区长期照护会议。会议至今已举办十届，举办地分别为香港 2 次、台北 2 次、上海 2 次、澳门 2 次、北京与杭州各 1 次。

第十届会议于 2013 年在澳门举行，会议宗旨是促进多元文化社会环境下跨专业跨界别的全民参与的长期照护服务发展。会议主题：居家养老社会化-全民参与长者服务。第十一届大会将于 2014 年在浙江省宁波市举办，大会将以“健康养老：模式现代化，队伍专业化、文化多元化”为主题，共同探讨长期照护重要议题。

华人地区长期照护联会由香港老年学会、台湾耕莘医院、上海老年学学会以及澳门镜湖护理学院于 2002 年倡议发起，在第三届世界华人地区长期照护会议讨论通过成立。是一个跨地区的非政府组织，其成员将来自中国大陆的各省市、香港、台湾、澳门及其他华人地区的有关长期照护的非政府组织，社会团体、研究机构和个人。其主要任务是定期策划、协调和帮助各主办单位举办世界华人地区长期照护研讨会；促进各地区长期照护研究团体和照护机构的联系、人员交流及互访；推动长期照护管理人员和操作人员的培训工作；联系及推动各地区开展有关长期照护的专题研究和比较研究；建立华人地区长期照护网站，提供各地区有关长期照护的政策法规、科研成果和实务经验的信息。

(五) 亚太老年医学国际会议暨两岸老人医学高峰论坛(Asian Pacific Geriatris Conference，APGC)

2014APGC 于 6 月 6～8 日在台北市举办，由台湾老年医学和老年学学会主办，来自中国大陆、澳大利亚、中国香港、中国台湾、马来西亚、韩国、菲律宾、加拿大等国家和地区的老年医学专家共同组成国际专家团。会议就老年医学培训、老年医学研究领域的前沿问题等展开交流。

六、亚洲

(一) 中华医学会老年医学分会(Chinese Geriatrics Society，CGS)

CGS 于 1981 年成立，到现在为止，全国已有 29 个省、自治区、直辖市成立了省市一级的老年医学学会，共设立 10 个专科学组。是目前中国老年医学学术领域较为活跃的一支力量。

老年医学分会曾讨论提出了我国老年人的年龄界定、老年人健康标准等，并刊登在《中华老年医学杂志》，现为全国医学界所采用。

CGS 于 1982 年创办的《中华老年医学杂志》主要报道老年医学领域领先的科研成果和临床诊疗经验，以及对老年医学临床有指导作用且与老年医学临床密切结合的基础理论研究，介绍国内外老年医学研究动态及现状。设有临床研究、基础研究、流行病学调查、述评、专家论坛、老年医学进展、临床老年医学讲座、专题笔谈等栏目。1999 年已被中国学术期刊综合评价数据库、中国科学引文数据库等 8 家国内主要检索机构和数据库收录，并获中国学术期刊检索与评价系列数据库来源期刊证书。

CGS 目前主办和参与的主要学会会议有：学会年会、中国老年医学及健康产业大会、协和-霍普金斯老年医学论坛。

1. 中华医学会老年医学分会年会　目前为每两年召开 1 次，第十一次全国老年医学学术会议于 2013 年在武汉召开，来自全国各地 550 名老年医学相关领域专家参加了会议。年会以“老年”为主题，论坛设计、大会报告等全方位展示老年医学各领域的最新进展，内容涵盖老年医学领域常见病和多发病的诊治，常见综合征的处理，老年危重症的目标性治疗，老年人药物合理应用等。活跃在全国各地、各老年专科的学者、专家们齐聚一堂，是老年医学工作者不可错过的一场盛宴。

近年来各专业学组和地区的老年医学学会都积极地开展灵活多样的学术活动，有的还联合在一起开展活动，大大促进了国内的学术交流和专业影响力。

2. 中国老年医学及健康产业大会(Chinese Congress on Gerontology and Health Industry，CCGI)　为了推动现代老年医学和老年健康产业在中国的发展，中华医学会、中国医师协会、中国老年学学会、中国老年保健医学研究会、中国老年保健协会、解放军医学科学技术委员会、中国健康促进基金会共同发起于 2012 年首次在北京主办了 CCGI 大会，之后定于每年 9 月召开一次。2013 年在江苏省苏州市举办，来自中国国家卫生部、全国各地从事老年医学和老年学的医务工作者、老年健康产业企业家以及美国等地相关老年医学专业专家等近千余人参加了本届大会，大会影响力前所未有。第三届将于 2014 年在苏州举办。

CCGI 的主题“发展老年医学，推动健康产业”。共分三部分：老年健康科普教育、继续教育项目、大会专题报告。针对当前我国老年医学和老年健康产业发展所面临的主要问题给予高度关注和深度解析。大会学术特点突出三个面向(面向老年医学和老年人群，面向基层医生和基层服务机构，面向老年健康产业)和三个结合(专题研讨会、继续教育培训和群众健康科普教育有机结合)。

2013CCGI 大会主旨报告提纲挈领,精心设计。各位专家都做了高屋建瓴的精彩演讲,在关注中国老年医学发展的同时,介绍了发达国家和地区的养老模式,如美国老年医学的发展和养老模式构想,中国台湾居家养老经验等。这些宝贵的经验将对中国老年医学的发展有重要的借鉴意义,尽量避免走弯路。

分论坛主题设置紧扣老年医学在各领域的进展、健康管理的重要性以及政府在老龄化过程中的扮演的角色:内容包括长寿的遗传和环境因素研究、血管衰老的分子机制、老年高血压的特点与诊治路径、老年急性脑卒中、急性冠脉综合征合并高血压的治疗、老年人的抗栓治疗、老年常见呼吸系统疾病的诊治、老年人代谢性疾病的危害和药物选用原则、老年痴呆的早期识别与预防、老年痴呆的社会支持与社会倡导、老年人运动功能障碍、老年人衰弱和残障的预防及护理、居家老人的社会支持与医疗服务、老年人健康管理与健康素养教育、老年健康监测与居家健康服务、人口老龄化过程中的社会责任、人口老龄化背景下的中国老龄产业:现状、问题及对策等。

中国老年医学与国际的交流和合作日渐深入。中美之间的合作尤其值得关注。2013 年 CCGI 大会邀请了 7 位在美国老年医学和老年学领域活跃的专家共同交流。

3. 协和-霍普金斯老年医学论坛　协和医院老年医学起点高,运行模式与国际接轨度高。由北京协和医院、美国 John Hopkins 医学院、中华医学会老年医学分会联合主办的“协和-霍普金斯老年医学论坛”更是在推动中国老年医学发展、传播老年医学知识上发挥了巨大的作用,自 2011 年起已连续举办 3 届。重点讲授老年医学的理念、运作模式、技能和最新的临床知识进展,介绍美国老年医学的经验。热烈的互动是这个论坛的特点。授课内容涵盖现代老年医学概述、老年综合评估、新 BEERS 标准、病例分析、多学科团队查房工作模式、生前预嘱与症状处理、老年人情感障碍的特点及药物选择、老年医学新进展、老年医学在综合医院中的作用、肌少症与衰弱症、老年康复医疗、慢性病的康复治疗(COPD、心衰)及跌倒预防、老年人照护模式、感官功能缺损对老人健康的影响、亚洲肌少症诊断与挑战、老年人外周血管疾病的特点及其处理要点、院内感染及管路维护、老年人营养不良、围绝经期激素替代疗法、老年人骨关节病的治疗、疼痛处理、老年人共病的处理。

论坛讲师以协和医院为主,邀请美国约翰·霍普金斯大学老年医学科、中国台湾荣民总医院高龄医学中心以及国内著名老年医学专家。采用示范和病例分析等多样灵活的授课模式。

该论坛已成为我国老年科医生学习和探讨老年人相关疾病与老年综合征防治,了解国内外老年医学最新研究成果的一个重要平台。

(二) 中国老年学学会(Gerontological Society of China,GSC)

1986 年成立的全国性群众学术团体,由从事老年学研究的专家、学者和从事老龄工作的单位及个人组成,主要从事老年学研究、咨询服务。是国际老年学学会的团体会员。中国老年学学会的研究领域是老年学,主要学科有老年生物学、老年医学、老年心理学和社会老年学(包括老年人口学、老年经济学、老年社会学、老年教育学、老年体育学等)。于 1994 年 12 月成立的中国老年学学会老年医学委员会是老年学与医学多学科互相交叉的老年医学综合性的全国学术组织,是政府联系老年医药卫生科技单位、企事业单位以及老年群体的桥梁和纽带,是维护促进老年人口身心健康、促进老年医学创新发展的社会团体组织,受 GSC 主管。

《中国老年学杂志》是中国老年学学会会刊,创刊于 1981 年,是中国创刊较早,唯一囊括老年医学、老年生物学、老年心理学和老年社会学的老年学综合性学术期刊。以广大老年学工作者为主要读者对象，报道老年学领域领先的科研成果和实践经验，以及对老年学实践有指导作用且与老年医学临床密切结合的基础理论研究，介绍国内外老年学研究动态及现状。辟有论著、基础研究、经验交流、综述与述评、学术动态等栏目。

《中国老年学杂志》被中国科学引文数据库、中国生物学文献数据库、中国期刊全文数据库、中国学术期刊综合评价数据库、中文科技期刊数据库、中国核心期刊(遴选)数据库、解放军医学图书馆数据库及中国数字图书馆示范工程超星数字图书馆收录并列为统计源期刊。

自 2012 年起，由中国老年学学会老年医学委员会、全军保健医学专业委员会联合主办中国老年健康论坛，大会主题为“老年病防治与管理新进展”，2013 年会议有来自全国老年医学、老年健康和健康产业的专家、学者、企业家共计 500 余人参会。

大会以主题论坛、专题论坛、健康产业成果展览、健康大讲堂相结合的形式进行。坚持以“学术为根本、需求为牵引、论坛为平台，大力推进我国老年医学、老年健康和健康产业深入发展”为目的。

主题论坛侧重我国人口高速老龄化背景下的慢性病防治与管理面临的难点及应对措施和发展趋势进行综合论述，研究探讨符合中国国情、独具特色的慢性病防治与健康管理不断涌现的新问题、新策略。

四个专题论坛分别为老年护理安全与营养、老年健康管理与重大慢性病防治、老年健康产业与健康文化、居家养老与家庭医生论坛，主要探讨老年护理安全、老年人的健康管理、老年重大慢性病医疗康复、老年合理用药、延缓衰老研究进展、老年健康产业的现状与发展、老年健康养生保健、医疗、康复、产品、技术与服务、传统养生文化等、城市社区和农村乡镇居家老人的生活环境、起居规律与医疗保健需求研究、安居养老院、敬老院老人的医疗保健需求研究、家庭医生与网络保健服务模式的研究与应用等。

(三) 日本老年医学会(The Japan Geriatrics Society)

日本老年医学会 1959 年成立，下设日本老年社会科学会，日本基础老化学会、日本老年齿科医学会、日本老年精神医学会、日本护理管理学会、日本老年看护学会等 6 个组织，共有会员 6404 名。在为高龄老人提供适当的医疗指南、终末期医疗的决策、高龄老人慎用药物目录等方面做了重要工作。

日本老年学会管理 2 本专业期刊，分别为日本老年医学会杂志和 *Geriatrics & Gerontology International*，后者影响因子为 2.167。

日本老年医学会学术年会是日本老年医学同行进行学术交流的盛会。2014 年将在福冈国际会议中心举办第 56 届，本届会议旨在积极推动以老年医学为基础的老年医疗的普及，预计参会人数 2000 人。

(四) 日本应用老年学会(Society for Applied Gerontology -Japan)

成立于 2006 年的日本应用老年学学会，集合地方社团、企业、公益机构开展老年人健康福祉政策制定、评价、制度设计、调查研究、开展公益活动等，旨在为产业、政府、学术、愿为老年人服务的私人机构等提供专业的支持。搭建交流平台，积极推动老年学交叉学科的发展和应用。该学会出版专业书籍数部，目前尚无杂志。

2013 年召开的第 8 届日本应用老年学会年会参会人数 100 余名。2014 年拟在桜美林大学召开。

(五) 韩国老年学学会联合会(Federation of Korean Gerontological Societies，FKGS)

1993 年来自韩国各老年学术团体召开第一次论坛，之后于 1997 年成立了 FKGS，目前已成为一个大型学术组织，拥有四个子机构：韩国老年学学会、韩国老年学协会、韩国老年医学学会和韩国老年精神科协会。FKGS 于 2013 年成功承办了世界老年学及老年医学大会。

（六）香港老人科医学会（Hong Kong Geriatrics Society）

香港老人科医学会于 1981 年成立，会员涵盖所有公立医院老年医学科医生和教授，共有会员 180 名，准会员 42 名，处理老年人急症、慢性病、严重失能和疾病终末期。目标：促进高品质的医疗服务，提升专业培训，推动老年医学科研。在过去的 30 年中，已培训了 160 多名老年医学专业人员以满足当地医疗需求。

香港老人科医学会主办的杂志 *The Asian Journal of Gerontology and Geriatrics* 发表同行审议的中英文论文，包含医学、社会学、康复科学等老年人相关的文章。杂志旨在提升医疗服务，扩充专业知识，老年医学和老年学范畴内的科研发现。架起区域和国际同行之间的桥梁。每年发表 3 期，主要读者为会员、医生、心理治疗师、社会科学工作者、老年医学教育机构等。

（七）香港老年学会（Hong Kong Association of Gerontology）

香港老年学会在 1986 年由一群热心于安老服务工作的人士发起，学会的成员来自不同的界别，包括医疗、护理、社会工作、物理治疗、职业治疗、心理学家及学者等。于 1989 年成为国际老年学会会员。主要目标是促进香港老年学的发展和提升香港安老服务水平。希望香港成为亚洲最关顾长者的社会。目标：联络各地老年学机构与组织，促进彼此了解与合作；促进各界关注安老服务；促进香港安老服务的发展，借此提高年长者的生活质量；推动老年学的研究；促进老年学培训水平，以提高安老服务水平。

香港老年学会自 1987 年开始出版《香港老年学报》、其后于 2006 年与香港老人科学会合作出版《亚洲老年学及医学杂志》，每年出版两期，主要包括不同类型安老服务及老人科医学文章。此外还出版了《安老院舍医护专业服务手册》及《长者及残障人士个案管理手册》等。

自 1992 年起，定期举办香港老年学年会（Annual Congress of Gerontology），为本港及世界各地的政府官员、医生、学者以及从事安老服务的人员提供一个交流及经验分享平台。第二十届于 2013 年在香港举办，主题为：加强香港老年人的初级医疗和服务质量。此外还举办多项世界性老年学会议，如于 1995 年举办第五届亚洲及大洋洲地区老年学会议和于 2002 年举办第一届全球华人长期照顾会议。

鉴于香港人口老化的加剧及社会上对护老知识需求的殷切，香港老年学会于 2000 年 11 月正式成立了香港老年学学院。自成立至今，学院曾为会员及从事安老服务人员举办超过 1000 项课程及工作坊，总共为超过 25 000 位学员提供专业的安老服务培训。另外，学会定期举办有关安老服务的演讲和研讨会。该学会是社会福利署、劳工及福利局、技能提升计划安老照顾业、僱员再培训局等的认可培训机构。

香港安老院舍评审计划是香港老年学会为全港安老院舍而设立的自愿性参与评审计划，目的是协助院舍提升服务质量。评审标准的主要范畴包括管治、环境、服务流程/照顾流程及资料管理/沟通，共 40 项标准及 224 项细则，而评审标准于 2008 年 5 月获国际健康照护品质协会（International Society for Quality in Health Care）的认证，是目前本港唯一受国际组织认可的安老院舍评审计划。

（八）台湾老年学及老年医学学会（Taiwan Association of Gerontology and Geriatrics）

台湾老年学及老年医学学会成立于 1982 年，现有会员共 1601 人。以研究老年医学及相关科学之学术，促进老年医学及相关科学之发展及应用，并加强国际老年医学会之交流，增进老年健康为宗旨。主要刊物《台湾老年医学暨老年学杂志》、会讯等。

七、小结

社会老龄化进程，对于从事老年医学的人是一种极大的挑战。老年医学要得到快速发展，适应目前的社会需求，各级政府和社会各界必须对老年医学给予足够的认识和重视，真正确立老年医学的学科地位，建立国家级研究团队，制定国家层面的整体研究规划，建立起医院、社区、家庭之间连续性的医疗保健体制，解决老年医学专业人才的培养和教育问题。国内外各相关学术团体携手，各专科医师齐聚，共同研讨老年医学面临的难题和破解的新径，是突破专科分界，走向多学科协作的可喜开端。中国老年医学专家团队将逐渐成熟，其与国际同行的合作将更加广泛和深入。

参 考 文 献

[1] The American Geriatrics Society. 2013 Annual Scientific Meeting Abstract Book. J Am Geriatr Soc, 2013,61,s1:S1-S262

[2] Moreno G, Mangione CM. Management of cardiovascular disease risk factors in older adults with type 2 diabetes mellitus: 2002-2012 literature review. J Am Geriatr Soc, 2013, 61(11): 2027-2037.

[3] American Geriatrics Society Expert Panel on Care of Older Adults with Diabetes Mellitus, Moreno G, Mangione CM, Kimbro L, Vaisberg E. Guidelines abstracted from the American Geriatrics Society Guidelines for Improving the Care of Older Adults with Diabetes Mellitus: 2013 update. J Am Geriatr Soc, 2013, 61(11): 2020-2026.

[4] Abstracts from the 2013 AAGP Annual Meeting. Am J Geriatr Psychiatry, 2013, 21: 3, Supplement 1: S1-S164.

[5] Kristjansson SR, Spies C, Veering BTH, et al. Perioperative care of elderly oncology patient: A report from the SIOG task force on the perioperative care of older patients with cancer. J Ger Oncol, 2012, 3: 147-162.

[6] Aapro M, Bernard-Marty C, Brain E, et al. Anthracycline cardiotoxicity in the elderly cancer patient: a SIOG expert position paper. Ann Oncol, 2011, 22: 257-267.

[7] Droz JP, Balducci L, Bolla M, et al. Background for the proposal of SIOG guidelines for the management of prostate cancer in senior adults. Crit Rev Oncol Hematol, 2010, 73(1): 68-91(update in progress)

[8] Papamichael D, Audisio R, Horiot JC, et al. Treatment of the elderly colorectal cancer patient: SIOG expert recommendations. Ann Oncol, 2009, 20(1): 5-16(update in progress).

[9] Bellmunt J, Négrier S, Escudier B, et al. The medical treatment of metastatic renal cell cancer in the elderly: Position paper of a SIOG Taskforce. Crit Rev Oncol Hematol, 2009, 69(1): 64-72.

[10] PACE participants, Audisio RA, Pope D, et al. Shall we operate? Preoperative assessment in elderly cancer patients(PACE) can help. A SIOG surgical task force prospective study. Crit Rev Oncol Hematol, 2008, 65(2): 156-163.

[11] Biganzoli L, Wildiers H, Oakman C, et al. Management of elderly patients with breast cancer: updated recommendations of the International Society of Geriatric Oncology(SIOG) and European Society of Breast Cancer Specialists(EUSOMA). Lancet Oncol, 2012, 13: e148-160.

网　　址

1. http://www.americangeriatrics.org/

2. http://www. americangeriatrics. org/files/documents/feeding. tubes. advanced. dementia. pdf
3. http://www. healthinaging. org/
4. http://www. geron. org/About%20Us
5. http://www. geron. org/annual-meeting/2013-annual-scientific-meeting
6. http://www. geron. org/Publications
7. http://www. americanagingassociation. org/home/history
8. http://www. asaging. org/about-asa
9. http://www. asaging. org/aia
10. http://www. asaging. org/publications
11. http://www. aagponline. org/
12. http://canadiangeriatrics. ca/default/index. cfm/about/
13. https://www. etouches. com/ehome/CGS/115848/?&
14. http://canadiangeriatrics. ca/default/index. cfm/journals/
15. http://www. eugms. org/index. php/abouteugmsmission
16. http://www. eugms. org/docs/13congress/2013_congress_highlights
17. http://www. bgs. org. uk/index. php/about
18. http://www. oxfordjournals. org/our_journals/ageing/about. html
19. http://www. dggg-online. de/englisch. php
20. http://www. irishgerontology. com/about/history-irish-gerontological-society
21. http://www. ngf-geronord. se/GeroNord. html
22. http://siog. org/images/SIOG_documents/2012. 10. 25. siog. statutes. pdf
23. http://www. anzsgm. org/about. asp
24. https://www. aag. asn. au/about-us
25. http://www. australianageingagenda. com. au/about/
26. http://iagg. info/xe/iagg_archives/1142
27. http://www. iagg. info/
28. http://www. alz. co. uk/global-solutions
29. http://www. alz. co. uk/ADI-publications
30. http://www. alz. co. uk/research/WorldAlzheimerReport2013. pdf
31. http://www. cma. org. cn/hyzq/zzgl/20111028/1319764033393_1. html
32. http://www. cqvip. com/qk/95748X/
33. http://www. nccgs. org/cn/index. asp
34. http://www. ccgi. org. cn
35. http://www. pumch. cn/Item/7454. aspx
36. http://www. gschina. org. cn
37. http://www. lnyx. org. cn/show. asp? f_id=137&t_id=137&c_id=256
38. http://www. jpn-geriat-soc. or. jp
39. http://www. sag-j. org
40. http://www. koreangerontology. org/2007/eng/m11. php? menu=m11
41. http://www. hkag. org/Conference. htm
42. http://www. shanghaigss. org. cn/news_view. asp? newsid=111
43. http://www. tagg. org. tw

第57章

新媒体时代下的老年医学传播

（杨婧哲）

随着谷歌眼镜、苹果 iwatch 等可穿戴医疗设备的不断涌现，新媒体日益受到人们的关注；同样，老年医学领域也迎来了新媒体时代，如何在新媒体时代下，通过先进的互联网技术实现有效的老年医学交流与传播成为不可忽视的话题。

一、新媒体的特点

新媒体是新的技术支撑体系下出现的媒体形态，如网络、应用（APPlication，APP）、微博、微信等。相对于报纸、广播、电视、杂志四大传统意义上的媒体，新媒体被形象地称为"第五媒体"。较之于传统媒体，新媒体自然有其自身的特点。

（一）时空延伸性

相对于传统媒体，APP、微博、微信等等新媒体家族成员在打破时空限制上有无法比拟的优势。新媒体这种超强的时空能力，不仅给人类带来了高效、便利的信息服务，还进一步打破了媒体的区域性垄断，促进了媒体之间的跨时空整合。

（二）人际交互性

人与人面对面的交流是一种个性化的互动传播，即时反馈是推动交流的动力。然而，在现实生活中，并不能真正做到平等交流。新媒体传播借助数字技术的支撑，让媒体传播具有人际传播的交互性和平等性，人们在以互联网为基础的微博、微信平台上交流，打破了身份的限制。一个人通过网络，就可以在"任何时候、任何地点，对任何人"进行大众传播，突破传统主流媒体的话语权壁垒。

（三）分众化

新媒体真正实现了分众化的传播。在数字技术高度发达的新媒体时代，任何一个人都可以通过不同的载体随时进行信息传播，并通过不断的沟通交流，形成一个个志趣相投的小团体。传统媒体倾向于无差异的普遍的广大受众，在新媒体中开始分割为志同道合的"小众"，如各种各样的论坛、朋友圈等。新媒体的分众化传播使信息能够更加精准的传达给用户，从而为新媒体的发展奠定基础。

二、新媒体时代下老年医学传播初探

结合新媒体的特点，为了更好地实现老年医学传播，中华医学会老年医学分会对新媒体时代下老年医学传播进行了实践。

（一）老年医学网上线

2012 年 10 月 26 日，中华医学会老年医学分会与医学论坛网合作打造的老年医学网正式上线。为了准确传播老年医学信息和资讯，老年医学网组建了编委会，主编由老年医学分会主任委员李小鹰教授担任。老年医学网开设的栏目包括：焦点新闻、老年医学学术活动、会议报道、新闻资讯、分会介绍、会议活动、学术园地、医学视频等。

医学论坛网与老年医学分会密切合作，充分整合双方的优势资源，实现信息共享。传递给老年医学专业的医生最"新鲜"的医学资讯，完成了"2013 中国老年健康产业大会"、"第 20 届世界老年学与老年医学(IAGG)大会"、"第十一次全国老年医学学术会议"等网络专题的宣传报道工作，第一时间传递老年医学学术进展，将最前沿的信息带到老年医学专业医生身边。

2013 年 6 月 23～27 日，《中国医学论坛报》副总编郑桂香在 2013 年韩国召开的第 20 届世界老年学与老年医学(IAGG)大会上，向与会者介绍了《中国医学论坛报》与中华医学会老年医学分会的合作情况，并讲述了老年医学网的发展。2012 年，《中国医学论坛报》与老年医学分会共同开办了"老年医学"栏目，老年医学分会主任委员李小鹰教授为栏目特约编委。向国内临床医师介绍老年医学新理念、老年患者的综合评价、老年综合征的诊断和处理等。这种媒体介入的新形式，有利于促进老年医学理念的传播。

(二) 合作打造名牌栏目——《名医堂》和《专家访谈录》

2013 年初，中华医学会老年医学分会主任委员李小鹰教授做客医学论坛网、老年医学网视频访谈栏目——《名医堂》和《专家访谈录》节目，如图 57-1。通过专家最权威的声音向医生、患者传递最实用、有效的医学信息。今后，医学论坛网将于更多的老年医学分会的专家合作打造这些精品栏目，让更多的医生和患者受益。

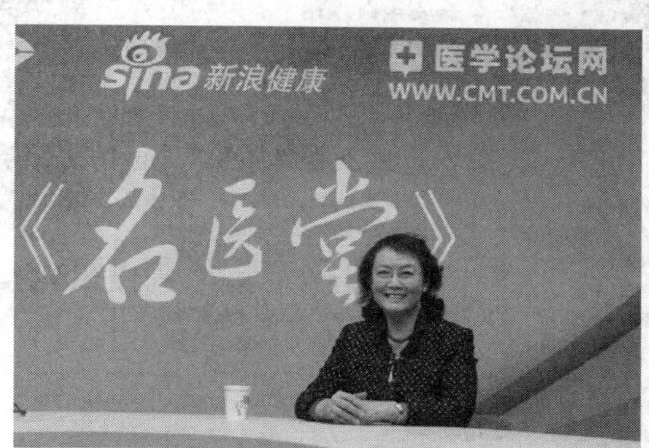

图 57-1　李小鹰教授做客《名医堂》

(三) 老年医学网 QQ 群和老年医学网官方微博

老年医学网 QQ 群于 2012 年 11 月 23 日正式开通，QQ 群成为老年医学专业医师的内部交流平台，大家可以实时交流医学信息和会议资讯。此外，老年医学网上线后，建立了老年医学网官方微博，通过官微搭建起老年医学分会、老年医学网和网友交流的又一个平台。

(四) 老年医学网电子邮件推送

2013 年初，老年医学网定期为老年医学专业医师推送"老年医学网电子邮件"，电子邮件集萃该月最前沿的医学进展和资讯，目前共推送 14 期，见图 57-2。对于忙碌的医生朋友来说，电子邮件的推送成为了他们获取信息的又一宝贵途径。

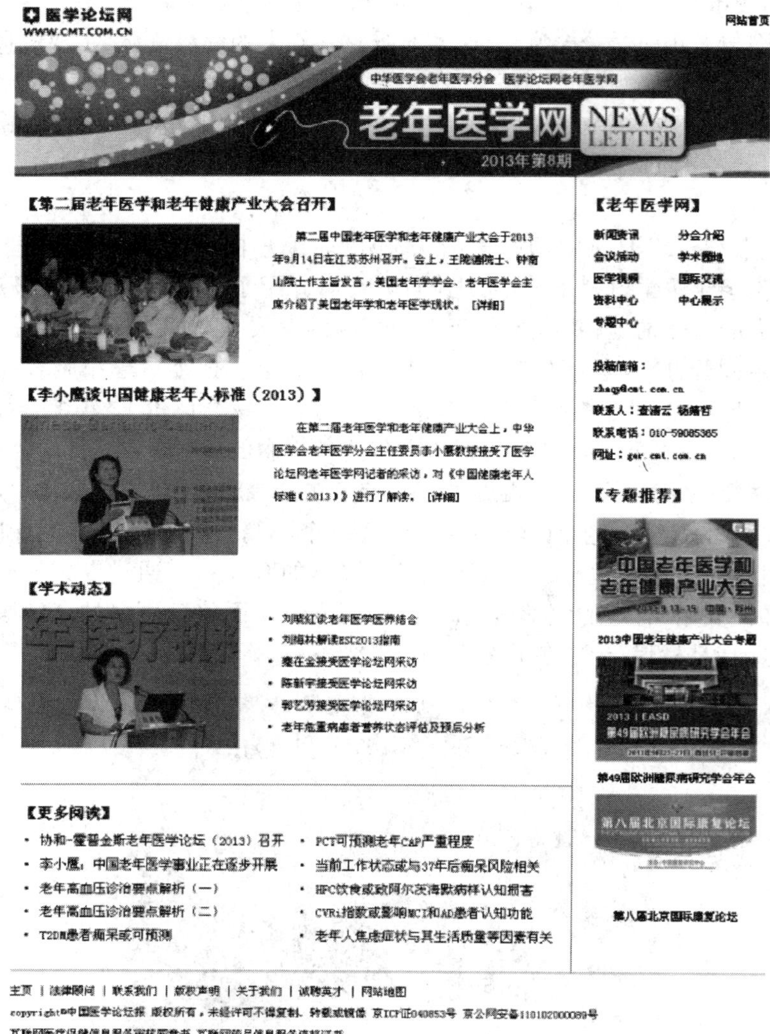

医学论坛网
WWW.CMT.COM.CN

网站首页

中华医学会老年医学分会　医学论坛网老年医学网

老年医学网 NEWS LETTER

2013年第8期

【第二届老年医学和老年健康产业大会召开】

第二届中国老年医学和老年健康产业大会于2013年9月14日在江苏苏州召开。会上，王陇德院士、钟南山院士作主旨发言，美国老年学学会、老年医学会主席介绍了美国老年学和老年医学现状。[详细]

【李小鹰谈中国健康老年人标准（2013）】

在第二届老年医学和老年健康产业大会上，中华医学会老年医学分会主任委员李小鹰教授接受了医学论坛网老年医学网记者的采访，对《中国健康老年人标准（2013）》进行了解读。[详细]

【学术动态】

- 刘晓红谈老年医学医养结合
- 刘梅林解读ESC2013指南
- 蹇在金接受医学论坛网采访
- 陈新宇接受医学论坛网采访
- 郭艺芳接受医学论坛网采访
- 老年危重病患者营养状态评估及预后分析

【更多阅读】

- 协和-霍普金斯老年医学论坛（2013）召开
- 李小鹰：中国老年医学事业正在逐步开展
- 老年高血压诊治要点解析（一）
- 老年高血压诊治要点解析（二）
- T2DM患者痴呆或可预测
- PCT可预测老年CAP严重程度
- 当前工作状态或与37年后痴呆风险相关
- HFC饮食或致阿尔茨海默病样认知损害
- CVRi指数或影响MCI和AD患者认知功能
- 老年人焦虑症状与其生活质量等因素有关

【老年医学网】

新闻资讯　分会介绍
会议活动　学术园地
医学视频　国际交流
资料中心　中心展示
专题中心

投稿信箱：
zhaqy@cmt.com.cn
联系人：查清云 杨靖哲
联系电话：010-59085365
网址：ger.cmt.com.cn

【专题推荐】

2013中国老年健康产业大会专题

第49届欧洲糖尿病研究学会年会

第八届北京国际康复论坛

主页 | 法律顾问 | 联系我们 | 版权声明 | 关于我们 | 诚聘英才 | 网站地图

copyright©中国医学论坛报 版权所有，未经许可不得复制、转载或镜像 京ICP证040853号 京公网安备11010200089号

互联网医疗保健信息服务审核同意书 互联网药品信息服务资格证书

图 57-2　老年医学网电子邮件试刊号

(五)《老年医学论坛》电子杂志即将出炉

当前，老年医学界面临的一个问题是老年医学专业专科化还是全科化的问题。为此，在老年医学分会青年委员的积极配合下，已经编辑校对完成《老年医学论坛》电子杂志即将出版。电子杂志是另一种传播医学信息的方式，其接收的便捷和管理的有效性成为其独特的优势。

三、老年医学传播的未来

互联网的最大优势就是打破地域限制，实现人与人之间的平等对话，同时合理的利用互联网资源也是我们向公众传播最有影响力声音的重要策略之一。老年医学网在大信息、大数据、媒体形式不断更新的时代，将不断转变传播理念，为老年医学专业医师提供高质量医学资讯。

未来老年医学网的首要任务是做强各个媒体平台，发挥各媒体平台之间的聚合效应和

协同效应，实现数字化、互动化、个性化、定制化的多媒体融合发展，满足用户不同需求。

（一）老年医学网改版，私人定制老年医学信息

今年，将对老年医学网进行改版，打造个性化的页面展现形式。为每一位用户提供量身定制的医学资讯服务。今后，老年医学网在注重传播医学专业资讯的同时，要整合现有资源，为公众建起医患沟通的桥梁。通过视频、微视频等大家喜闻乐见的形式，传递专业、权威的科普知识。通过“微直播”等形式，告知患者如何正确就诊，了解医生诊断过程，展现医疗透明化，构建和谐医患关系。

（二）网络课堂，让医生与专家离得更近

在互联网世界中，交流方式声画结合、动静相辅，集娱乐性、休闲性、知识性、思想性于一体，往往比一般的文字作品更形象，从而更有效果。网络的广泛应用，弥补了传统医学知识传播方式的不足，提高了医生更新知识的便捷度。

2014 年，医学论坛网将建立“CMT 网络课堂”，其中老年医学的内容将成为广大医师学习的又一窗口。与老年医学专家零距离的接触和互动，增加了普通老年医学医生与大师对话的机会。

（三）圆桌之约，你我平等对话

新年伊始，医学论坛网的“圆桌”上线，这是集微博、论坛、博客等多媒介形式于一身的新型媒介形式。在这里，不论在寒冷的南极，还是在西西里小镇；或者您在太平洋彼岸的任何一个地方，只要你们在圆桌相聚，就可以随时参与“圆桌”中每一次思想的碰撞，承载“圆桌骑士”的使命！同样，老年医学网将充分利用这个平台，请专家与普通医生一道探讨疑难病例，开展线上杂志俱乐部和科室会，引领全新媒体交流方式。

（四）组建“老年医学谈”微信群和“老年医学网”订阅号

目前，通过微信进行交流已经成为最便捷的方式。在微信上可以通过网络快速发送语音短信、视频、图片和文字，支持多人群聊的手机交流软件。用户可以通过微信与好友进行形式上更加丰富的类似于短信、彩信等方式的联系。为此，将原有老年医学网 QQ 群用户移入微信群，会使信息传播、沟通更加便捷。

正是由于移动端手机阅读的方便性，微信订阅号信息的权威发布成为当前又一媒介发布信息和与医师沟通的途径。因此，预计在 2014 年开通老年医学网订阅号，以更好地为广大老年医学专业医师服务。

参考文献

[1] 姚尧. 掘金可穿戴设备. 中国经济信息，2013，(497)：68-70.

[2] 朱春亚. 如何看待新媒体的特点. 新闻研究导刊，2013，(6)：45-46.

[3] 姜慧敏. 浅谈个性化信息服务. 情报科学，2007，25 增刊：127-129.

[4] 郭家义，张晓林. 个性化信息环境研究. 中国图书馆学报，2004，(3)：24-29.

第 58 章

国内外老年健康产业发展现状

（曹晓青）

目前中国对老年健康产业的研究尚处于起步阶段，真正意义上的老龄产业还没有形成，老龄人口适宜产品非常稀少，老龄人群消费适宜产品的理念还没有形成。国内从事老年健康产业的企业还是以外销为主，国内市场发展有很大的提升空间。同时，我国目前老龄化现状呈现出以下特点：一是老龄人口规模巨大，老龄化特点鲜明；二是人口老龄化发展速度特别快，苏州 2013 年老龄人口比重已增至 24.3%；三是"未富先老"的特征非常鲜明；四是城镇化进程加快使农村的老龄化更加突出；五是人口老龄化将伴随中国 21 世纪整个进程。

一、日本

日本大约在 20 世纪 70 年代初提出"健康产业"的概念，并认为国民生活水平的提高将衍生出许多新的产业，健康产业就是其中需求量增长很快、且市场潜力极大的产业。到了 20 世纪 90 年代，日本将"健康产业"修改为"健康服务业"，并制定了行业服务标准和管理条例。如今，健康服务业已经成为日本政府优先发展和重点扶持的行业，每年增速保持在两位数，产业链条也越来越宽，相关产业涉及农业、旅游、食品、机械、电子、建筑、金融和教育等行业，而且推动一些传统产业向新的领域发展。日本的健康服务业大体分 4 个方面：

（一）保健护理

日本大约有 900 多个保健所，1300 个保健中心，均设立于居民社区。在这些机构服务的保健人员多达 2.5 万人。他们的主要工作是进行定期免费体检，开展健康保健教育，提供必要的生活和医疗护理。

（二）健康活动

各种形式的健康俱乐部遍及日本全国，仅东京都品川区就有 70 多个健康俱乐部。俱乐部组织人们开展长途步行、爬山、游泳、机械运动和各种球类等活动。值得一提的是日本各地的综合康乐中心，这个设施集运动、娱乐、餐饮、洗浴为一体，人们在进行高强度运动后，可以享受洗浴、餐饮和按摩等服务，使身心快速放松，达到健康保健的作用。

（三）养老服务

近些年，老年公寓、养老院、老年住宅等多种形式的老年社区在日本如雨后春笋。老年社区根据老年人的特点，建有多种生活设施、活动会馆、医疗保健所和体育娱乐等设施，不仅生活方便，而且可以及时享受生活支持、医疗护理和上门医治等多样性服务。

（四）健康保险

日本以老年人和健康为对象的保险很多。一般日本人年轻时就加入一些小项目的保险，随着年龄增长和临近退休，可以选择更多的保险项目。据了解，这些保险平时每年只需交很少的钱，退休后就可以享受优厚的服务。

二、澳大利亚

澳大利亚具备相对健全的养老体系，澳大利亚的养老服务有养老院、社区养老服务和其他养老服务等分类，其中养老院是最主要的养老服务方式。政府在养老服务方面的作用非常关键，即要对所有类型的服务提供方进行资格审查和行为规范，负责审批养老院的建设和改建，为养老服务提供资金支持。尽管政府是养老服务最大的资金投入者，为70%的养老院提供资金，但运营养老院的主体更多的并不是政府，而是非盈利机构。澳大利亚65%的养老院由包括宗教机构、慈善组织和社区组织在内的非盈利机构运营，私营企业和政府直接运营的养老院只占少数。澳大利亚也在不断对现有养老体系进行反思和改革。目前澳大利亚还有一种观点认为，现有体系过于强调养老院等机构类养老服务，而忽视了老人自身感受。很多老人其实希望由家人照料，或生活在自己熟悉的社区。因此，很多机构在游说政府对社区养老和家庭养老领域提供更多资金和培训。

三、德国

德国养老院过半为慈善组织所办，尽管不少德国人不愿住进养老院，一些需要护理的老人有时却因子女无法照顾、上门护理有限等原因，不得不离开自己居住多年的“爱巢”。一些养老院还进一步细分，专门照顾失智老人、心理疾病老人、昏迷老人、残疾老人等特殊群体。每家养老院如何界定目标老人由养老院、护理保险机构以及专业管理部门共同决定。养老院通常会提供单人间和多人间选择。柏林政府鼓励养老院按照“基本规划”建设养老院，对养老院过道宽度、安全设施、电话、照明等均设定标准，此外还建议养老院选址时考虑噪声、购物、公交等因素。依照德国法律，每个公民除缴纳医疗保险等险种外，还需缴纳护理保险。如果投保人因需要护理住进养老院，护理保险机构也要承担部分费用。

四、美国

美国近90%的65岁以上长者希望在家养老。这也体现出美国养老体系特点之一，按照个人需求分阶段，不要一步跨进养老院。不过，美国社会其实不存在与我们中国人惯常概念中完全对等的“养老院”概念。何处养老？退休人员协会在官网上为老年人罗列了一些常见选项：老人可以和子女、亲戚共同生活或相邻生活，或出租部分房间，或与其他老人共享住所，相应地接受一定照料或互相照料。当已存在一定辅助需求而无法独立生活后，老年人就须“升级”自己的选项了。其一是“辅助生活设施”，老年人可享受帮助洗澡、穿衣、吃饭、做家务等服务，辅助等级以及价格差异很大，不过这里没有专业级别的医疗护理。最为人们熟悉的一类养老服务是“护理服务设施”，也相对最贴近我们通常所说的“养老院”这个概念。除了一日三餐、个人照料等服务，更关键的是可为那些不需要住医院、但有更高护理需求的老年人提供长期专业级别的医护服务，设施内配有医疗人员值班，也分别收到联邦或州政府的认证、监督甚至定期检查。值得注意的是，这类设施服务价格不菲，但也是接受美国政府医保项目资金的“大户”。其中，针对老年人和残疾人的联邦医疗保险计划（Medicare）可以覆盖部分短期医疗开支，但老年人相应地须在退休前缴纳过此类保险费用；针对低收入者的医疗救助计划（Medicaid）则可以为同时符合低收入要求和医疗要求的老年人“埋单”。

发达国家非常重视老年用品市场的开发。一些厂商为了迎合老年人的需要，千方百计发展老年人商品和服务市场，从药品到宠物食品、家居防盗安全系统、适合老年人假牙咀嚼的口香糖、自动配药服药定时器等花样繁多，老年人用品店更是遍地都是。而中国的老年人用品店铺简直是凤毛麟角，价格适中、适合老人穿的轻便鞋子、线衣线袜、浴盆等，在市场上并不容易找到，大多数店内商品品种较单调，主要是拐杖、轮椅、助听器、血压计等。其实，老年人的用品的范围越来越宽了，服装服饰类除了传统的，还有软底鞋、跳舞鞋等。便利生活类方面，有假牙清洁剂、定时提醒药盒、假发等。休闲锻炼类方面，有练功剑类、跳舞扇类、健身球等。此外，人们有钱了，也希望为家里的老人购买一些现代化的产品，例如按摩器、颈椎枕、磁疗床上用品等，还有高龄护理的坐便器、尿床用品等。老年人的用品应该具有实用性、人性化、功能性的特点。虽然中国老年人口越来越多，但对开发老年人市场的企业来说，耐心与信心同样重要。

中国中央财政 2013 年将健康服务业、养老服务业纳入促进服务业发展专项资金支持范围，并下拨 22.2 亿元资金，由地方统筹用于健康服务业、养老服务业、民生商贸服务业、市场监管、市场监测等公益性服务业发展。按照财政部的规划，未来国家将围绕健康服务业、养老服务业重点做好三方面工作：一是加大资金投入，重点支持农村健康服务业、养老服务业设施建设，并鼓励地方以项目规划为平台，加大中央财政专项资金、中央基建投资等相关资金统筹，形成整体合力；二是选择部分省份或市县开展试点，积极探索医疗、养老、家政、健身、旅游等各种服务业深度融合和互动发展；三是鼓励地方通过补助投资、贷款贴息等方式，引导社会各方面加大养老、健康等服务业投入。未来，老年健康产业理论研究还有很长的道路要走。

参考文献

[1] 张再生，王乃利. 老年健康产业发展现状、规划与对策探讨. 人口学刊，2001，(2)：18-24.

[2] 陈叔红. 养老服务与养老产业. 长沙：湖南人民出版社，2007：49.

[3] 侯世标，石义金，张泉，等. 老龄工作手册. 合肥：合肥工业大学出版社，2008：45.